スパイス・ハーブの機能と最新応用技術

Spices and Herbs-Food Functions and Application Technics

《普及版／Popular Edition》

監修 中谷延二

シーエムシー出版

はじめに

人類の生活に香辛料（スパイスとハーブの総称）が使用されたのは狩猟時代の5万年前にも遡るといわれている。その発端は，植物の種子や果実，葉，根茎などの乾燥物を捕獲した獲物や他の食材の貯蔵中における風味劣化や腐敗を防ぐことを知ったのが原点であろう。今日では香辛料は主に食品に香りや味，彩りを添えて風味を高め，嗜好性を満たすはたらき（機能）を有し，日常の食生活に欠かすことのできない重要な食材となっている。

近年，わが国では急速に高齢化が進んできたが，高齢者のみならず急増している生活習慣病やメタボリックシンドロームのリスクに不安が高まっている。1984年に発足した文部省（現文部科学省）の重点領域研究「機能性食品」の基盤である「食品機能」において，いわゆる食品のはたらき（機能）は一次機能（栄養機能），二次機能（嗜好性機能），三次機能（生体調節機能）の3つのコンセプトに意義付けされた。

香辛料の重要な特徴はそれぞれが独特の香味を持つことである。香辛料の使い方ひとつで嗜好性を大きく左右する。すなわち香気成分，呈味成分，着色色素があり，二次機能成分の豊富な食品である。従来，この領域の研究が多数報告されてきた。また香辛料であるスパイス・ハーブのなかには古来薬用に用いられてきた植物も少なくない。まさに「薬食同源」「医食同源」そのものである。とくにハーブはその語源がHerbal（薬草）からきており，薬理的機能成分を含んでいる。

我が国でも，これらの機能性研究が盛んで，香辛料研究の関連学会である「日本香辛料研究会」，「日本味と匂学会」では年々多くの研究発表と活発な討論がなされ，極めて盛会である。

本書はこの古くて新しい「香辛料（スパイス・ハーブ）」という食品に関する基礎研究から応用技術分野の最良の執筆者を得てここに纏めることができた。すなわち第1編ではスパイス・ハーブの定義，歴史，食品としての機能などを総論的に述べた。第2編ではスパイス・ハーブを植物学的に分類し，各論的に素材に含まれる成分と機能について論述した。第3編ではスパイス・ハーブを用いた各種製品の製造技術と応用開発技術を紹介した。

本書はスパイス・ハーブに関心を持つ研究者，技術者にとって有用な情報源となり，研究開発の益々の発展に寄与するものと切に望まれる。

終わりに，ご多忙の中，貴重な原稿をご執筆賜った著者の方々に厚く御礼申し上げます。また，本書の刊行にご尽力いただいた，㈱シーエムシー出版の和多田史朗氏に感謝申し上げます。

2011年1月　　中谷延二

普及版の刊行にあたって

本書は2011年に『スパイス・ハーブの機能と最新応用技術』として刊行されました。普及版の刊行にあたり，内容は当時のままであり加筆・訂正などの手は加えておりませんので，ご了承ください。

2017年2月

シーエムシー出版　編集部

監　修

中谷延二　放送大学　教養学部　教授；大阪市立大学名誉教授

編集委員

菊﨑泰枝　奈良女子大学　生活環境学部　食物栄養学科　教授
森光康次郎　お茶の水女子大学大学院　ライフサイエンス専攻　食物栄養科学領域　准教授
渡辺達夫　静岡県立大学　食品栄養科学部　教授

執筆者一覧（執筆順）

高橋和良　エスビー食品㈱　品質保証室　室長
吉川雅之　京都薬科大学　生薬学分野　教授
西村　修　小川香料㈱　機能素材本部　解析研究所　所長
越阪部奈緒美　芝浦工業大学　システム理工学部　生命科学科　准教授
上野有紀　愛知学院大学　心身科学部　健康栄養学科　講師
大澤俊彦　愛知学院大学　心身科学部　健康栄養学科　教授
村上　明　京都大学大学院　農学研究科　助教
三浦陽介　金印㈱　総合企画本部　名古屋研究所
熊谷日登美　日本大学 生物資源科学部　准教授
稲　成信　日本大学 生物資源科学部
有賀豊彦　日本大学　生物資源科学部　生命化学科　教授
西村弘行　東海大学　生物理工学部　教授
今井真介　ハウス食品㈱　ソマテックセンター　スパイス研究室　研究主幹
関　泰一郎　日本大学　生物資源科学部　生命化学科　准教授
細野　崇　日本大学　生物資源科学部　生命化学科　助手
佐藤　努　静岡県立大学　食品栄養科学部　助教
堀江俊治　城西国際大学　薬学部　医療薬学科　教授
田嶋公人　城西国際大学　薬学部　医療薬学科　講師
松本健次郎　城西国際大学　薬学部　医療薬学科　助手

古旗賢二　城西大学　薬学部薬科学科　准教授
松田久司　京都薬科大学　生薬学分野　准教授
黒林淑子　長谷川香料㈱　技術研究所　第2部長
武藤知衣　神奈川工科大学　応用バイオ科学部　栄養生命科学科　助手
武政三男　㈱スパイススタジオ　代表取締役社長；スパイスコーディネーター協会理事長
大本秀郎　高田香料㈱　本社技術部　応用研究課　係長
堀内政宏　高田香料㈱　本社技術開発部　基礎研究課　係長
大槻英明　高田香料㈱　本社技術部　調香研究課　主任研究員
春田亮　高田香料㈱　本社技術部　シーズニング研究課　課長代理
斉藤司　長谷川香料㈱　総合研究所　フレーバー研究所　副所長；フレーバー研究第5部長
山本直人　長谷川香料㈱　総合研究所　技術研究所第4部長
与那覇恵　㈱琉球バイオリソース開発　研究開発室　室長
永井雅　金印㈱　総合企画本部　名古屋研究所　所長代理
鳴神寿彦　ハウス食品㈱　ソマテックセンター　スパイス研究室　室長
中村清　エスビー食品㈱　ハーブ事業室　事業企画ユニット　チーフ
石田賢哉　高砂香料工業㈱　研究開発本部　部長

執筆者の所属表記は，2011年当時のものを使用しております。

目　次

【第1編　総論】

第1章　スパイス•ハーブとは　中谷延二

1　スパイス・ハーブの歴史 ‥‥‥‥‥‥ 3
2　スパイスの分類 ‥‥‥‥‥‥‥‥‥ 6
2.1　植物学的分類 ‥‥‥‥‥‥‥‥ 6
2.2　風味による分類 ‥‥‥‥‥‥‥ 6
2.3　利用する部位による分類 ‥‥‥ 8
3　スパイス・ハーブのもつ機能 ‥‥‥ 8
3.1　食嗜好性向上機能 ‥‥‥‥‥‥ 8
3.2　食品保存機能 ‥‥‥‥‥‥‥‥ 9
3.3　生体調節機能 ‥‥‥‥‥‥‥‥ 9

第2章　スパイス・ハーブの歴史　高橋和良

1　世界における歴史 ‥‥‥‥‥‥‥‥ 12
1.1　古代エジプト ‥‥‥‥‥‥‥‥ 12
1.2　中国 ‥‥‥‥‥‥‥‥‥‥‥‥ 13
2　医学との歴史的関わり ‥‥‥‥‥ 13
3　世界のスパイスの歴史を変えた4人 ‥‥‥‥‥‥‥‥‥‥‥‥‥‥‥‥ 14
3.1　マルコ・ポーロの偉業（『東方見聞録』）‥‥‥‥‥‥‥‥‥‥‥‥‥ 14
3.2　コロンブスの偉業（新大陸発見・大航海時代へ）‥‥‥‥‥‥‥‥‥‥ 15
3.3　バスコ・ダ・ガマの偉業（インド航路発見）‥‥‥‥‥‥‥‥‥‥‥‥ 16
3.4　マゼランの偉業（世界周航）‥‥‥ 16
4　スパイス戦争 ‥‥‥‥‥‥‥‥‥‥ 17
5　日本における歴史 ‥‥‥‥‥‥‥‥ 17
5.1　日本独自の食文化 ‥‥‥‥‥‥ 17
5.2　外来スパイスの上陸 ‥‥‥‥‥ 18

第3章　スパイス・ハーブと生薬　吉川雅之

1　はじめに ‥‥‥‥‥‥‥‥‥‥‥‥ 20
2　薬食同源 ‥‥‥‥‥‥‥‥‥‥‥‥ 21
3　薬用食品 ‥‥‥‥‥‥‥‥‥‥‥‥ 24
3.1　ウイキョウ（茴香，フェンネル）‥‥ 24
3.2　ショウキョウ，カンキョウ（生姜，乾姜，ジンジャー）‥‥‥‥‥‥‥‥‥ 25
3.3　ケイヒ（桂皮，カシア，シナモン）‥‥ 25
3.4　サンショウ（山椒）‥‥‥‥‥‥‥ 26
3.5　チョウジ（丁字，グローブ）‥‥‥ 26
4　おわりに ‥‥‥‥‥‥‥‥‥‥‥‥ 26

【第２編　素材】

第４章　スパイス・ハーブの食品としての機能

1　香気成分 ……………… **西村　修** … 29
1.1　はじめに ……………………… 29
1.2　シソ科 ……………………… 29
1.3　ショウガ科 ……………………… 31
1.4　アブラナ科 ……………………… 31
1.5　フトモモ科 ……………………… 32
1.6　ユリ科 ……………………… 32
1.7　ナス科 ……………………… 33
1.8　コショウ科 ……………………… 33
1.9　セリ科 ……………………… 33
1.10　おわりに ……………………… 34
2　呈味成分 ……………… **菊﨑泰枝** … 36
2.1　辛味作用 ……………………… 36
2.2　苦味成分 ……………………… 40
3　色素 ……… **中谷延二，菊﨑泰枝** … 42
3.1　パプリカ（*Capsicum annuum* var. *cuneatum*） ……………………… 42
3.2　トウガラシ（*Capsicum annuum*） ……………………… 43
3.3　ターメリック（ウコン，*Curcuma domestica*（*C. longa*）） ……………… 43
3.4　サフラン（*Crocus sativus*） ……… 43
3.5　シソ（*Perilla frutescens*） ……… 44

第５章　シソ科植物と機能

1　概要 ……………………… **中谷延二** … 45
1.1　オレガノ（*Origanum vulgare*） … 45
1.2　クミスクチン（*Orthosiphon aristayus*） ……………………… 46
1.3　シソ（*Perilla frutescens*） ……… 46
1.4　セージ（*Salvia officinalis*） …… 46
1.5　セイボリー（*Satureja hortensis*） … 47
1.6　タイム（*Thymus vulgaris*） ……… 47
1.7　マジョラム（*Origanum majorana*） ……………………… 47
1.8　ミント（*Mentha piperita*） ……… 47
1.9　ローズマリー（*Rosmarinus officinalis*） ……………………… 48
2　シソ科植物の抗酸化性 ……………………… **菊﨑泰枝** … 50
2.1　シソ科ハーブの抗酸化成分 ……… 50
2.2　ローズマリー，セージの抗酸化成分 ……………………… 52
2.3　タイムの抗酸化成分 ……………… 54
2.4　オレガノの抗酸化成分 …………… 54
2.5　その他のシソ科ハーブの抗酸化成分 ……………………… 55
3　シソに含まれる機能成分 ……………………… **越阪部奈緒美** … 57
3.1　シソの品種と食品としての利用 … 57
3.2　シソの栄養価と機能成分 ………… 57
3.3　シソの機能性 ……………………… 59
3.4　おわりに ……………………… 65

第6章　ショウガ科植物と機能

1　ショウガ科植物由来のスパイス・ハーブと生体機能 …………… **吉川雅之** … 66
1.1　大ガランガル（大良姜）…………… 66
1.2　小ガランガル（良姜）……………… 71
1.3　ジンジャー（生姜）………………… 73
1.4　ターメリック（鬱金）とガジュツ（莪朮）…………………………………… 77
2　抗酸化活性 …………… **菊﨑泰枝** … 85
2.1　ポピュラーなショウガ科香辛料の抗酸化性 ………………………………… 85
2.2　ショウガの抗酸化成分 …………… 85
2.3　ウコンの抗酸化成分 ……………… 88
2.4　その他のショウガ科植物の抗酸化成分 ……………………………………… 90
2.5　ショウガの生体内抗酸化作用 …… 91
3　ウコンの機能 ……………… **上野有紀，大澤俊彦** … 93
3.1　はじめに ………………………… 93
3.2　クルクミンのがん予防効果 ……… 94
3.3「クルクミン」の吸収・代謝 ……… 95
3.4「テトラヒドロクルクミン」の持つ新しい生理機能 ……………………… 96
3.5「クルクミン類縁体」による脳内老化予防効果 ……………………………… 98
3.6　おわりに ………………………… 101
4　ハナショウガの機能 … **村上　明** … 104
4.1　はじめに ………………………… 104
4.2　培養細胞系での生物活性 ………… 104
4.3　実験動物における生理機能 ……… 105
4.4　作用メカニズム ………………… 106
4.5　おわりに ………………………… 108

第7章　アブラナ科植物と機能

1　概要 ………………… **森光康次郎** … 110
2　ワサビの機能 ………… **三浦陽介** … 113
2.1　はじめに ………………………… 113
2.2　ワサビ ITCs …………………… 113
2.3　機能性 ………………………… 114
2.4　安全性 ………………………… 119
2.5　おわりに ………………………… 119
3　ダイコンの機能 ……………… **熊谷日登美，稲　成信** … 120
3.1　はじめに ………………………… 120
3.2　ダイコンの抗酸化作用 …………… 122
3.3　ダイコンの抗菌作用 ……………… 122
3.4　ダイコンの抗変異原性・抗癌作用 … 124
3.5　ダイコンの肝障害抑制作用 ……… 124
3.6　ダイコンの血糖値上昇抑制作用 … 125
3.7　ダイコンの抗尿路結石作用 ……… 125

第8章　フトモモ科植物と機能　**菊﨑泰枝**

1　フトモモ科に属するスパイス・ハーブ ………………………………………… 127
1.1　クローブ ………………………… 127
1.2　オールスパイス ………………… 128

2 抗菌性 …… 128
3 抗酸化性 …… 129
4 抗腫瘍活性 …… 132
5 抗糖尿病作用 …… 132
6 ヒスチジン脱炭酸酵素阻害作用 …… 133
7 メラニン形成抑制作用 …… 134
8 オイゲノールの各種細胞損傷と回復に対する作用 …… 134

第9章　ネギ科植物と機能

1 概要 …… **有賀豊彦** … 136
1.1 はじめに …… 136
1.2 新しい科「ネギ科」…… 136
1.3 ネギ科植物の成分上の特徴 …… 137
1.4 ネギ科植物の食品機能性 …… 138
2 タマネギの機能 …… **西村弘行** … 141
2.1 タマネギの成分的特性 …… 141
2.2 抗酸化作用 …… 141
2.3 血小板凝集阻害作用 …… 144
2.4 血圧上昇抑制作用 …… 145
2.5 記憶障害改善効果 …… 146
2.6 テストステロン（男性ホルモン）誘導活性 …… 149
2.7 おわりに …… 150
3 タマネギの催涙成分 … **今井真介** … 151
3.1 LF の構造とその生成機構 …… 151
3.2 LF の生理的な役割 …… 155
3.3 催涙性の少ないタマネギ，無いタマネギの開発 …… 157
4 ニンニクの機能 … **関 泰一郎，細野 崇，有賀豊彦** … 160
4.1 はじめに …… 160
4.2 ニンニクの硫黄代謝と香気成分生成機構 …… 160
4.3 ニンニク由来化合物の機能性 …… 160
4.4 まとめ …… 164

第10章　ナス科植物（トウガラシ属）と機能

1 概要 …… **渡辺達夫，佐藤　努** … 167
1.1 トウガラシについて …… 167
1.2 辛味成分カプサイシン …… 168
1.3 カプサイシンの生理機能 …… 169
1.4 色素 …… 169
1.5 その他の成分 …… 170
2 カプサイシンの胃粘膜保護作用 … **堀江俊治，田嶋公人，松本健次郎** … 171
2.1 カプサイシンの作用のアウトライン … 171
2.2 辛味と高温に反応する熱刺激受容体 TRPV 1 …… 171
2.3 トウガラシのひりひりする痛みを伴う辛味 …… 172
2.4 カプサイシンの TRPV 1 を介した胃粘膜保護作用 …… 173
2.5 カプサイシンによる胃潰瘍の増悪—諸刃の刃 …… 174
2.6 辛味健胃薬としてのトウガラシ … 174
2.7 消化管におけるカプサイシンのターゲット TRPV 1 の分布 …… 175
2.8 トウガラシの辛味は胃腸でも味わう …… 176

3　カプシノイドとその他の成分の機能 …… 古旗賢二 … 178
3.1　カプシノイド …… 178
3.2　その他の類縁化合物 …… 180

第11章　コショウ科植物由来スパイス・ハーブと生体機能　松田久司

1　はじめに …… 183
2　コショウ …… 183
3　インドナガコショウ …… 184
4　ジャワナガコショウ …… 185
4.1　胃粘膜保護作用 …… 186
4.2　D-ガラクトサミン/リポ多糖誘発肝障害抑制作用 …… 187
4.3　PPARγアゴニスト様活性 …… 191
5　カバ（カバカバ） …… 193
6　キンマ葉 …… 194
7　おわりに …… 195

第12章　セリ科植物と機能　黒林淑子，武藤知衣，森光康次郎

1　はじめに …… 198
2　フタリド類の食品機能（2次機能） … 200
3　フタリド類の生理機能（3次機能） … 202

【第3編　製造技術と応用開発例】

第13章　スパイス・ハーブの調理特性　武政三男

1　スパイスとハーブの違い …… 209
2　スパイスの機能と調理特性 …… 211
2.1　スパイスの香味に影響を与える要因 …… 211
2.2　スパイスの基本作用 …… 212
2.3　スパイスの複合効果の活用 …… 213
2.4　スパイスの調味料的特性 …… 214
2.5　スパイスのブレンド効果とエージング効果 …… 215
2.6　スパイスの相乗効果と抑制効果 … 216
2.7　スパイスの学習効果とセラピー効果 …… 218
2.8　スパイスによるマスキング効果 … 218

第14章　ドライコートスパイス（香辛料抽出物製剤）の製造技術およびその特性と応用例　大本秀郎，堀内政宏，大槻英明，春田　亮

1　はじめに …… 221
2　香辛料抽出物の抽出方法 …… 221
3　粉末化の種類 …… 222
4　ドライコートスパイスの製造方法 … 222
4.1　乳化工程 …… 222
4.2　噴霧乾燥工程 …… 223
5　製造時の注意点 …… 224
6　ドライコートスパイスの特性 …… 225

7 畜肉製品の風味に対するドライコートスパイスの効果 …… 225
8 ドライコートスパイスの応用例 …… 226
9 おわりに …… 227

第15章 スパイス系シーズニングオイルの製造開発 斉藤 司，山本直人

1 はじめに …… 229
2 シーズニングとは …… 229
3 シーズニングオイルについて …… 230
4 シーズニングオイルの種類とスパイス系シーズニングオイルについて …… 231
5 シーズニングオイルの製造技術 … 234
5.1 低温抽出 …… 235
5.2 加熱調理抽出 …… 235
5.3 メイラード反応の応用 …… 236
6 フライドガーリックの香気成分及びフレーバー開発 …… 237
7 おわりに …… 237

第16章 ウコンの栽培と醗酵ウコンの製造開発 与那覇 恵

1 ウコンとは …… 239
2 ウコンの栽培 …… 239
3 醗酵ウコンの製造開発 …… 240
3.1 醗酵ウコンの抗酸化活性 …… 241
3.2 アルコールおよび脂質代謝に対する影響 …… 242
3.3 B型慢性肝炎患者に対する効果 … 242
3.4 非アルコール性脂肪性肝疾患(NAFLD)に対する効果 …… 243
4 おわりに …… 244

第17章 ワサビの栽培と機能性成分の応用開発 永井 雅

1 はじめに …… 246
2 ワサビの栽培 …… 246
3 ワサビの品種 …… 247
4 ワサビの機能性成分 …… 248
5 ワサビの機能性成分の利用 …… 249
6 ワサビ根茎抽出物を配合したサプリメントの血流改善効果・抗酸化効果 …… 249
7 おわりに …… 251

第18章 ブレンドスパイス・カレー粉の製造 高橋和良

1 カレー粉の歴史 …… 252
1.1 インドからイギリスをへて日本へ … 252
1.2 日本におけるカレー粉製造の歴史 … 253
2 カレー粉の製造工程 …… 254
2.1 製造技術のポイント …… 254
3 配合例から見るカレー粉の条件 …… 257
4 カレー粉の応用開発例 …… 259

第19章 世界各地のミックスハーブ，ミックススパイス 鳴神寿彦

1 ブレンドスパイスとは …… 261
2 ブレンドスパイスを使うメリット … 261

3　世界各地のミックススパイス ……… 262
4　ミックスハーブ ……… 265
5　飲料に使われるブレンドスパイス … 265
6　自分流のブレンドスパイスを楽しむには ……… 265

第20章　フレッシュハーブ（生）の製造開発　中村　清

1　わが国におけるフレッシュハーブ … 267
2　主要なフレッシュハーブ ……… 268
2.1　スイートバジル ……… 268
2.2　香菜（コリアンダー）……… 268
2.3　ルッコラ（ロケット）……… 269
2.4　イタリアンパセリ ……… 269
2.5　チャービル ……… 269
2.6　ミント類 ……… 269
2.7　ディル ……… 270
2.8　ローズマリー ……… 270
2.9　タイム ……… 270
2.10　マーシュ（コーンサラダ）……… 270
2.11　セージ ……… 270
2.12　フェンネル・フローレンス …… 271
2.13　ベビーリーフ ……… 271
3　フレッシュハーブ栽培に対する考え方 ……… 271
4　栽培方法 ……… 272
5　増殖方法 ……… 272
6　法令関係 ……… 272
7　流通 ……… 273
8　保存方法，利用方法 ……… 273

第21章　「ミント」の香気成分と応用商材の開発　石田賢哉

1　はじめに ……… 276
2　ミントの分類 ……… 276
3　スペアミントの成分 ……… 277
4　ペパーミントの成分 ……… 278
4.1　*l*-メントールの特徴と製造方法 … 280
5　冷感剤（Cooling agent）の開発 … 282
5.1　メンチルエステル類 ……… 283
5.2　アミド類 ……… 284
5.3　アルコール・エーテル類 ……… 285
5.4　*p*-メンタン骨格を持たない冷感剤 ……… 286
6　おわりに ……… 287

第1編　総論

第1章　スパイス・ハーブとは

中谷延二*

1　スパイス・ハーブの歴史

香辛料（スパイスおよびハーブ）は人類の長い歴史の中で選抜され，利用されてきた芳香性，刺激味のある植物の種子，果実，花蕾，葉，樹皮，根茎などに由来する食素材である。それらが有する特有の風味は食品に香り，味，彩りを賦与しておいしさを豊かにし，食嗜好性を高めさせる魔力をもつ。古代エジプトやインドではスパイスは紀元前数千年の頃から薬剤，保存料として使用されたほか，儀式における薫香剤としても用いられていた。中国最古の薬物書として後漢の時代に著された『神農本草経』には生薑（ショウガ），蜀椒（サンショウ），桂皮（シナモン）などが記載されている。同時代の紀元1世紀に，ヨーロッパではApiciusが“*De Re Coquinaria*”を著した。これは料理書の中で最も古いものとされ，本来，薬用，保存剤としての用途とされた植物を調理に用いた書である。スパイスの消化増強効果，食品保存性，風味向上作用などとともに，スパイスを使ったレシピーが書かれた料理書である。中世ヨーロッパの料理はそれまでの時代や近代とはかなり異なる風味が好まれ，濃厚な甘味と塩味，加えてオリエントのスパイスを多量に用いた風味付けが特徴であったといわれている。当時の人々のスパイスへの欲求は極めて高く，非常に高価な交易産物として扱われていた。したがって，スパイスには高額の税金が課せられたり，貨幣代わりに流通の手段にもなっていた。当時の“タイユヴァン”と称された名シェフのギョーム・ティレルが著した『ル・ヴィアンディエ』にはショウガ，シナモン，コショウ，クローブ，ナツメグなどの20種ほどのスパイスが記載されている[1]。このような背景から，続く15世紀の末，コロンブス，ヴァスコ・ダ・ガマ，マゼランらよって大航海時代が展開されたのも，東方の熱帯諸国に産するスパイスを求めたのが大きな要因とされている。当時最も熱望され，貴重に扱われたスパイスはコショウである。コショウは「スパイスの王様」とも呼ばれ，現在でも世界中で最も広く利用されている。ちなみにスパイスを最も多量に使用するアメリカ合衆国では，コショウの輸入量は年間10万トンにも及ぶ[2]。コショウはインド，マラバル地方を原産地とするコショウ目コショウ科に属する熱帯のツル性常緑植物で，現在ではインド，インドネシア，マレーシア，スリランカ，西アフリカ，エクアドール，ブラジルなどで広大に栽培されている（図1）。

＊　Nobuji Nakatani　放送大学　教養学部　教授；大阪市立大学名誉教授

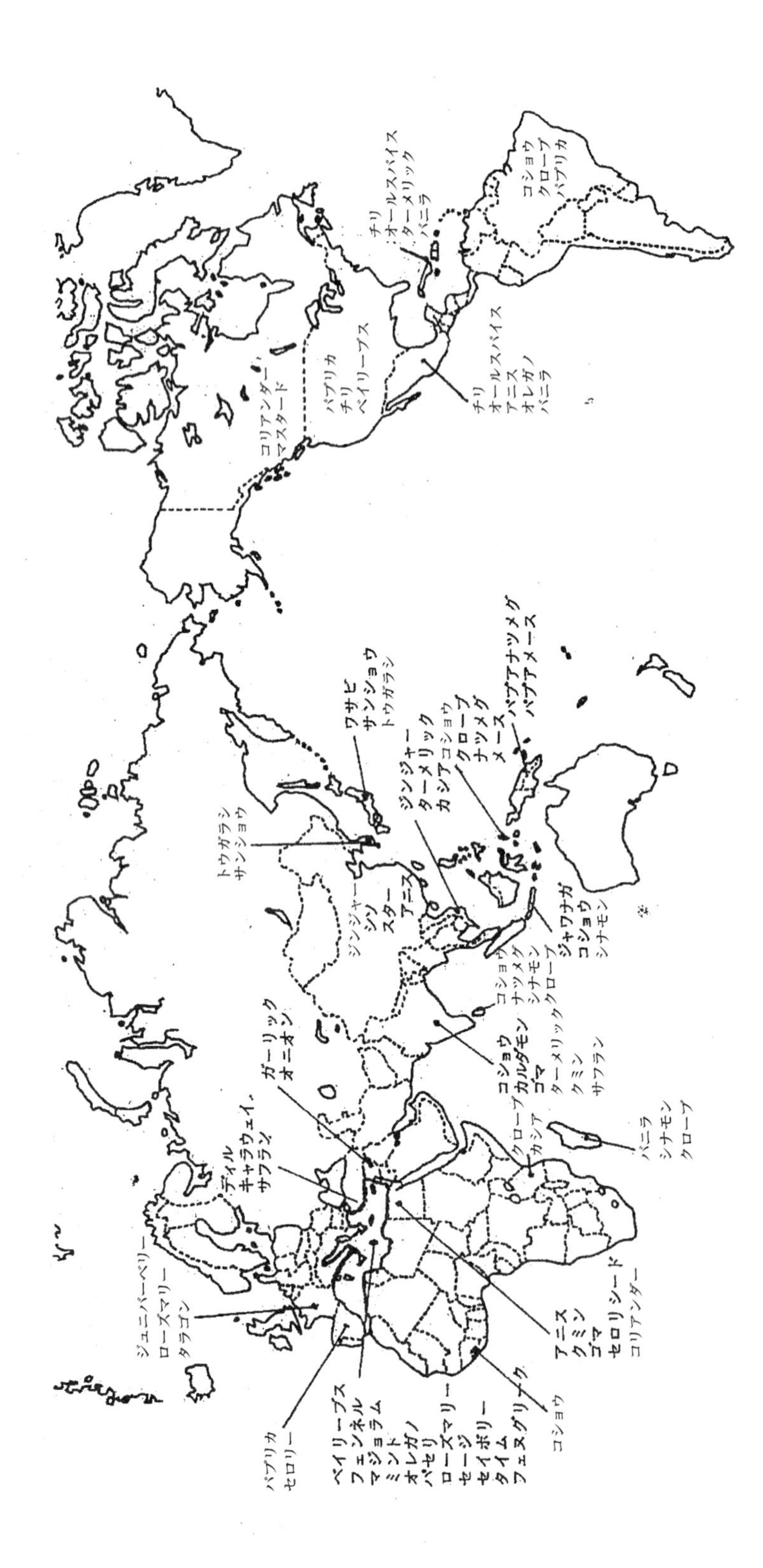

図1　スパイス・ハーブの主な生産地

第1章　スパイス･ハーブとは

ハーブについては中世後期にはすでに宮廷や修道院の庭園でクミン，フェンネル，フェヌグリーク，ローズマリー，セージなどの香草系植物が栽培されていた。地中海地域では家庭の菜園にもセロリーやコリアンダー，ディル，ガーリックなどが栽培され，身近に利用されていた。

改めてスパイス・ハーブの定義づけを考える。オックスフォード辞典（The Oxford English Dictionary）には，Spice は“One or other of various strongly flavoured or aromatic substances of vegetable origin, obtained from tropical plants, commonly used as condiments or employment for other purposes on account of their fragrance and preservative qualities.”と記載されている[3]。また Herb については“Applied to plants of which the leaves, or stem and leaves, are used for food or medicine, or in some way for their scent or flavour.”と記されている[3]。すなわち，スパイスやハーブは熱帯産植物を起源とする風味豊かな食材で，食品への香り付けや保存効果を高めるものとしてばかりでなく，薬用としても用いられてきたと記述されている。スパイスの定義は共通して「香りをもつ植物の部位」としているが，山崎春栄氏は「スパイスとは植物体の一部，すなわち，植物の果実，花，蕾，樹皮，茎，葉，種子，根，地下茎などそのものか，その乾燥品，あるいはその中に含まれている有効成分であって，それぞれ特有の香り，辛味，色調を有し，飲食物にそれを加えることによって，香りづけ，消臭，調味，着色，つまり風味の美観を添えるもので，しかも，食欲を増進させ，消化吸収を助ける作用があって，人類の食生活に楽しさ，豊かさを与え，健康の維持増進に大きな役割を果たしているものである」と定義づけている[4]。

わが国では古来，ゴマ，はじかみ（ショウガ）が使われ，カラシ，ワサビ，サンショウ，タデなどが固有の薬味（スパイス）として用いられてきた。これらは淡泊な日本の料理の味に調和し，現在まで脈々と伝承されている。8世紀の聖武天皇の世にはコショウ，クローブ（丁字），シナモンが薬として渡来し，正倉院に納められている。16世紀後半にトウガラシが伝来し，今日まで国内各地で多くの栽培品種が作られ，それぞれの地域の特産品となっている。明治時代になって欧米との交流が増して文明開化が進み，西洋料理とともに多種類のスパイスも導入された。とくに多くの種類のスパイスを使ったカレーは米飯によくマッチし，広く国民に好まれている。カレーライスは現在では子ども達の最も人気のあるメニューとなっている。わが国では，第2次大戦後の経済発展に伴って欧米の食文化が導入されて洋風化が進み，外資系のファーストフード店が広がった。さらにグルメ嗜好に支えられてフランス料理，イタリア料理，エスニック料理など多様な食形態があふれ，外食化，食の簡便化，レトルト食品などの加工食品の普及など，食生活が大きく変遷してきた。同時にスパイス・ハーブの利用も高まり，種類も豊富となり，輸入量も年々増大している。表1に主なスパイスの輸入実績を示す。1973年から1977年にわたる5年間の年平均輸入量と比較すると，約30年後の2007年度では主要なスパイス類がそれぞれ2倍ほど

表1　主なスパイスの輸入数量

（単位：トン）

品目名	1973-1977年（年平均）	2006年	2007年	2008年	2009年
コショウ	3,692	9,208	9,108	7,781	8,785
トウガラシ	3,120	11,005	10,655	11,869	13,043
クローブ	213	393	395	350	337
ナツメグ・メース	459	518	513	539	597
カルダモン		311	311	400	325
シナモン	1,450	1,904	1,855	1,898	1,948
ターメリック（ウコン）	2,112	4,491	4,315	4,461	4,416

（出典：大蔵省・財務省貿易統計）

に増大している。現在，わが国の日常の食生活においては，100種以上のスパイス・ハーブがたやすく手に入れることができるようになった。

2　スパイスの分類

スパイスはいろいろな視点から分類することができる。

2.1　植物学的分類（表2）

植物分類学的には基本的に単子葉植物，双子葉植物として大別される。それぞれのもとに科，属，種に分けられ，同じ種の中にさらに多くの栽培品種が存在する。例えばトウガラシはナス科トウガラシ属の *Capsicum annuum* 種であり，国内の栽培品種として鷹の爪，八ッ房，三鷹，伏見甘，…など多数ある。沖縄や東南アジアには小さな果実で辛味の強い *Capsicum frutescens* 種がある。

2.2　風味による分類（表3）

スパイス，ハーブは含有する成分（香気成分，呈味成分，色素）の特性やその含有量および含有成分の組成比に大きく依存し，特徴づけられている。とくに香りが重要な因子となっており，嗜好性に大きく関わっている。香り（精油成分）には食品への香りづけ（賦香特性）と，肉類や魚介類などの食材の匂いを和らげたり，匂いを消すはたらき（矯臭特性）がある。精油成分はテルペノイド，フェニルプロパノイドに属する化合物が主であるが，ネギ科ネギ属，アブラナ科にはイオウや窒素原子を含む低分子化合物があり，特有の香りを発現する。コショウやトウガラシ，ショウガ，サンショウなど辛味を呈するものが多いのもスパイスの特徴である。これらのスパイ

表2　スパイス・ハーブの植物学的分類

綱	科	ハーブ名	英語名	学名（属・種）	利用部位
単子葉植物	アヤメ科	サフラン	saffron	*Crocus sativus*	雌しべ
	ショウガ科	カルダモン	cardamon	*Elettaria cardamomum*	草実
		ショウガ	ginger	*Zingiber officinale*	根茎
		ターメリック（ウコン）	turmeric	*Curcuma domestica*	根茎
	ユリ科	オニオン	onion	*Allium cepa*	球根
		ガーリック	garlic	*A. sativum*	鱗茎
	ラン科	バニラ	vanilla	*Vanilla planifolia*	種子
双子葉植物	コショウ科	コショウ	pepper	*Piper nigrum*	果実，種子
		ナガコショウ	long pepper	*P. longum*	果実
		ジャワナガコショウ	javanese long pepper	*P. retrofractum*	果実
	モクレン科	スターアニス	staranise	*Illicum verum*	種子
	ニクズク科	ナツメグ	nutmeg	*Myristica fragrance*	種子
		メース	mece	*M. fragrance*	仮種皮
	クスノキ科	シナモン	cinnamon	*Cinnamomum zeylanicum*	樹皮
		カシア	cassia	*C. aromaticum*	樹皮
		ローレル	laurel	*Laurus nobilis*	葉
	フトモモ科	オールスパイス	allspice	*Pimenta dioica*	種子
		クローブ	cloves	*Eugenia caryophyllata*	花蕾
	マメ科	タマリンド	tamarind	*Tamarindus indica*	果実
		フェヌグリーク	fenugreek	*Trigonella foenum-graecum*	種子
	ミカン科	サンショウ	Japanese pepper	*Zanthoxylum piperitumha*	葉，種子
	アブラナ科	ホースラディシュ	horseradish	*Armoracia rusticana*	根茎
		マスタード	mustard	*Sinapis alba*	種子
		ワサビ	wasabi	*Wasabia japonica*	根茎
	シソ科	オレガノ	oregano	*Origanum vulgare*	葉
		セージ	sage	*Salvia officinalis*	葉，花穂
		セイボリー	savory	*Stureja hortensis*	葉，花穂
		シソ	perilla	*Perilla frutescens*	葉，花穂，果実
		タイム	thyme	*Thymus vulgaris*	葉，花穂
		バジル	basil	*Ocimum basilicum*	葉
		マジョラム	marjoram	*Origanum majorana*	葉
		ミント	mint	*Mentha piperita*	葉
		ローズマリー	rosemary	*Rosmarinus officinalis*	葉，花穂
	セリ科	アニス	anise seed	*Pimpinella anisum*	種子
		キャラウェイ	caraway	*Carum carvi*	種子
		クミン	cumin	*Cuminum cyminum*	種子
		コリアンダー	coriander	*Coriandrum sativum*	葉，種子
		セロリ	celery	*Apium graveolens*	葉，茎，種子
		ディル	dill	*Anethum graveolens*	種子
		パセリ	parsley	*Petroselinum sativum*	葉，種子
	ゴマ科	ゴマ	sesame	*Sesamum indicum*	種子
	ナス科	トウガラシ	red pepper	*Capsicum annuum*	果実
		キダチトウガラシ	chili pepper	*C. frutescens*	果実
		パプリカ	paprika	*C. annuum*	果肉
	キク科	カモミール	chamomile	*Matricaria chamomilla*	花，葉
		タラゴン	tarragon	*Artemisia dracunculus*	葉
		チコリ	chicory	*Cichorium intybus*	葉，根茎
		ヨモギ	artemisia	*Artemisia princeps*	葉

表3　スパイス・ハーブの風味による分類

	香り	香味	酸味	甘味	苦味	色	
賦香作用（香りづけ）	アニス，オールスパイス，オレガノ，カルダモン，クミン，シナモン，セロリシード，タラゴン，ディル，ナツメグ，ニンニク，バジル，パセリ，フェンネル，マジョラム，ミント，メース		スイバ，マタリンド		チコリ，フェスグリーク	ベニバナ	
		コショウ，ジャワナガコショウ，ナガコショウ	スダチ，ライム，レモン，ユズ	シナモン，ナツメグ，バニラ，メース	クベバ，タラゴン	サフラン，ターメリック，パプリカ	香り
矯臭作用（臭み消し）	キャラウェイ，クローブ，コリアンダー，ショウガ，スターアニス，セージ，タイム，タマネギ，ベイリーブス，ローズマリー	サンショウ，ショウガ					
		トウガラシ，マスタード，ワサビ					色

スにもそれぞれ特有の香気成分が含まれている。例えばコショウの辛味成分はピペリンが主成分である。その香気は含有量の多いサビネン，リモネン，ピネンなどのテルペン類と少量の含酸素化合物との混合物で，コショウの特徴的香気を醸し出している。カレー粉には多量のターメリック（ウコン）パウダーが使われているが，その主要色素のクルクミンがカレーの色を構成している。またクミンはカレーの独特の香りを構成している。サフランもまたパエリア料理の黄金色を呈している。

2.3　利用する部位による分類

スパイス類は果実や種子を利用するものが多い。

ハーブ類は葉や茎，花穂を用いるものが多い（表2）。

3　スパイス・ハーブのもつ機能

3.1　食嗜好性向上機能

スパイス・ハーブの最も重要な機能は食品に香りや味を賦与して，われわれの嗜好性を豊かにすることである。すなわち，スパイス・ハーブは食品の二次機能を発現する食品で，ヒトの嗅覚，味覚，視覚を刺激する嗜好性を左右する重要な食材である。これらの機能成分は後述するように香気成分，呈味成分，色素によって特徴づけられる（第2編第4章）。

3.2　食品保存機能

スパイス・ハーブは元来食品の保存中におこる風味の劣化や腐敗を抑制する効果のある植物が選抜され，利用されてきた。その原因は脂質の酸化による品質低下や，カビや細菌による腐敗がある。スパイス・ハーブにはこれらを防御する効果が見出され，利用されてきた。

3.2.1　抗酸化機能

食品に含まれる脂質は大気中の酸素によって容易に酸化される。とくに不飽和脂肪酸を多く含む食品は過酸化物質を生成し，酸化的分解によって食品品質を低下させる。種々のスパイス・ハーブについて抗酸化活性を測定して系統的に比較評価した結果，シソ科（ローズマリー，セージ，オレガノなど），ショウガ科（ショウガ，ポンツクショウガ，ターメリックなど），フトモモ科（クローブ，オールスパイス），ニクヅク科（ナツメグ，メース，パプアメースなど）に顕著な抗酸化活性を認め，活性化合物を明らかにした。抗酸化活性を示す成分のほとんどはフェノール系化合物であり，とくにポリフェノール類には顕著な活性が認められる。一方，通称カレーリーフと呼ばれるナンヨウサンショウ（*Murraya koenigii*）にはアミノ化合物であるカルバゾール類縁体に強い活性が見出された。これらの抗酸化成分は生体内酸化ストレスによる生活習慣病の予防に効果を発揮すると期待される。

3.2.2　抗菌機能[5, 6]

スパイスやハーブが腐敗防止に利用された歴史は古く，古代エジプト，ローマ，ギリシャ時代にはすでにシナモンやクローブ，ミント，マスタードが肉類や牛乳の保存に使用されていた。抗菌性に関わる科学的研究は1880年代から始まり，スパイスの粉砕物，抽出物（エキス），精油に関する抗菌活性が多数報告されてきた。ガーリック，シナモン，クローブ，オールスパイスに強い抗菌活性が認められた。さらにナツメグ，メースのほか，シソ科のローズマリー，オレガノ，タイム，アブラナ科のワサビ，マスタードなどに顕著な広い抗菌スペクトルが見られた。活性成分についてもフェノール系精油成分やイソチオシアナート類に強力な活性が明らかにされている。

3.3　生体調節機能

種々の食品に含まれる成分が生体調節に寄与し，疾病の予防，疾病からの回復を助ける機能を探求し，解明する食品の三次機能研究と相俟って，スパイス・ハーブに含まれる成分にも有効な機能効果が見出されてきた。

3.3.1　アロマテラピー

植物の花や葉に含まれる芳香は宗教的祭事，民間伝承的行事・儀礼や薬用などに用いられてきた。ルネ・モーリス・ガットフォセによって，植物芳香精油の薬理効果や癒し効果を医療的に用い得ることが発案され，1937年にアロマテラピー（*Aromatherapy*）『芳香療法』が提唱された。

香り成分（精油）の生理学的機能については，心理面に及ぼす影響，中枢神経機能，末梢神経機能，内分泌機能，免疫機能などに及ぼす影響など多くの研究成果がある[7]。情動面ではローズマリーやマジョラムなどは鎮静作用を示し，クローブ，バジル，ペパーミントは興奮作用をもたらす。

3.3.2 抗炎症・抗発がん抑制機能

活性酸素やラジカルに起因する酸化ストレスによって炎症やがん，動脈硬化症などの生活習慣病が発症する。がん発症を抑制し，予防に有効な食品成分の探索研究が精力的に進められてきた。植物性食素材のなかで，とくに茶のカテキン類に代表されるように酸化抑制作用，抗酸化活性のある化合物，たとえばポリフェノール類に大きな期待がかけられている。スパイス・ハーブに関してはスクリーニングの結果，ネギ科，アブラナ科，セリ科，ショウガ科，シソ科などに発がんプロモーション抑制効果が認められている。ターメリックのクルクミン，ガーリックのスルフィド類，ローズマリーのカルノソール，ハナショウガのゼルンボンに抗炎症作用，抗腫瘍活性が認められている。

パプリカ，トウガラシに含まれるカプサンチンには一重項酸素（$^1O_2$）消去活性，ラジカル補足活性，腫瘍細胞増殖抑制効果が報告されている。

3.3.3 血小板凝集阻害機能

動脈硬化や血小板凝集によって血栓が形成され，ひいては脳梗塞や心筋梗塞などが誘起される。ネギ属のガーリック，オニオン，ニラ，ギョウジャニンニクなどに含まれるスルフィド類に血小板凝集阻害活性が見出されている。ワサビのイソチオシアナート類も活性を示す。

3.3.4 生薬としての機能（後述　第1編第3章）

3.3.5 アミラーゼの活性化

スパイスの刺激によって唾液の分泌が促進され，唾液中のアミラーゼが多量に分泌され糖質の消化が促進される。またコショウ，トウガラシ，ショウガ，マスタードに顕著なアミラーゼ活性増進効果がある。

3.3.6 その他の生体調節機能

トウガラシのカプサイシンなどの辛味成分によるエネルギー代謝亢進機能（体熱産生機能）やショウガ成分による抗潰瘍活性などスパイス・ハーブにはその他，多様な生理活性・薬理活性が明らかにされている。

文　　献

1）マグロンヌ・トゥーサン＝サマ，玉村豊男　監訳，世界食物百科，原書房（1998）
2）P.Furth and D.Cox, *Food Techonology*, **58**(8), pp 30-34（2004）
3）The Oxford English Dictionary (Second Edition), Prepared by J.A.Simpson and E.S.C.Weiner, Caredon Press, Oxford.（1989）
4）山崎春栄，スパイス入門，日本食糧新聞社，p 48（1983）
5）中谷延二，香辛料成分の食品機能（岩井，中谷編），光生館，pp.82-94（1989）（1989）
6）中谷延二，有害微生物管理技術 第Ⅰ巻（芝崎編），フジ・テクノシステム，pp.824-829（2000）
7）ギル佳津江，香りの百科事典（谷田貝光克編），丸善，pp.32-77（2005）

第2章　スパイス・ハーブの歴史

高橋和良*

今日の日本における食生活が，世界を見渡しても，他に類を見ないほど豊かであるということは，海外への渡航者が増えるにつれ，一般的に認識されつつある。これほど多くの異国料理を自国に居ながらにして食べることができる国はそう多くはない。にもかかわらず，その豊かな食の味や香りのバリエーションを支えるスパイス・ハーブ（以下スパイスとする）を，日々の暮らしの中で意識している人は多くない。

スパイスが今日，世界中で当たり前に使われ，より豊かな食生活が送れるようになった背景には，それらを求めて，未知なる大海原へ乗り出した，先人たちの勇気とロマン，そして，それを獲得するための長く熱き戦いの歴史があることを，私たちは忘れてはならない。

1　世界における歴史

1.1　古代エジプト

紀元前3000年もの昔，古代エジプトでは，人は死んでもその魂は再び死者の体内に還ると信じられており，王様や高貴な人たちの遺体が腐らないようミイラにして永遠に保存しようとした。そのミイラ作りのために，強い防腐力を持つシナモンやクローブ，クミン，その他のハーブが遠い国から取り寄せられ，死者の体内に詰められたとされている。しかし，ここで使われているスパイスの本当の目的は防腐効果よりも，消臭効果であった可能性が高い。

ミイラ作りの基本技術は「ナトロン」という天然ソーダ（炭酸ナトリウムを主成分とする）での乾燥であり，スパイスの防腐効果はあくまでも副次的なものであったと考えられる。したがって，王様や高貴な人たちのミイラの仕上げに，防腐効果もあり，かつ高貴な香りを添えることのできるスパイスを選び，詰めたと考える方が自然である。

エジプトの王者たちの生活，儀式，社交上の礼式には，スパイスは欠かせないものであり，太陽には26種類，月には28種類のスパイスを混合したものを捧げたと伝えられる。エジプト，メソポタミアでは，これらスパイスを使って軟膏，香料，神聖な油を作っており，死者には聖なる

---

*　Masayoshi Takahashi　エスビー食品㈱　品質保証室　室長

油を，葬儀には香り良い軟膏が使われ，太陽と月には「聖なる香煙」を混合したものが捧げられたとされている。このようなことから古代エジプト人が，いかに神聖な場で香りを重要視していたかがうかがえる。

また，古代エジプトのピラミッド建設では，かつて神の供物であった「にんにく」と「玉ねぎ」が，体力をつける強壮剤のような役目を担い，労働者の食事に大量に使用されたことは有名である。

「にんにく」と「玉ねぎ」は非常に古くから栽培された植物である。「玉ねぎ」の方が「にんにく」よりも古く，紀元前5000年，ペルシャ地方を統治したカルデア王朝時代に，災厄をはらい，幸を招く神符の一種として用いられたと言われる。「にんにく」は紀元前3200～2780年のエジプト王朝時代から，「玉ねぎ」と共に食用とされていたことが，その時代の墳墓の壁画の中に見られるという。

1.2　中国

中国では，漢の時代の宮廷の官吏が天子に政事を奏上する時に，1本のクローブ（丁子）を口に含んで口臭を消し，吐息を清めるための香薬として用いていたと言われる。

他にも，山椒，シナモン，クローブを寺院や教会でいぶして空気を清めるための香煙としたという。また，紀元前2500年もの昔，中国でスパイスを加えた香酒や香飯を供えて神を祭っていたことなど，宗教的にも重要な役割を担っていた。香酒などは，今日まで我が国の屠蘇酒として引き継がれており，現代のリキュールの源流となったものと考えられる。

2　医学との歴史的関わり

医学の祖と言われるヒポクラテスは紀元前400年頃にはすでに400ものハーブの処方箋を残しており，その考え方は，ハーブの香りによる効用に触れ，それまでの呪術的な手法ではなく，病気を科学的にとらえ，現代にも通じる医学の基礎を築きあげた。50～70年頃に活躍したローマ時代の医師ディオスコリデスは，植物・動物・鉱物万般を収斂，利尿，下剤など，薬理機能上から分類した『マテリア・メディカ（薬物誌）』を著している。

ここに載せられている植物は600種，薬物全体で1,000項目にも及んでいる。このようなことから見て，古代ギリシャ・ローマを中心とした国々で，経験的に知られた植物（スパイス）の効果が体系化され，医学や薬学が誕生したと言える。

また，ヨーロッパ以外の地域でも，インドにおけるアーユルヴェーダや中国における漢方といったように，スパイスとハーブは古くから医療に使われてきている。

3　世界のスパイスの歴史を変えた4人

スパイスの歴史を語る時，絶対に欠かすことのできない人物がいる。それがマルコ・ポーロ，コロンブス，バスコ・ダ・ガマ，マゼランの4人である。

3.1　マルコ・ポーロの偉業（『東方見聞録』）

マルコ・ポーロがスパイスの歴史において果たした重要な役割とは，25年にも及ぶ東洋への旅をもとに，アジアの地理，歴史，風土，諸民族の風俗習慣などを克明に記録した『東方見聞録』の中で，モルッカ諸島等のスパイスの生産地に関する情報をヨーロッパに初めてもたらしたことである。

古代において，スパイスは主に薬用，香料，神仏祭事用，媚薬，保存料の役目を持った貴重品として扱われてきた。古代中世の頃には，金銀に匹敵する高価な財宝として取引されていた。当時は陸路により交易が行われていたため，中継地となったアラビアの街は大いに栄え，その繁栄はアラビアンナイトの物語として知られているところである。

スパイスの中でも特に入手が困難であったこしょうやクローブ，ナツメッグ，シナモンなどは，ヨーロッパの人々にとってはまさに貴重品であり，中世では近東のイスラム教徒がスパイス・ロード地帯に強力な支配力を持っていたために，ヨーロッパのキリスト教徒にはスエズの東はオフリミット，即ち立入禁止区域であった。のどから手が出るほど欲しいスパイスはアラビア人商人の手を経なければ手に入れることができなかった。アラビア人はスパイスの売買がもたらす莫大な利益を守るため，シンドバットの冒険の話よろしく，本当の話など一切しなかった。したがって，スパイスの産地は神秘の扉に閉ざされ，ヨーロッパの人々にとってはスパイスの木がどこに生え

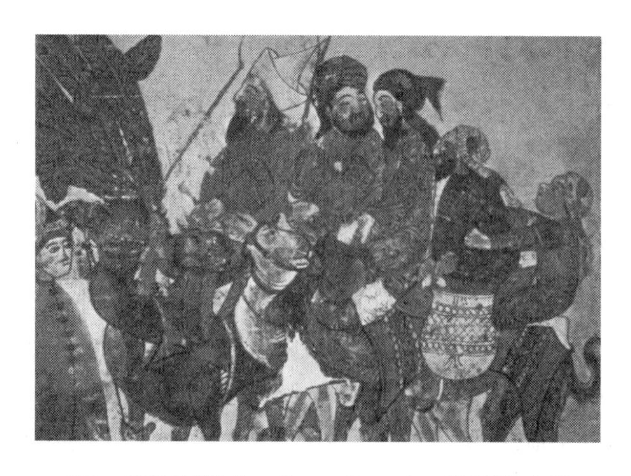

図1　東洋を旅したマルコ・ポーロの一行を描いた絵

ていてどんな形をしているのか全く見当もつかなかった。そんなヨーロッパ人には，生産地の東洋は宝島のように思えたはずである（図1）。

マルコ・ポーロはその東洋を旅し，道中で目にした東洋の絹織物，中国やモルッカ諸島のスパイス，ジパング（日本）の金の宮殿の話などを『東方見聞録』（1299年）にまとめた。その後，この本はラテン語やイタリア諸地方の方言に訳され，ヨーロッパ各国の言語，遠くアイルランド語にまで訳され，ヨーロッパ全土に広まった。これがヨーロッパ人の東洋へのロマンを掻き立て，15世紀末からコロンブスをはじめバスコ・ダ・ガマ，マゼランなど，次々と海の冒険者たちを航海へ駆り立てることとなる。そしてその後，約300年にわたる大航海時代へと突入することとなった。

3.2　コロンブスの偉業（新大陸発見・大航海時代へ）

イタリアのジェノア（ジェノバ）人のクリストファー・コロンブスはポルトガルで航海術を学び，ポルトガルのエンリケ航海王子（ヘンリー航海王子）が，マディラ，アゾレス，カナリア諸島を拠点として，アフリカ西海岸を南へ南へと探検航海していたころ，西回りの航海をすれば，必ずインドやモルッカ諸島（現在のインドネシアやマレーシア），日本など，マルコ・ポーロの『東方見聞録』にある絹や金，スパイスなどの宝庫に到達できると確信し，入念な航海計画を練った。この計画を持ってスペインのイザベル女王の賛同を得て，1492年，西南への第1回目の大航海の旅へ出た。1504年までの間に4回も大西洋を往復する航海を繰り返したが，南北アメリカという大陸の壁に阻まれ，目的地であるインド，モルッカ諸島，日本などへは到達することができなかった。結果的に，『東方見聞録』にあるような絹や金，こしょう，クローブ等のスパイス

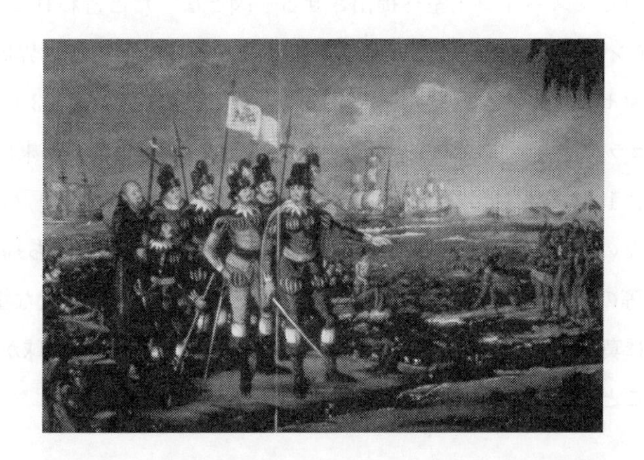

図2　コロンブスの一行がサンサルバドル島に上陸した時の絵
（1492年10月12日未明）

を手にすることはできなかったが，アメリカ大陸固有の唐辛子を最初にヨーロッパに持ち帰ったとされている。この唐辛子がその後の世界の食文化に大きな影響を与えたことは言うまでもない。

また，コロンブスのアメリカ大陸への到達成功がヨーロッパへ及ぼした影響は大きく，その後の新航路発見への人々の冒険心をさらに掻き立てた（図2）。

3.3 バスコ・ダ・ガマの偉業（インド航路発見）

一方ポルトガルの航海者バルトロメウ・ディアスが1486年にアフリカ西海岸に沿ってさらに南下しアフリカ大陸最南端の喜望峰へ達していた。その後バスコ・ダ・ガマが1498年にインド西海岸のカリカット（現在のコーチン）までの航海に成功し，マルコ・ポーロが『東方見聞録』に記した「こしょう海岸」（マラバル海岸）の現地調査を実現し，それまでアラビア，ペルシャ，ベネチア人に暴利を貪られていたこしょうやシナモンを安価に入手する道を切り拓いた。このバスコ・ダ・ガマのインド航路発見は，スパイスの市場として栄えてきた地中海沿岸のアラビア，ペルシャ，ベネチアの街に大きな影響を及ぼし，これらの街は以降衰退していくこととなる。

3.4 マゼランの偉業（世界周航）

バスコ・ダ・ガマのインド航路発見を契機にポルトガルは東方諸国の制圧をアルメイダ提督に命じ，インド沿岸の支配権を獲得している。この時の戦闘で活躍した船乗りの一人にマゼランがいる。ポルトガルの東方征服の航海に参加して数々の貴重な試練を積み，リスボンへ帰ったマゼランではあるが，インドやマラッカにおける彼の功績は，母国ポルトガルでは称えられることもなかった。このことが世界で最も偉大で最も大胆な冒険家マゼランに，世界周航の旅への計画を母国ポルトガルではなくスペイン王室へ提出させる一因となったと言われる。そして，1519年9月20日，スペイン王室の承認を得たマゼラン船団（5隻265名）は世界周航へと旅立った。途中1520年10月マゼラン海峡を発見し，太平洋の横断に成功し1521年3月にグァム島へ到達した。その後，マゼランはフィリピンのセブ島で戦死したが，船団は苦労の末に香料諸島（モルッカ諸島）に到達し，1522年9月に最後の一隻となった「ヴィクトリア号」がスペインに帰りついた時に残っていたのはわずか18名の船乗りだった。しかし，彼らが持ち帰ったクローブ，ナツメッグ，メース等のスパイスは，この冒険に費やした莫大な投資と多大な犠牲を償ったうえ，なおかつスペインに莫大な利益をもたらした。またこの航海の成功は，地球が球体で，一つの海でつながっていることを立証する歴史的な快挙となった。

4　スパイス戦争

冒険者たちの海洋航路の発見により，海洋貿易路が開拓され，スパイスが比較的容易に手に入るようになると，ヨーロッパではスパイスは薬用としてだけではなく，肉の貯蔵用として，より重要な用途を持ち，上流階級だけでなく一般大衆にも広まり，かなり大量に消費されるようになった。

そして，奴隷を使って砂糖や果物の生産が盛んになってくると，食生活は次第に生命を維持するためのものから，楽しみながら味わう食文化へと発展していく。カルダモン，ジンジャー，クローブ，ナツメッグ，シナモン等のスパイス類は，その香気が重要な意味を持つようになる。カルダモンやジンジャー，シナモンはすでに各地で栽培されており，手に入れるのに特に問題なかったが，こしょうやクローブ，ナツメッグはそれぞれマラバル，モルッカ，バンダでしか採れなかったため，ヨーロッパ各国はその争奪のために血眼になった。それが，東南アジアにおけるスパイス戦争である。

ポルトガルがまず制海権を取り，次いでスペインが最強国の一つとして進出し，搾取と略奪を旨として植民地を獲得していった。その後，16世紀後半にはイギリスが海賊行為によりスペイン，ポルトガルの領域へ進出しはじめ，1600年に東インド会社を設立し，そこを拠点にしてモルッカで権力を伸ばしていった。さらにその後，オランダもモルッカ諸島に進出し，次第に支配権を拡大させた。しかし，この熾烈なスパイス戦争も，盗木による栽培地の拡大により，自然消滅していく。1770年フランスがインド洋上のフランス島やブルボン島へクローブの苗木を持ち出し移植したのをはじめとして，南米，西インド諸島などへ栽培地を広げ，イギリスはクローブやナツメッグをペナン島へ移植，アラビア人はキッツ島，セント・ビンセント島，ザンジバル島，グレナダなどへ盗木移植をすすめた。19世紀中頃には，原産地よりも移植地の方の生産高が増大し，ヨーロッパ各国による香料諸島（モルッカ諸島）の領土化植民地政策は意味がなくなり，スパイス戦争は自然に消滅していったのである。

5　日本における歴史

5.1　日本独自の食文化

中世ヨーロッパや，酷暑のインドや東南アジア諸国では，広い国土の中で食糧を遠くまで運ぶ必要があり，腐りかけた肉や強い臭みのある獣肉を食するために，あるいは南方では暑さによる食欲の減退を防ぐためにも，強烈な香味を持つスパイスが重宝がられ，大量に消費された。これに対して日本は気候風土に恵まれ，新鮮な食材を海へ山へと求めることが比較的安易にできたため，強い香り付けによる消臭や防腐効果を必要としなかった。結果的に素材の味を大切にする調理法が主流となり，昆布や鰹節といったアミノ酸や核酸などの旨味を活用する調理法が発達し，また味噌，醤油といった複雑な旨味を持つ発酵調味料を活かす独特の食文化が築きあげられた。

そのような中でも，海に囲まれた国ということで，スパイスの使い方としては，わさび，山椒，しょうが，ねぎ等といった魚介類に利用されるものが多く，新鮮な素材に辛味や香りのアクセントを加えるために，薬味として少量使用されるのが特徴である。ヨーロッパの歴史で言うところの，食材を保存するという防腐効果は，スパイスではなく味噌などの発酵調味料に委ねられ，味噌漬けなどの技術が発達した。

5.2 外来スパイスの上陸

『古事記』(712年）には，しょうがか山椒を指す「ハジカミ」やにんにく，『東大寺正倉院文書』(734年）には胡麻子（ゴマ)，他の書物にも，辛子，わさびなど和風スパイスが登場し，古くから栽培されていたことがうかがえる。例えば，にんにくは『延喜式』(927年）に栽培方法が記されている。

こしょうなどの熱帯地方原産の外来スパイスは，聖武天皇（在位724～749年）の時代に，すでに日本に上陸していた。正倉院の御物の中に，こしょうのほかクローブ，シナモンが収められており，いずれも貴重な薬として日本に渡来したことは間違いない。

その後も中国との交易，中世ヨーロッパ人との朱印船貿易などによって，クローブ，こしょう，唐辛子等のスパイスが次々と渡来してきた。

徳川家光による鎖国令（1633年）により外国との交流が途絶えてしまったが，唐辛子は日本の風土にも適応し，各地で栽培されるようになり，外来スパイスとしては，いち早く日本の食卓にも上り，薬としてではなく調味料（薬味）として利用されるようになった。

鎖国により外国の文明や産物にほとんど接することができない時代が約200年も続いたあと，明治維新によって文明の道が開け，文明開化間もない明治5年（1872年）に刊行された『西洋料理指南』や『西洋料理通』の中に，初めて「咖喱」の作り方を見ることができる。

日本でスパイスが使われだしたのは，つい最近だと思われがちだが，クローブやナツメッグ，クミン，ターメリックなどは，実はカレー粉として，その一部はウスターソースとして日本の食卓に上り，戦前から消費されてきていたのである。

文　　献

1）　山崎春栄，スパイス入門，日本セルフサービス協会（1983）
2）　山崎峯次郎，スパイス・ロード，講談社（1975）
3）　山崎峯次郎，香辛料Ⅰ・Ⅱ・Ⅲ・Ⅳ・Ⅴ，エスビー食品（1973, 1974, 1976, 1978, 1983）
4）　スパイス＆ハーブ使いこなし事典，主婦の友社（2009）

第3章　スパイス・ハーブと生薬

吉川雅之*

1　はじめに

人類は，痛みや病を癒すためにいつしか動植物や鉱物などを薬として用いることを覚えるようになったと言われている。当初は，天然に由来する薬用材料を，新鮮なものをそのまま利用することが多かったと思われるが，季節の移り変わりなどによって入手が困難になることもあって，採取した薬物の保存が工夫され今日の生薬が誕生したと考えられている。すなわち，世界各地に存在する生薬は，天然物の中から人体への適応を経て有効なものが取捨選択され現代に伝承されてきたもので，人類の貴重な財産と言える。生薬は天然物に由来することから，天然薬物や天然医薬品（Natural Medicines）と呼ばれ，また伝統医学の理論や伝承薬効に基づいて使用されることから伝承薬物や伝統医薬品（Traditional Medicines）と呼ばれることも多い。また，生薬の有効成分が高度な創造性と重要な生体機能を有する医薬品のリードやシーズ化合物として利用されるなど，生薬は現代医療のルーツと言うことができる。日本薬局方では，“生薬は，動植物の薬用とする部分，細胞内容物，分泌物，抽出物または鉱物など”と定義されている。

一方，スパイス・ハーブは，香辛料や香味料などとして用いられる熱帯産の植物を指し，強い芳香や辛味，色によって食欲を増進させ消化を助けるなどの薬効があり，さらに料理の味わいを増し，食品の保存にも役立つなどの機能を有するものと定義されている。古代メソポタミアやエジプト時代において，すでにスパイスが食用や薬用の目的で広く利用されていたと伝えられている。例えば，ルクソール（テーベのネクロポリス）で発見されたエーベルス・パピルスは，紀元前1550年頃に記された現存する最も重要な医学書であるが，これには，マスタード，ガーリック，アニス，キャラウェイ，カルダモンなど多数のスパイスが収載されている。このように古代エジプト文明の医学書から，スパイス・ハーブの多くが食品機能のみならず，薬効を期待して使用されていたことがうかがわれる。実際，スパイス・ハーブは，食生活に欠かせないものであるとともに，薬物書には生薬として収載されているものが多い。本稿では，スパイス・ハーブと生薬について薬食同源（医食同源）の視点から考察するとともに，日本薬局方に生薬として収載されているスパイス・ハーブを紹介する。

---

*　Masayuki Yoshikawa　京都薬科大学　生薬学分野　教授

2　薬食同源

人類が薬を発見した経緯の一つとして，食品の中から病気に対して効果のあるものが選び出されたと言われている。このような薬食同源（医食同源）の考え方は，古代において洋の東西を問わず広く浸透しておりその代表がスパイスと言える。古代ギリシャの薬物書『De Materia Medica』（ギリシャ本草，Dioscorides 著）には，薬草とともにスパイス・ハーブが収載され，西洋ハーブとして今日に伝えられている。インドの伝統医学であるアーユルヴェーダでは，スパイスを用いた病気を予防する食事法が重視され，その医学書『チャラカサンヒター』などには，胡椒，唐辛子，ナツメグなどの今日利用される多くのスパイスの薬効が詳しく記載されている。また，約1800年前の『神農本草経』には，漢方医学でも繁用されている重要生薬365種が収載されており，それらは図1で示すように上，中，下薬の3種類に分類されている。上薬（上品）は薬の王と言える最も重要な薬で，毒性がないので長期の連用が可能で，不老，延年，元気増進を目的としている。中薬（中品）は大臣に相当する薬で，毒性の有無を知って適宜用いる必要があり，病気の治療，強壮などに臨機応変に用いる。下薬（下品）は下級役人レベルの薬で，主に病気治療に用い，有毒なので長期には用いない。上薬には朝鮮人参，甘草，大棗（ナツメ果実），黄耆，胡麻，枸杞子（クコ果実），薏苡仁（ハトムギ果実），山薬（ヤマノイモ根茎）などの食品的要素の強い生薬が多く，このような生薬を“貴し”としたところに薬食同源の思想がよく表されているように思われる。

実際，重要な漢方方剤にはしばしば食品が配剤されており，例えば，カゼの初期に現在でもよく用いられる葛根湯には，香辛料の生姜（ジンジャー）や桂皮（シナモン）をはじめ，甘味料のリコリス（甘草），くず粉の原料であるクズの根（葛根）やナツメの実（大棗）が配剤されてい

上薬（120 種）「君であり、生命を養うを主とする。天に応じ、無毒、多服久服しても人を傷わない。身を軽くし、体力を益す。不老長生の薬」

人参、甘草、大棗、桂皮、胡麻、朮、薏苡仁、枸杞子　・・・・

中薬（120 種）「臣であり、性を養うを主とし、人に応じて無害と有害とがあり、適宜配合し、病を防ぎ、体力を補う」

葛根、百合、当帰、乾姜、枳実、山茱萸、知母・・・

下薬（125 種）「佐使であり、病を治すを主とし、毒性も強いので、長期の連用は慎むべし」

大黄、附子、半夏、葶藶子、巴豆、甘遂、桔梗・・・

図1　神農本草経

る。これらの食品に麻黄と芍薬が入って葛根湯が作られており，7種の構成生薬のうち，5種までが香辛料などの食品と言える。また，『傷寒論』の最初に収載されている処方の桂皮湯においても，その構成生薬5種の中で芍薬を除く4種（大棗，桂皮，甘草，生姜）が食品と言える。

中医学では，理想の医療とは，病気になってから薬で治療することではなく，病気にさせないことと考えられている。奏・漢時代の医学書『黄帝内経』の「素問」には「聖人は已に病みたるを治さず，未だ病まざるを治す」とあり，予防医学を重視していることがわかる。また，『金匱要略』にも，「上工は未病を治す」と述べられているように，名医は病気を予防する医者とされている。周時代のさまざまな制度を記した『周礼』という書物には，医者を「食医」，「疾医（内科医）」，「傷医（外科医）」，「獣医」の4クラスに分け，「食医」を最高の医者としている。

このように中国では古代から「食養」または「食療」と呼ばれる医療哲学のもとに，食品による病気予防，健康維持および治療効果を高める助言や指導が行われていた。唐時代には，『千金食治』が著され，日常の食物について医薬学的見地から詳しく解説されている。次いで，食物療法の専門書として『食療本草』，『飲膳正要』，『食医心鑑』，『食治通説』などの書物がつぎつぎと刊行された。明時代には李　時珍によって『本草綱目』全52巻が完成され，これには1,898種にも及ぶ多数の天然薬物が収載されている。この中には薬物というよりも，むしろ食品と考えられるものが数多く認められ，それぞれについて，経験に基づいた性質，薬効，適応性，禁忌，使用量，作り方などが詳しく記されている。その内容は，現在の『中薬大辞典』などに発展・継承されている。日本へも江戸時代初期に『本草綱目』が伝えられ，その影響下に人見必大によって『本朝食鑑』が刊行されるなど，日本においても薬食同源の思想が普及する基礎になった。

中医学・・・・・・予防医学
黄帝内経・・・・・“聖人は已に病みたるを治さず、未だ病まざるを治す”
金匱要略・・・・・“上工は未病を治す”
周礼（周時代）・・「食医」・・食事指導して未病を治す医師
　　　　　　　　「疾医（内科医）」「傷医（外科医）」「獣医」
千金食治（唐時代、孫　思邈）、食療本草、飲膳正要、食医心鑑、食治通説
　　　　　　　　→食物による病気予防、健康維持（食療）、治療効果（食療）
本草綱目（明時代、李　時珍）・・・1898種の生薬（多数の食物）→中薬大辞典
↓
1607年　林　道春→徳川家康に献上→本朝食鑑（人見必大、1695）
“食物の好悪について、医薬学的見地から弁別、薬効、適応症、禁忌、使用量、作り方”

図2　食養と食療

中医学や漢方医学で用いられる生薬には，薬能，薬性，薬味といった効能や性質が知られており，これらを組み合わせて症状にあった方剤が作られて治療に用いられている。食品にも同様に食能，食性，食味があり，特に食品の薬効と気味（味性）の組み合わせを重視している。この根本思想は，前述の『黄帝内経』における「陰陽五行説」に基づいている。この「陰陽五行説」は，今日の中医学や漢方医学の基礎理論というだけでなく，古代中国の一つの世界観を現したものと言える。元来，『尚書』(『書経』) の剛柔の思想である陰陽説と民用五材（五徳説）の五行説が融合して，社会，天文，兵法，医薬などあらゆる学問に多大な影響を与えている。この「陰陽五行説」のなかに病気の治療，健康管理，調剤，調理の原則があり，薬や食物の基本となる性質が包含されている。食物の五味五性（または四気五味とも分類）を図3に示すが，これらの食品の性味を組み合わせて「食養」や「食療」効果のある食事が作られると考えられている。

黄帝内経素問・・・・‘‘陰陽五行説（中国医薬学の基礎理論）

食物・・食能、食性、食味（薬能、薬性、薬味）

五味五性（四気五味）

五味：酸（酸っぱい味で、収斂作用があり、肝、胆、目によく、下痢や寝汗に用いる）

苦（苦い味で、消炎と堅固の作用があり、心臓によく、出血性疾患や下痢に用いる）

甘（甘い味で、緩和と滋養強壮作用があり、脾、胃によく、鎮痛やトゲ枝毛に用いる）

辛（辛い味で、発散作用があり、肺、鼻、大腸によく、風邪に用いて発刊を促す）

鹹（塩辛い味で、軟化作用があり、腎、膀胱、耳、骨によく、便秘や疝気に用いる）

五性（四気）：寒（体を冷やす。鎮静、消炎作用があり、のぼせ性の人や血圧の高い人によい）

涼（寒より寒いが体を冷やす）

温（体を温める。興奮作用があり、冷え性の人によい）

熱（温より強い温める作用がある。貧血の人や冷え性の人によい）

平（寒、熱作用が無く、日常飲食して滋養強壮作用がある）

酸と甘、苦と辛、甘と鹹など二味を組み合わせる・・・・薬膳料理

熱証の人→寒（涼）性食品、　寒証の人→熱（温）性食品

夏には寒（涼）性食品、冬には熱（温）性食品

図3　食物の効用と気味

3　薬用食品

日本薬局方に収載されている天然薬物や，漢方方剤の中に配剤されている漢薬の中には，惣菜や果物，甘味料，香辛料，香料などとして食用に供されるものがしばしば認められる。例えば，前述の生姜はショウガ根茎から調製され，漢方方剤中に最も繁用される生薬であるが，香辛料としても重要な位置を占めている。甘草や甘茶も薬用とされるほか，むしろ主として甘味料として広く利用されている。このほか，第15改正日本薬局方には前述の大棗，山薬のほか，紫蘇（シソ葉），葛根（クズ根），山椒（サンショウ果皮），蕃椒（トウガラシ果実）などをはじめ，香料として用いられる桂皮（シナモン），丁子（クローブ），薄荷（ミント），茴香（フェンネル）や，食用色素として山梔子，サフラン，ウコンなど多数の食物が掲載されている。

また，漢方方剤に食物が処方されている場合も多く，粟（胃風湯），玄米（白虎湯，白虎加人参湯，麦門冬湯），卵黄（黄連阿膠湯，排膿散），酢（秀癬散），胡麻油（紫雲膏），豆鼓（納豆：梔子鼓湯，梔子甘草湯，葱鼓湯），赤小豆（小豆：瓜蒂散，赤小豆湯，麻黄連軺赤小豆湯），大豆黄巻（大豆もやし：大豆散，黄巻散），白扁豆（隠元豆：香薷飲）など枚挙に遑がないぐらいである。また，日常の食物の中には，かつて薬効を有する薬物として利用されていたものが認められ，米，麦，蕎麦，豆などの穀類をはじめ，野菜，海草，茸などの菜類，果物類，菊花や紅花などの花類および魚貝類の多くに興味深い薬効が伝承されている。筆者らは，このような薬効が期待できる食品や食経験のある生薬を“薬用食品”と呼んでいる。

薬用食品の成分には，合成医薬品のような切れ味の鋭く作用点や作用機作の単純化された薬効は少ないと考えられるが，副作用の心配がなくホメオスタシス（恒常性）を助長するような病気予防や健康維持，また治癒促進や再発防止などに役立つ多面的で穏やかな効能が期待される。さらに，栽培作物の多くは，生薬に比べて安価でかつ大量入手が容易であるとともに，品質が一定しているなど新しい天然薬物資源としても魅力に富んでいる。そこで，第15改正日本薬局方に医薬品として収載されているとともに，食薬区分において食品としての利用が可能なスパイス・ハーブについて生薬としての機能を紹介する。

3.1　ウイキョウ（茴香，フェンネル）

セリ科ウイキョウ（*Foeniculum vulgare*）は，ヨーロッパの地中海沿岸地域が原産とされる多年性草本で，果実が薬用とされる。唐の時代（659年）の薬物書『新修本草』に収録され，薬能として諸瘻（さまざまな治りにくい腫れ物）や霍乱（ひどい吐き下し），蛇傷を主に治すと記されている。冷えが原因の胃痛をはじめとする種々の内臓病に用いられる。漢方においては，健胃消化薬，鎮痛，鎮痙薬とみなされる処方（安中散など）に配剤されるほか，芳香性健胃，駆風，去痰，利尿，香味料として用いられる。

古代エジプトにおいて食用に栽培されていたとの記録があり，最も古い作物の一つと言われている。エジプトを初めヨーロッパにおいて食用とされるほか，種子を眼病の治療に用いていた。今日のヨーロッパでは，消化不良や上気道カタルなどの治療に推奨されている。漢名の茴香とは香りを回復する意味があり，中国料理やインドのカレーの香辛料としても用いられる。シキミ科トウシキミ（*Illicium verum*）の果実である大茴香（八角茴香，アニス）と区別して小茴香とも呼ばれる。主要成分はフェニルプロパノイドの anethole と estragole で，anethole には消化機能亢進や抗アニサキス作用が報告されている。

3.2　ショウキョウ，カンキョウ（生姜，乾姜，ジンジャー）

ショウガ科ショウガ（*Zingiber officinale*）は，熱帯アジアが原産とされる多年性草本で，その根茎（生姜）または湯通しや蒸した根茎（乾姜）が薬用とされる。『神農本草経』の中品に乾薑の名で収録され，薬能として，生姜は発汗し，寒を除き上嘔し，去痰するとある。乾姜は肺熱を降ろし気を治める，去痰排膿，主として水分，体液の偏在，停滞を治す。また，嘔吐，咳，下痢，手足の冷え，煩悶（精神不安によるもだえ）して落ち着かないもの，疼痛も治すと記されている。ヨーロッパへは，フェニキア人によって伝えられ，古代ギリシャやローマでも用いられたと言われている。9世紀頃にはヨーロッパ全土に広まり，調味料として，また冷えた腹部を緩め，消化不良に用いられた。今日のヨーロッパでは，消化不良や悪心嘔吐，胃腸の不快感の改善に推奨されている。主要成分は gingerol 類や shogaol 類などの香辛成分や，セスキおよびジテルペノイドなどの存在が知られており，辛味成分に抗潰瘍，小腸内輸送促進，抗セロトニン，抗アレルギー，強心，血管拡張，鎮静，血小板凝集抑制作用などが報告されている。

3.3　ケイヒ（桂皮，カシア，シナモン）

クスノキ科 *Cinnamomum cassia* は常緑高木で，樹皮が薬用とされる。日本やインド，米国では，*C. cassia* と *C. verum*，*C. zeglanium* をまとめてシナモンと呼ぶことが多いが，ヨーロッパでは *C. verum* をシナモン，*C. cassia* はカシアと区別している。また，日本では *C. sieboldii* の根皮をニッケイ（日本のケイヒ）と称していたが，中国では，*C. cassia* の粗樹皮をニッケイ（肉桂）と呼ぶので注意が必要である。神農本草経の上品として収録され，薬能として気ののぼせを治し，咳を鎮め，喉を治し，精神を穏やかにし，関節の動きを良くし，身を軽くすると伝承されている。漢方では，発汗，解熱，鎮痛を目的に，かぜ薬，鎮痛，鎮痙，消炎薬，動悸抑制薬，保健強壮薬，婦人薬とみなされる処方に高頻度で配剤されている。欧米においては主として食欲不振，消化不良の症状に対して芳香性健胃薬として用いる。主要成分はフェニルプロパノイドの

cinnamaldehyde や salicylaldehyde およびジテルペン，タンニンなどが知られている。Cinnamaldehyde に鎮痙，鎮静，体温降下，解熱作用などが報告されている。

3.4 サンショウ（山椒）

ミカン科サンショウ（*Zanthoxylum piperitum*）は日本を含む東アジアに分布する落葉低木で成熟果皮が薬用とされる。「神農草本経」の下品に蜀椒の名で収録されている。薬能として胃腸を暖め機能を促進する。湿を除く，止痛する，寄生虫を下ろす，魚や肉による中毒を治すと伝承されている。漢方では鎮痛，鎮痙，駆虫を目的に椒梅湯，大建中湯などに配剤されるほか，芳香性辛味健胃薬として配合剤に用いられる。主要成分は，α-sanshool などの辛味成分やテルペノイドが知られている。辛味成分に殺虫作用や魚毒作用が報告されている。

3.5 チョウジ（丁字，グローブ）

フトモモ科チョウジ（*Syzygium aromaticum*）は，インドネシアのモルッカ諸島が原産の常緑高木で蕾が薬用とされる。宗代の『開宝本草』に収録され，薬能として，胃腸などを温め，雪乱や種々の腫れ物などを治すと伝承されている。漢方では，柿蒂湯，治打撲一方などに配剤されるほか，歯科領域での口腔内の局所麻酔や鎮痛に古くから用いられてきた。芳香性健胃薬としての利用が多い。主要成分はフェニルプロパノイドの eugenol で，利胆作用，鎮静，鎮痙，抗炎症，止瀉，抗真菌作用などが報告されている。

このほか，日本薬局方にはソヨウ（蘇葉），トウガラシ（蕃椒）をはじめ，ショウガ科やミカン科のいろいろなスパイス・ハーブに分類される生薬が収載されており薬食同源の基盤となっている。

4 おわりに

人類が薬を発見した経緯の一つとして，食物の中から病気に対して効果のあるものが選び出されたと言われいる。この薬食同源の思想は，中医学やアーユルヴェーダ医学など東洋医学の根幹を成しており，近代栄養学や食物学とは異質のものと言える。スパイス・ハーブなど薬用食品の伝承薬効が物質レベルで解明されるなど薬食同源の科学的研究が進展して，薬効に関する正確な情報や知見が集積されるとともに，薬用食品を使って国民の健康に貢献できるようになればと念じている。

第2編　素材

第4章　スパイス・ハーブの食品としての機能

1　香気成分

西村　修*

1.1　はじめに

スパイスおよびハーブは一般的に知られているものとそうでないものを含めて，世界中には350から500種あるといわれている[1]。それぞれ食品，染料，化粧品や医療などに用いられるが用途別に明確に線引きすることは難しい。たいていの場合，これらの効果を少なからず兼ね備えているからである。また広義にはスパイスはハーブを含めて食材として利用され，かつ調味料的・薬味的な使われ方をする植物の総称[2]とある。全てのスパイス・ハーブについて香気的な特徴を述べるのは難しいので，ここでは各章で取り上げられている植物分類の中から，比較的馴染みがあると思われるスパイス・ハーブを取り上げその香気成分について紹介する。それぞれのスパイス・ハーブの香りは含まれている精油の組成により特徴付けられる。その精油は官能基や沸点などの異なる多くの化合物から成り立っており，組成比によってスパイス・ハーブの香気が微妙に変化する。精油中の香気成分またその含量については，その植物の利用される部位，栽培地や収穫期によって異なることが様々な文献で報告されている。ここでは，スパイス・ハーブとして一般的に利用されているもので，香気成分含量がガスクロマトグラフィー（GC）分析で精油中の10％以上を占める成分を中心にまとめた。

1.2　シソ科

表1にシソ科植物として取り上げたスパイス・ハーブの一覧とGC分析結果を示した。シソ科の主な利用部位は葉で，それぞれの植物ごとに特徴的な香気組成になっている。Basilは官能的にはスイート感・清涼感・アニス様・花様な香りと表現されるが，これらには甘くアニス様の特徴を持つestragole（35％）が寄与している。また香気量として10％に満たないが，1,8-cineolやlinaloolもそれぞれ清涼感や花様香気に寄与している。Marjoramは精油の50％を4-terpineolが占めており，温かみがありカンファー様で湿った木のような香りを表現している。

Oreganoはコショウのようなスパイシー感や，Thymeのような薬品臭を持つが，これはthymolの甘く医薬品的な匂い，carvacrolのフェノール的な匂いやγ-terpineneのシトラス様香気によ

---

*　Osamu Nishimura　小川香料㈱　機能素材本部　解析研究所　所長

表１　シソ科植物と主な香気成分

(GC area%)

成分名	basil[3]	marjo-ram[4]	ore-gano[5]	pepper-mint[6]	perilla[7]	rose-mary[8]	sage[9]	savory[10]	spear-mint[11]	thyme[12]
camphene						10				
camphor						20	12			
carvacrol			17					39		
carvone									59	
1,8-cineol						13	11			
p-cymene			12							19
estragole	35									
limonene					25				11	
linalool							17			
menthol				38						
menthone				23						
methyl eugenol	31									
myrcene						10				
perillaldehyde					50					
α-pinene						19				
γ-terpinene			10					41		12
4-terpineol		50								
α-thujone							27			
thymol			32							38

るところが大きい。Thymeの主成分はthymol（38％）でありOreganoと共通するところがあり，加えてγ-terpineneやp-cymeneなどのシトラス様香気から形成されている。またSavoryはγ-terpineneやcarvacrolが主成分でOreganoと共通するところがある。しかし，香気成分のバランスは植物ごとに異なりそれぞれの特徴的な香りを形成している。

Rosemary と Sage は camphor や 1,8-cineol が共通した成分になっており樟脳様やユーカリ様の香気を供している。Rosemaryではさらにcamphene，α-pineneやmyrceneが加わることでウッディ感が強く感じられる。Sageではlinaloolやα-thujoneにより，あたたかい花様の香気が感じられる。

Spearmint と Peppermint はチューインガムなどに利用され，その香気は共に強い冷涼感のあるものとしてよく知られているが，前者はcarvoneが，後者はmenthol，menthoneが主成分となっているところが興味深い。

Perilla（シソ）は日本人になじみのある香りで，主成分のperillaldehyde（50％）がスパイシーでCuminやDillのような香りを持ちPerillaの香りをよく表現している。しかし，石塚ら[13]はアオジソ精油をAEDA（Aroma extract dilution analysis）法を用いて分析し，精油中の含量が10％に満たないlinaloolやshisool，さらに微量の脂肪族不飽和アルデヒド類などがアオジソの香気に寄与していることを報告している。ここでは香気成分含量が10％以上のものについて大まかにまとめたが，いくつかの精油については香気の違いを明確にするには精油を構成する化合物の成分量だけでなく，それぞれの化合物の匂い閾値（匂いを感じる最低濃度）も考慮しなくてはならない。

1.3　ショウガ科

ショウガ科のスパイスでCardamomは果実部分を利用する。その香気は樟脳様，レモン様でそれぞれ1,8-cineol（27％），α-terpinyl acetate（35％）に由来する[14]。

Ginger（ショウガ）の香気については多くの報告があり，一例としてオーストラリア産の生ショウガ[15]ではgeranial（18%），α-zingiberene（13％）が報告されているが，産地や保存状態で含有成分や量がそれぞれ異なる。Sakamuraは日本産の新ショウガの貯蔵（8カ月）過程における成分変化を調べた。精油中のモノテルペノイドの総含有率はほぼ一定であったが，経時的にgeranialとneralの含有率は顕著に増大し，geranyl acetateとgeraniolは検出できない程度まで減少した。このような変化は，geranyl acetateのgeraniolへの加水分解とgeraniolのgeranialおよびneralへの酸化に起因している説明された。これらの変化からgeranyl acetateは新ショウガに特異的な化合物と推察された[16]。Nishimuraは新ショウガ中の含酸素化合物についてショウガ香気への寄与度をAEDAによって用いて調べた。その結果，geranialやneralより含量の低いgeraniol，linalool，borneol，isoborneol，citronellyl acetate，4-terpineol，1,8-cineoleやgeranyl acetateなどもショウガ香気に大きく寄与していることを明らかにした[17]。また，キラルカラムを用いたMDGC（multidimensional GC）システムにより，香気寄与度の高い成分のうちlinalool，4-terpineol，isoborneolとborneolについて光学分割を行いそれらの光学異性体の存在比を明らかにした。例えば（*R*)-(-)-linaloolははなやかな花様香気に感じられ，(*S*)-(+)-linaloolは花様ではあるがやや紅茶を想起させる匂いを持っていた[18]。linaloolについてはCorianderでは（*S*)-(+)-体が，Basilでは（*R*)-(-)-体が多いなどスパイスの香気を比較する上でもそれぞれの成分の光学異性体の存在比を考慮する必要がある。

1.4　アブラナ科

アブラナ科の植物は多くが野菜として利用されているが，強い辛味を示すMustard（和カラシ），Wasabi，Horseradish（西洋わさび）について香気比較を行った（表2）。ここでは香気成分の原態に対する含有量（mg/Kg）で示した。いずれも強い刺激を与えるallyl isothiocyanateが主成分であるが，その他のイソチオシアナート類も呈味と匂いに寄与している。Mustardで

表2 アブラナ科植物と主な香気成分

(mg/Kg)

成分名	mustard[19]	wasabi[20]	horseradish[20]
allyl isothiocyanate	2010	1880	1570
3-butenyl isothiocyanate	759	25	6
n-butyl isothiocyanate	417		
sec-butyl isothiocyanate		13	27
5-hexenyl isothiocyanate		8	
4-pentenyl isothiocyanate		31	
6-methylthiohexyl isothiocyanate		5	
benzyl isothiocyanate	49		
2-phenylethyl isothiocyanate	114		133

はn-butyl isothiocyanate, benzyl isothiocyanateおよび2-phenylethyl isothiocyanateが特徴的で強い刺激を与える。Horseradishでは2-phenylethyl isothiocyanateがMustardと共通する成分になっている。Wasabiの特徴的なグリーン感は5-hexenyl isothiocyanate, 4-pentenyl isothiocyanateの寄与が大きい。また6-methylthiohexyl isothiocyanateはWasabiに特徴的で独特の甘いグリーン感を与える[20]。

これらのイソチオシアナート類は植物体では匂いのない配糖体として存在しているが，すりつぶすことで配糖体が酵素により加水分解され香気が生成することはよく知られている。

1.5 フトモモ科

Allspice や Clove がよく知られている。Allspiceではeugenolが78％，methyl eugenolが13％を占める[21]。Cloveではeugenolが70％，eugenyl acetateが16％，β-caryophylleneが13％を占めている[22]。いずれもスパイシーな香調でどちらにも共通しているeugenolの寄与が大きい。

1.6 ユリ科

GarlicやOnionはそのままではほとんど香りを感じないが切ったりつぶしたりすると強烈な香気や刺激を生じる。それはGarlicではS-allylcysteine sulfoxide（alliin）がallinaseの酵素反応により加水分解され生じるdiallyl thiosulfinate（allicin）であり，OnionではS-1-propenylcysteine sulfoxideより生じるthiopropanal *S*-oxideによるものである[23]。これらは不安定であるため，室温下や調理により分解され様々な含硫化合物に変化し濃厚なフレーバーを与える。

1.7　ナス科

唐辛子の辛味についてはカプサイシン類がよく知られているが，香気寄与成分についてはあまり知られていない。石崎らは日本の代表的唐辛子である鷹の爪と中国産唐辛子である千辣椒の乾燥果実の香気比較を行った[24]。鷹の爪の香気成分で10％以上含有していた化合物として3-methylbutanol（12％），4-methylpentanol（17％）およびβ-selinene（20％）を報告している。千辣椒ではβ-seleneが50％を占めていた。

1.8　コショウ科

PepperにはBlack pepperやWhite pepperなどがあるが，いずれも同一植物から取れ製法が異なるのみである。果実の未熟果を果皮ごと乾燥すると果皮が黒くなるのでBlack pepperといい，成熟果の果皮を水に浸漬し除去後，核のみを乾燥したものをWhite pepperという[25]。香気はBlack pepperのほうが強く，p-cymene（11％），limonene（12％）およびβ-terpineol（17％）などモノテルペン炭化水素類やモノテルペンアルコール類が報告されている[26]。

1.9　セリ科

表3にセリ科植物として取り上げたスパイス・ハーブの一覧とGC分析結果を示した。Aniseはリコリスに似た甘い芳香が特徴であるが，これは精油成分の85％を占める*trans*-antholeに起因する。Fennelも主成分が*trans*-anetholeでありAniseに似た香気を持つがfenchoneによるユーカリ様の香気が加わる。Carawayの主成分はcarvone（61％）でSpearmintと共通し清

表3　セリ科植物と主な香気成分

（GC area%）

成分名	anise[27]	caraway[28]	celery seed[29]	coriander[30]	cumin[31]	dill[32]	fennel[27]
trans-anethole	85						70
carvone		61				16	
cumin aldehyde					37		
p-cymene					12	20	
3,9-epoxy-1-p-menthene						11	
fenchone							13
limonene		37	72			14	
linalool				67			
p-mentha-1,3-dien-7-al					29		
α-phellandrene						10	
β-selinene			12				
γ-terpinene					13		

涼感のある香りを醸し出している。Dill には carvone（16％）の清涼感と，3,9-epoxy-1-p-menthene（11％）によるややミント様や草様の香気が感じられる。Celery seed の主要香気成分として limonene（72％）や β-selinene（12％）が報告されているが，匂いの本質は微量成分である sedanolide によるようである[33]。Coriander は花様でミントのような清涼感と土臭さを持つスパイスであるが，主成分の linalool や少量成分である camphor や borneol の持つ清涼感，土臭さが寄与している。Cumin はスパイシーでカレー様香気やシソ様香気を示すが cumin aldehyde によるところが大きい。

1.10　おわりに

比較的認知度の高いと思われるスパイス・ハーブについてその香気成分についてまとめた。同じ科に属する植物間で精油成分がまったく異なっていたり，また異なる科の植物間で成分が類似しているなどの関連がみられた。構成する成分が異なることでそれぞれのスパイスが特徴づけられることは当然であるが，成分が類似していても構成比率が異なることでそれぞれのスパイスの特徴が形成されていることは興味深い。

文　献

1）山崎春栄，スパイス入門，p 49，日本食糧新聞社（1986）
2）武政三男，スパイスのサイエンス，p 28，文園社（1996）
3）B.M.Lawrence, *Perfumer & Flavorist*, **11**(3), 49（1986）
4）R.Baranauskiene, *et. al., Flavour Fragr. J.*, **20**, 492（2005）
5）M.T.Baratta, *et. al., J.Esssnt., Oil Res.*, **10**, 618（1998）
6）B.M.Lawrence, *Perfumer & Flavorist*, **22**, 57（1997）
7）香りの本，No.216，p 90，日本香料協会（2002）
8）M.D.Guillen *et. al., J. Sci. Food Agric.*, **70**, 359（1996）
9）H.Y.Rhyu, *J.food Sci.*, **44**, 758（1979）
10）J.Gora *et. al., J.Esssnt., Oil Res.*, **8**, 427（1996）
11）M. Mafrfei *et al., Flavour Fragr. J.*, **1**, 105（1986）
12）R.Piccaglia, M. Marotti, *Flavour Fragr. J.*, **6**, 241（1991）
13）石塚信子ほか，第 36 回香料・テルペンおよび精油化学に関する討論会講演要旨集，p 1（1992）
14）武政三男，スパイス百科事典，p 83，三琇書房（1981）
15）J.P. Bartley, A.L. Jacobs, *J. Sci. Food Agric.*, **80**, 209（2000）

16)　F. Sakamura, *Phytochemistry*, **26**(8), 2207 (1987)
17)　O. Nishimura, *J. Agric. Food Chem.*, **43**, 2941 (1995)
18)　O. Nishimura, *Flavour Fragr. J.*, **16**, 13 (2001)
19)　亀岡弘，橋本清二，日本農芸化学会誌，**54**(7)，535 (1980)
20)　H. Masuda *et. al.*, ACS symposium series 637, p 67 (1996)
21)　C.L. Green, F. Espinosa, In: *Flavors and Fragrances: A World Perspective*. Edits. B.M. Lawrence, *et al.*, Elsevier Science Publish. B.V., Amsterdam (1988), p.3
22)　J.A. Pino, *et al., J. Essent. Oil Res.*, **13**, 278 (2001)
23)　香りの本，No.216，p 112 & p 141，日本香料協会 (2002)
24)　石崎　亨ほか，第39回香料・テルペンおよび精油化学に関する討論会講演要旨集，p 150 (1995)
25)　山崎春栄，スパイス入門，p 80，日本食糧新聞社 (1986)
26)　香りの本，No.220，p 75，日本香料協会 (2003)
27)　B.M.Lawrence, *Perfumer & Flavorist*, **5**(4), 6 (1980)
28)　M.Cabizza, *et. al., J.Esssnt., Oil Res.*, **13**, 371 (2001)
29)　Cu. Jian-Qin, *et. al., J. Essent. Oil Res.*, **2**, 1 (1990)
30)　K. Kerrola, H. Kallio, *J. Agric. Food Chem.*, **41**, 785 (1993)
31)　M.E.Lucchesi, *et. al., Flavour Fragr. J.*, **19**, 134 (2004)
32)　J.A.Pino, *et. al., J. Agric. Food Chem.*, **43**, 1307 (1995)
33)　香りの本，No.220，p 97，日本香料協会 (2003)

2 呈味成分

菊﨑泰枝*

2.1 辛味作用

スパイス・ハーブの基本作用のひとつが呈味作用であり，ほとんどが辛味の賦与を期待して使用されている。しかしながら「辛味」にも様々な感じ方やそれに伴う表現がある。たとえば，トウガラシやコショウは舌や口腔内をピリピリ刺激し熱さや痛みを伴う辛さ（ホットな辛さ）と表現され，ショウガや山椒は舌がしびれるような清涼感のある辛さ，ワサビやカラシは鼻にツーンと抜ける辛さ（シャープな辛さ）などと表現される。これらの辛味の相違は，各香辛料に含まれる辛味成分の特性に起因している。

辛味は広い意味で味の範疇に入るが，いわゆる基本味として知られている甘味，うま味，苦味，塩味，酸味のように味細胞を通じて味覚神経が刺激されて感じる味ではなく，知覚神経が刺激されて感じる味であり，狭義には基本味と区別される。辛味成分の知覚神経作用機序については，トウガラシの辛味成分を中心に現在研究が活発に進められている（第10章参照）。

2.1.1 トウガラシの辛味成分[1)]

トウガラシ（*Capsicum annuum*）の辛味成分はカプサイシン（**1**）とその同族体（総称してカプサイシノイドという）である。カプサイシノイドはバニリルアミンと脂肪酸がアミド結合した構造で，トウガラシから約20種のカプサイシノイドの存在が明らかとなっている。カプサイシノイドのなかで最も辛味強度が強く含有量の多いのが**1**である。**1**の脂肪酸部分は6位，7位間がトランス二重結合となった8−メチルノナン酸であり，6位，7位間が飽和型になった脂肪酸を部分構造にもつジヒドロカプサイシン（**2**）も**1**と同等の辛味を有することが知られている。トウガラシの品種によっても異なるが，**1**と**2**でトウガラシの辛味成分のおよそ80～90％を占める。

カプサイシノイドの辛味強度と化学構造との関連を調べた研究から以下のことが明らかとなった。

① カプサイシノイドの芳香環部分は3-methoxy-4-hydroxyphenyl基であり，この部分が3,4-dihydroxyphenyl基や4-hydroxyphenyl基の場合は辛味が大きく減少し，3,4-methylenedioxyphenyl基の場合は完全に辛味が消失することから，3-methoxy-4-hydroxyphenyl構造は重要である。

② カプサイシノイドのバニリルアミン部分がバニリルアルコールとなったエステル類には辛味がないことから，アミド構造は辛味発現に重要である。また，アミン部分がバニリルアミン

＊ Hiroe Kikuzaki　奈良女子大学　生活環境学部　食物栄養学科　教授

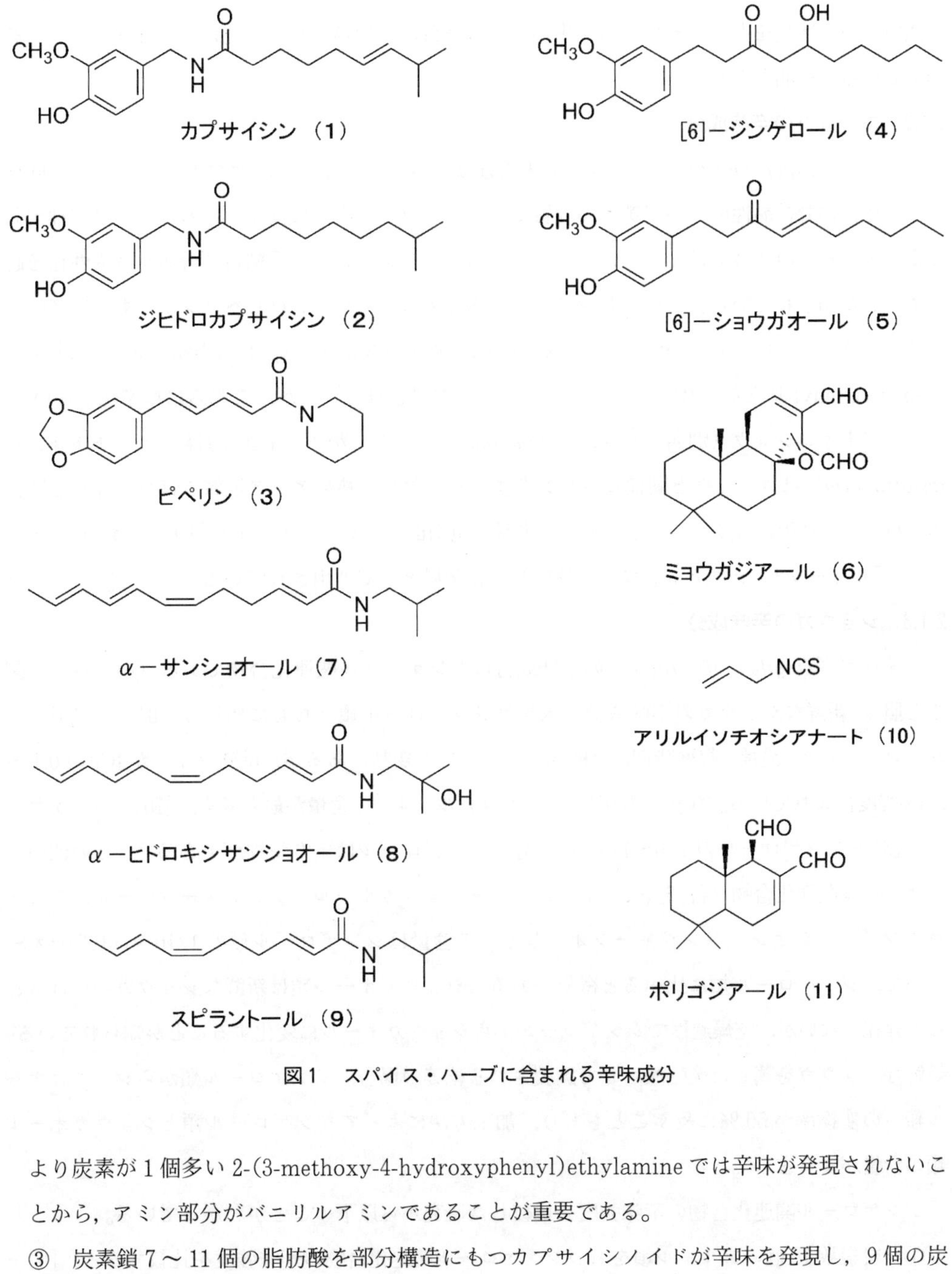

カプサイシン（1）

[6]－ジンゲロール（4）

ジヒドロカプサイシン（2）

[6]－ショウガオール（5）

ピペリン（3）

ミョウガジアール（6）

α－サンショオール（7）

アリルイソチオシアナート（10）

α－ヒドロキシサンショオール（8）

ポリゴジアール（11）

スピラントール（9）

図1　スパイス・ハーブに含まれる辛味成分

より炭素が1個多い 2-(3-methoxy-4-hydroxyphenyl)ethylamine では辛味が発現されないことから，アミン部分がバニリルアミンであることが重要である。

③　炭素鎖7～11個の脂肪酸を部分構造にもつカプサイシノイドが辛味を発現し，9個の炭素鎖をもつもの（**1**，**2**）が辛さの極大である。

トウガラシに含まれるカプサイシノイドの量は品種間で大きく差がある。またトウガラシ果実中ではカプサイシノイドは胎座部分に蓄積される。カプサイシノイドは脂溶性，非揮発性で熱にも強いという性質をもち，その特徴を生かした調味料に，加熱したゴマ油に荒びきトウガラシを加えて作るラー油がある。

2.1.2 コショウの辛味成分

コショウ（*Piper nigrum*）のおもな辛味成分はピペリン（**3**）で，カプサイシノイドと同様アミド化合物で結晶性のよい淡黄色の物質である。コショウ中では安定であるが，溶剤で抽出したオレオレジンの状態では光にあたるとトランス－トランス共役二重結合部分がシス異性化を起こすことが知られている。このうちシス－シス異性体のシャビシンはピペリンよりも弱い辛味を示す[2)]。また，**3** の 3,4-methylenedioxyphenyl 部分が 3-methoxy-4-hydroxyphenyl 基や 4-hydroxyphenyl 基となったアミドもコショウから単離されているが，これらには辛味はない[3)]。

インドナガコショウ（別名ヒハツ，*P. longum*），ジャワナガコショウ（別名ヒハツモドキ，*P. retrofractum*）はコショウと同様ピペリンを含有しており，熱帯アジア地域ではコショウと同様香辛料として利用されている。日本でも沖縄県八重山郡にはヒハツモドキが自生しており，「ピーヤシ」「ピパーツ」「チバティ」などと呼ばれ，香辛料として利用されている。

2.1.3 ショウガの辛味成分

ショウガ（*Zingiber officinale*）の辛味成分はジンゲロール関連化合物である（第6章2，図1参照)。新鮮なショウガの辛味成分の大半はジンゲロール類（おもに[6]－，[8]－，[10]－ジンゲロール）で，品種，収穫時期，収穫場所によっても変動があるが，新鮮ショウガ重量の 0.1～0.5%程度含まれている。なかでも[6]－ジンゲロール（**4**）の含量が最も多く，[10]－ジンゲロールは[6]－ジンゲロールの 1/5～1/4 量，[8]－ジンゲロールは 1/6 量程度である[4)]。その他のジンゲロール関連化合物（各[6]－，[8]－，[10]－ショウガオール，ジンジャージオール，デヒドロジンジャージオン，ジンジャージオンなど）の含量はジンゲロール類の 1/10～1/100 のオーダーで，ジンゲロール類に比べると微量である。ショウガオール類は新鮮なショウガ中にはほとんど存在しないが，乾燥過程でジンゲロールからショウガオールに変化することが知られている。新鮮なショウガを蒸した後乾燥させて調製される乾姜の場合，ジンゲロール類からショウガオール類への変換率が 50 %に及ぶこともあり，加工方法によってジンゲロール類とショウガオール類の含量がまちまちである[5)]。

ジンゲロール関連化合物の辛味強度を比較した研究から以下のことがわかっている。

① 炭素数 10 個のアルキル鎖をもつジンゲロール関連化合物の辛味強度を比較すると，[6]－ショウガオール（**5**）＞[6]－ジンジャージオン＞[6]－ジンゲロール（**4**）＞[6]－ジンジャージオールの順で，**5** が最も強い辛味を有していた。**4** と **5** では **5** の方が **4** よりおよそ 100 倍辛味強度が強いことが報告されている[6)]。また，[6]－デヒドロジンジャージオンの辛味強度は弱

い[7]。

② ジンゲロール関連化合物の辛味強度はアルキル鎖の長さによって異なる。ジンゲロール類ではアルキル炭素数10～14個の化合物に比較的強い辛味がある。[6]－，[8]－，[10]－ジンゲロールのなかではアルキル炭素数12個の[8]－ジンゲロールの辛味強度が最も高い。ショウガオール類，ジンジャージオン類，デヒドロジンジャージオン類の場合はアルキル炭素数10個のものが最も辛いことが報告されている[7]。

ショウガと同じ*Zingiber*属のミョウガ（*Z. mioga*）も日本でなじみの深い香辛料である。花蕾を薬味に用いるが，ミョウガもピリッとした独特の辛味がある。この辛味の本体はミョウガジアール（**6**）と名付けられたジテルペン化合物である。α,β－不飽和1,4－ジアール構造が辛味の発現に必須であることが報告されている[8]。

2.1.4　サンショウの辛味成分

サンショウ（*Zanthoxylum piperitum*）はミカン科に属する日本固有の植物である。春に芽吹く若葉は「木の芽」と呼ばれ，さわやかな芳香から木の芽あえや田楽，汁物の吸口など香り付けに用いられる。果実は生の状態で料理やつくだ煮に利用され，乾燥果実は種子を取り除き果皮の部分を粉サンショウとして利用される。サンショウの辛味成分はサンショオール類で，α－サンショオール（**7**），γ－サンショオール，およびα－ヒドロキシサンショオール（**8**），β－ヒドロキシサンショオールが主な辛味成分として知られており，辛味の特徴も少しずつ異なる[9]。あまり辛味の感じられない若葉に比べて果実の果皮のサンショオール類の含有量は若葉の5倍以上であり，乾燥重量に対して約3％程度であると報告されている[10]。

中国ではサンショウと同属の花椒（ホアジャオ）（*Z. simulans*）を香辛料としてよく用いるが，花椒の辛味成分はサンショウに比べて，サンショオール類に対するヒドロキシサンショオール類の含有比率が高いことも知られている[10]。

キク科のキバナオランダセンニチ（*Spiranthes oleracea*）の花や葉も辛味を有し，香辛料として利用されている。辛味成分はサンショオールとよく似た構造をもつスピラントール（**9**）であることが知られているが，中谷らにより**8**以外の数種の辛味物質も報告されている[11]。

2.1.5　アブラナ科植物の辛味成分（第7章参照）

ワサビやカラシに代表されるアブラナ科植物の辛味成分はイソチオシアナート類で，ワサビの辛味成分はアリルイソチオシアナート（**10**）である。鼻にツーンと抜けるような辛さを感じるのはイソチオシアナートが揮発性のためである。またその揮発性のため加熱調理には向かず，非加熱調理に適している。

2.1.6 その他のスパイス・ハーブの辛味成分

刺身のつまとしてよく使用されるタデはピリッとした辛味があり，辛味成分がポリゴジアール（**11**）であることが知られている[12]。**11** はα,β－不飽和1,4－ジアール構造をもつことから，Abeらは同じ部分構造をもつミョウガジアール（**6**）と辛味を比較検討しており，**11** の方が **6** よりも閾値として約100倍辛味が強いと報告している[8]。

2.1.7 スコービル単位

辛味成分の辛さを表す方法に「スコービル単位」がある。スコービル単位は官能検査で辛味を検知できる最大希釈度を示したものであり，数値が大きい方が辛味の強いことを表す。おもな辛味成分のスコービル単位は，**1** が 160×10^5，**3** が 1.0×10^5，**5** が 1.5×10^5，**7** が 0.8×10^5 であり，**1** の辛さが顕著に強いことがわかる[1,9]。

2.2 苦味成分

辛味以外にスパイス・ハーブの香味の表現として「ほろ苦さ」という言葉がよく使われる。フェヌグリーク（*Trigonella foenum-graecum*）の種子はマメ科のスパイスのひとつで，古来インドやエジプトでカレー料理，野菜料理，菓子などに使われてきた。コロハ（胡廬巴）と呼ばれ健胃

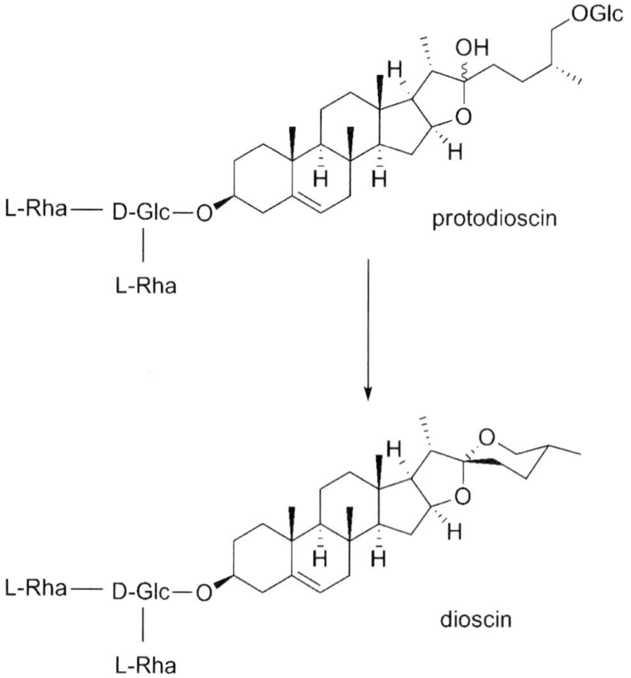

図2　フェヌグリークの苦味成分

整腸，駆風，強壮など薬用としても用いられてきた。また血糖値低下作用および脂質改善効果が報告され，生活習慣病の予防効果が期待されている。種子は苦味を呈し，苦味成分はフロスタノール型サポニンの protodioscin である。その他類縁サポニンの trigoneoside Ia ～ XIIIa が単離されている[13]。Protodioscin を酵素処理して苦味を低減化する試みがなされ，サポニンのE環がスピロアセタールになった dioscin が得られている。

文　　献

1） 岩井和夫，渡辺達夫編，トウガラシ　辛味の科学，幸書房（2008）
2） R. Grewe *et al*., *Chem. Ber*., **103**, 3752（1970）
3） R. Inatani *et al*., *Agric. Biol. Chem*., **45**, 667（1981）
4） 田部昌弘ほか，生薬学雑誌，**46**，30（1992）
5） 鹿野美弘，現代東洋医学，**8**，51（1987）
6） 山原條二ほか，薬学雑誌，**112**，645（1992）
7） P. Denniff *et al*., *J. Chem. Soc., Perkin Trans. I*, **1981**, 82
8） M. Abe *et al*., *Biosci. Biotechnol. Biochem*., **66**, 2698（2002）
9） E. Sugai *et al*., *Biosci. Biotechnol. Biochem*., **69**, 1951（2005）
10） E. Sugai *et al*., *Biosci. Biotechnol. Biochem*., **69**, 1958（2005）
11） N. Nakatani *et al*., *Biosci. Biotechnol. Biochem*., **56**, 759（1992）
12） 大須賀昭夫，日化，**83**，757（1962）
13） 北川勲，吉川雅之編，食品薬学ハンドブック，講談社サイエンティフィック，104-107（2005）

3 色素

中谷延二[*1]，菊﨑泰枝[*2]

スパイス・ハーブの特徴のひとつに食物に彩りを賦与して食卓を豊かにする機能がある。

3.1 パプリカ（*Capsicum annum* var. *cuneatum*）

パプリカはトウガラシ属の甘トウガラシの１品種でピメントとも呼ばれ，果実を食用にする。果実には辛味はほとんどない。中南米原産。果肉の鮮やかな赤橙色の色素はカロテノイド系色素

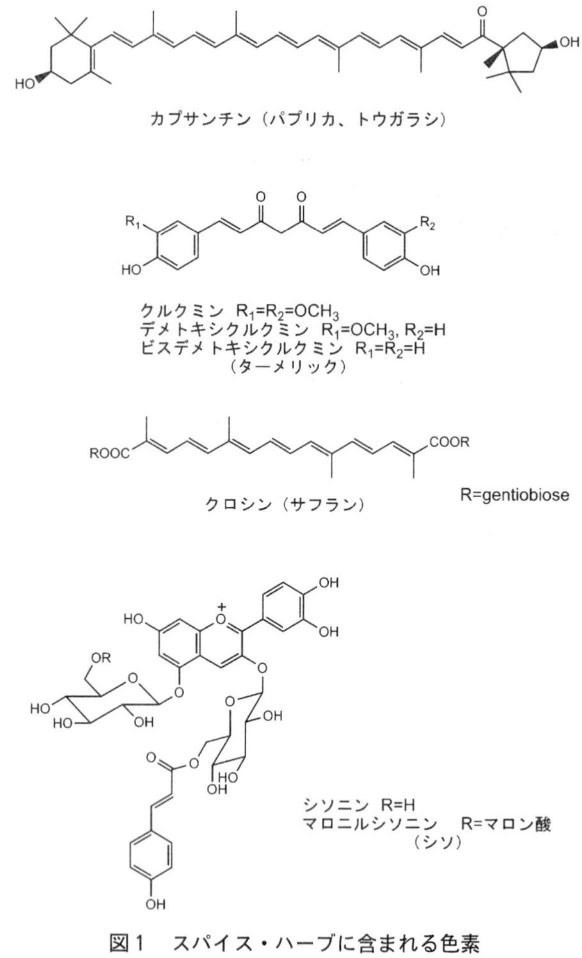

カプサンチン（パプリカ、トウガラシ）

クルクミン $R_1=R_2=OCH_3$
デメトキシクルクミン $R_1=OCH_3$, $R_2=H$
ビスデメトキシクルクミン $R_1=R_2=H$
（ターメリック）

クロシン（サフラン）　R=gentiobiose

シソニン R=H
マロニルシソニン　R=マロン酸
（シソ）

図１　スパイス・ハーブに含まれる色素

＊１　Nobuji Nakatani　放送大学　教養学部　教授；大阪市立大学名誉教授
＊２　Hiroe Kikuzaki　奈良女子大学　生活環境学部　食物栄養学科　教授

のカプサンチン（38.1％），β-カロテン（18.6％），カプソルビン（9.5％），ビオラキサンチン（7.9％）などから構成されている[1]。カプサンチンは脂質抗酸化性，ラジカル消去活性が極めて高い[2]。パプリカにはビタミンCが豊富に含まれている。

パプリカを多量に使った牛肉のシチューである「ハンガリアングーラッシェ」が有名。ほかにグラタン，チーズ，ジャガイモ，タマゴ料理，ハム，ソーセージ，ジュース，ゼリーなどに加えられ，彩りを添えている。

3.2　トウガラシ（*Capsicum annuum*）

トウガラシは最も多量に使用されているスパイスのひとつである。食品に辛味と色を賦与する。含有色素はカプサンチンが最も多く，次いでカプソルビンである。β-カロテン，ゼアキサンチン，ビオラキサンチン，クリプトキサンチンなどのカロテノイド系色素で構成されている[3]。

3.3　ターメリック（ウコン，*Curcuma domestica*（*C. longa*））

ショウガ科ウコン属の多年草，宿根草本で，インド，熱帯アジア原産。現在はインド，インドネシア，中国，沖縄などで栽培されている。根茎を蒸煮，乾燥後粉砕して粉末の黄色着色スパイスとして用いられる。カレー料理には欠かせない。20種以上のスパイスやハーブが配合されるカレー粉にはターメリック粉末が20-40％を占めている。タクアンなどの漬け物やピラフやフレンチマスタードへの色づけにも使われている。古くから絹や綿布の染色や化粧品に利用されてきた。黄色色素の主成分はクルクミンで，微量成分の類縁化合物（クルクミノイド）のデメトキシクルクミン，ビスデメトキシクルクミンも黄色を呈す。クルクミンは抗酸化活性をはじめ多様な機能が明らかにされており，生薬（皮膚炎，肝炎など）健康食品などに利用されている（第2編第7章）。クルクミンは脂溶性で比較的安定な色素である。安定性に関する検討もなされている[4,5]。同じウコン属のクスリウコン（*C. xanthorrhiza*）[6]，ポンツクショウガ（*C. cassumunar*）[7]からもクルクミンのほか新規黄色色素が見出されている。

3.4　サフラン（*Crocus sativus*）

アヤメ科の多年草。原産地は南ヨーロッパ。現在はスペイン，フランス，トルコ，イラン，中国などが主な産地である。花の雌しべを乾燥させた鮮やかな橙赤色のスパイス。最も高価なスパイスで上品な香りと黄金色は古来から珍重されてきた。魚介類との相性が良く，パエリア，ブイヤベース，サフランライス，菓子類の色づけに広く使用されている。医薬用にも用いられていた。主色素はカロテノイド系色素のクロシンで，アグリコンであるクロセチンの両側のカルボキシル基がゲンチオビオースのジエステルである。クロシンは配糖体であるので水溶性の色素である。

両化合物ともクチナシ（*Gardenia jasminoides*）の赤黄色果実に含まれている。

3.5　シソ（*Perilla frutescens*）

わが国では刺身や寿司，冷や奴などの薬味として古来親しまれてきた。葉が紫色のものを紫蘇または赤ジソと呼び，緑のものを青ジソと呼ぶ。赤ジソは梅干しや漬け物の香りづけ，色づけに広く使われている。主要色素はアントシアニン系色素のシソニンとマロニルシソニンである。酸性条件で安定で鮮やかな赤色を呈す。因みにアントシアニン系色素を含むスパイスにはサフラン（デルフィニジン3,5-ジグルコシド），オニオン（ペオニジン3-アラビノシド，シアニジン3-グルコシド），ルバーブ（シアニジン3-グルコシド，シアニジン3-ルチノシド）などがある[8]。

文　　献

1） 岩井和夫，中谷延二編，香辛料成分の食品機能，p 59，光生館（1989）
2） 岩井和夫，渡辺達夫編，改訂増補　トウガラシ，p 168，幸書房（2008）
3） 岩井和夫，渡辺達夫編，改訂増補　トウガラシ，p 18，p 261，幸書房（2008）
4） H.H.Tennesen and J Karlsen, *Z. Lebensm Unters Forsch*, **180**, 132-134（1985）
5） L.C.Price and R.W.Buescher, *J. Food Science*, **62**, 267-269（1997）
6） T.Masuda, J.Isobe, A.Jitoe and N.Nakatani, *Phytochemistry*, **31**, 3645-3647（1992）
7） T.Masuda, A.Jitoe and N.Nakatani, Chemistry Letters, 189-192（1993）
8） 大庭理一郎，五十嵐喜治，津久井亜紀夫編著，アントシアニン　食品の色と健康，p 16，建帛社（2000）

第5章　シソ科植物と機能

1　概要

中谷延二*

香草系スパイスにはシソ科に属する多種のハーブがある（表1）。

1.1　オレガノ（*Origanum vulgare*）

地中海沿岸原産で日当たりの良い，乾燥した石灰岩の多い丘陵地帯で育つ多年生草本。草丈は約50 cm，葉長は1.5 cmほど。現在は北アメリカ東部，ヨーロッパ，アジアで広く生産されている。イタリア料理，ギリシャ料理には欠かせないハーブである。トマト料理やチーズ料理に，とくにトマトケチャップ，トマトジュース，ピザ，パスタ，ウスターソースなどとの相性が良い。メキシコではチリで辛味をきかせたスープや豆料理に使われている。清涼感のある強い芳香とほろ苦さを有し，同属のマジョラムより野性的な香りを放つのでwild marjoramとも呼ばれている。和名は「ハナハッカ」。主要な香気成分はチモール，カルバクロール，ボルネオール，α-ピネンである。ギリシャ，ローマ時代から解毒剤として使われ，皮膚や口腔内の感染菌防御，消化促進などにも利用されてきた。非揮発成分として抗酸化効果のあるコーヒー酸，ロスマリン酸，

表1　シソ科に属するハーブ

ハーブ名	英語名	学名	利用部位
オレガノ	oregano	*Origanum vulgare*	葉
クミスクチン	cat whiskers	*Orthosiphon aristayus*	葉
シソ	perilla	*Perilla frutescens*	葉，花穂，果実
セージ	sage	*Salvia officinalis*	葉，花穂
セイボリー	savory	*Satureia hortensis*	葉，花穂
タイム	thyme	*Thymus vulgaris*	葉，花穂
バジル	basil	*Ocimum basilicum*	葉
マジョラム	marjoram	*Origanum majorana*	葉
ミント	mint	*Mentha piperita*	葉
ローズマリー	rosemary	*Rosmarinus officinalis*	葉，花穂

*　Nobuji Nakatani　放送大学　教養学部　教授；大阪市立大学名誉教授

プロトカテキュ酸エステル配糖体などのポリフェノール化合物が見出されている[1,2]。

1.2 クミスクチン（*Orthosiphon aristayus*）

原産地は中国南部からインド，マレーシア地域。繊細草本，草丈30～60cm。花の長い雄しべと雌しべの形が猫のひげに似ていることからインドネシア語でkumis（ひげ）kuting（ネコ）—Kumiskutingと呼ばれている。現地では広く薬用に用いられているが，ドイツやフランスでは利尿薬として利用されている。腎臓炎，膀胱炎，胆嚢炎などに効果がある。全草にカリウム塩が含まれており利尿効果がある。*Orthosiphon stamineus*から抗炎症活性を有するジテルペノイドのオルソシフォールAおよびBが得られている[3,4]。アシル化ジテルペンのネオオルソシフォールには血圧降下作用がある。

1.3 シソ（*Perilla frutescens*）

紫蘇はわが国でなじみの深いハーブの一種であおじそ（*P. frutescens var. viridis*），あかじそ（*P. frutescens var. purpurea*）が食用にされている。ほかにチリメンジソ，チリメンアオジソなどの栽培品種がある。ヒマラヤから中国にかけてが原産地で，漢方では解熱，鎮咳去痰薬，風邪薬として処方されている。シソの葉の特徴ある主香気成分はモノテルペンのペリルアルデヒドであり，エレミシン，ジラピオールなどのフェニルプロパノイドがある。あかじその色素にはアントシアニン系色素のシソニン，マロニルシソニンが知られている。我が国ではシソは刺身のつまや薬味として，また梅干しやピクルス，漬け物などの香り付け，色付けに利用されてきた。

1.4 セージ（*Salvia officinalis*）

原産地は地中海北岸。セージは最も代表的なハーブの一種でcommon sageともsalviaとも呼ばれ，食用，薬用として古くから使われてきた。多くの近縁種や栽培品種がある。クラリセージ（*S. scuarea*）もセージと同様，ハーブとしてよく利用されている。セージは多年草草木で，草丈は30～90cm，葉には白い軟毛が密生し，ヴェルヴェットのような肌触りがする。乾燥葉はソーセージや詰め物，豚肉料理には欠かせない。その他の肉料理，加工食品に利用されている。精油中の主な成分はα-ツヨン（37%），β-ツヨン（14%），カンファー（12%），1,8-シネオール（12%），ボルネオールなどのモノテルペンである。コーヒー酸，フェルラ酸，クロロゲン酸，ロスマリン酸などのフェノールカルボン酸，カルノソール，ロスマノールなどの抗酸化ジテルペンが見出されている[5]。

1.5　セイボリー（*Satureja hortensis*）

原産地は地中海東部〜イラン。1年生草本で，草丈は20〜30 cm。和名は「キダチハッカ」，通称summer savoryと呼ばれている。食用には肉料理，卵料理，サラダ，ドレッシングの風味づけに適し，薬用にも利用されている。

1.6　タイム（*Thymus vulgaris*）

原産地は南欧。多年生草木，草丈は10〜20 cm。和名は「タチジャコウソウ」。

通称garden thyme と呼ばれ,近縁種には柑橘類の香りがただようlemon thyme（*Thymus citriodorus*）がある。野菜，魚料理によく合うが，肉類の煮込み料理，ハム，ソーセージ，パスタにも適する。香気成分はチモール，カルバクロールが主成分で，これらによって優れた防腐効果，防黴効果，抗酸化効果が発揮されている[5]。強力な消臭効果を有するビフェニル化合物が数種見出され[6,7]，実用化された。鎮咳，去痰作用があり民間薬として用いられてきた。

1.7　マジョラム（*Origanum majorana*）

原産地は地中海東部。マヨラナとも呼ぶ。通称sweet marjorum。低木状多年生草木，草丈30〜60 cm。香気成分はα-ターピネオール，ターピネン，リナロール，ボルネオール，チャビコールなどのモノテルペンで，オレガノの香りと似ているが，やや甘味がある。チーズ料理，魚，肉，ソーセージや詰め物などに相性が合う。

1.8　ミント（Mentha piperita）

ハーブの中の代表株であるミント（ハッカ）には数多くの品種があり（表2），交配によって無数の栽培品種や雑種が産まれている。その多くの原産地は地中海沿岸地域と西アジアである。

①スペアミント（*M.spicata*）

ミドリハッカ，オランダハッカとも呼ばれ，ミントのなかではもっとも大きく，草丈60 cm

表2　代表的なミント

ミント名	英語名	学名
スペアミント	spearmint	*Mentha spicata*
ペパーミント	peppermint	*Mentha piperita*
コーンミント	cornmint	*Mentha arvensis*
ジャワハッカ	Java mint	*Mentha javanica*
モリハッカ	horsemint	*Mentha longifolia*
メグサハッカ	pennyroyal mint	*Mentha pulegium*

ほどになる。マイルドな清涼感とほのかな甘みがあり，サラダ，チャツネ，カクテル，ミントティに利用される。新鮮葉の主香気成分はカルボン，リモネンである。

②ペパーミント（*M. piperita*）

セイヨウハッカとも呼ばれる。香気成分はメントール（30～50%），メントン（15～30%）が主成分で，精油はキャンディ，チューインガム，菓子，歯磨きなどへの香料として，また薬用として利用されている。

③コーンミント（*M. arvensis*）

熱帯アジア原産で，インド，マレーシア，中国などで生産されている。多年生匍匐性小草本，草丈は30～60 cm。香味野菜，茶として利用されている。精油は薬用。

④ジャワハッカ（*M. javanica*）

インドネシア，マレーシア，スリランカで生産されている。香味野菜，茶として利用されている。精油は薬用。

⑤モリハッカ（*M. longifolia*）

ホースミント，ナガバハッカとも呼ばれる。北アフリカ原産。宿根草，草丈30～70 cm。

⑥メグサハッカ（*M. pulegium*）

北アフリカ原産。ペニーロイヤルとも呼ばれる。香味野菜，茶として利用されている。

その他，アップルミント（*M. suaveolens*），ウォーターミント（*M. aquatica*），パイナップルミントなど多様なミント類が存在し，ハーブティ，調理，薬用に用いられている。

1.9 ローズマリー（*Rosmarinus officinalis*）

地中海沿岸地域および南ヨーロッパを原産地する常緑小灌木で，現在では地中海沿岸のアルジェリア，ケニア高地，ハワイ，ロシア等で栽培されている。草丈1～2 m，葉は対生，線形，長さ2～3 cm。乾燥葉の精油の含量は0.4～2.6 %で，主な香気成分は1,8-シネオール（20～47 %），α-ピネン（11～27 %），カンファー（1～25 %），カンフェン（4～10 %）である。精油の香りは清涼感の強い甘い芳香とほろ苦さに特徴があり，野菜料理やソース類に使われている。賦香作用とともに矯臭作用が強く，肉料理，魚料理に欠かせないハーブである。さらに精油はオーデコロン，香水など化粧品調香素材として利用されている。また健胃，駆風，鎮静効果があり，薬用，アロマセラピーに有用である。非揮発性区分に含まれるジテルペンポリフェノールのロスマノールやカルノソールには強い抗酸化性[8,9]や抗菌性がある。これらのジテルペン化合物は抗発がんプロモーション活性があった[10]。

文　　献

1）N. Nakatani and H. Kikuzaki, *Agric.Biol.Chem.*, **51**, 2727-2732 (1987)
2）H. Kikuzaki and N. Nakatani, *Agric.Biol.Chem.*, **53**, 519-524 (1989)
3）T. Masuda, K. Masuda and N. Nakatani, *Tetrahedron Letters*, **33**, 945-946 (1992)
4）T. Masuda, S. Shiragami A. Zitoe and N. Nakatani, *Tetrahedron*, **48**, 6787-6792 (1992)
5）K. Miura, H. Kikuzaki and N. Nakatani, *Agric. Food Chem.*, **50**, 1845-1851 (2001)
6）N. Nakatani, K. Miura and T. Inagaki, *Agric. Biol. Chem.*, **53**, 1375-1381 (1989)
7）K. Miura, T. Inagaki and N. Nakatani, *Chem. Pharm. Bull*, **53**, 1375-1381 (1989)
8）R. Inatani, N. Nakatani and H. Fuwa, *Agric. Food Chem.*, **47**, 521-528 (1983)
9）N. Nakatani and R. Inatani, *Agric. Food Chem.*, **48**, 2081-2085 (1984)
10) M-T. Huang, C-T. Ho *et al.*, *Cancer Res.*, **54**, 701-708 (1994)

2　シソ科植物の抗酸化性

菊﨑泰枝*

スパイス・ハーブは長年経験的に油脂や脂質含有食品に対して酸化抑制効果を示すことが知られていたが，科学的な研究はChipaultらの研究をはじめ1950年ごろから本格的に始まった。1980年代までの多くの研究者の報告を合わせると，シソ科ハーブの抗酸化性の特徴について次のように総括できる。①ローズマリーとセージは98℃におけるラードの酸化試験で他のスパイス・ハーブに例を見ない抜群の酸化抑制効果を示した。② 60℃におけるラードの酸化試験では，ローズマリー，セージに次いでタイム，オレガノ，マジョラムも酸化抑制効果を示したが，バジルには効果が認められなかった。③ 40℃におけるラードの酸化試験では，ローズマリー，セージ，タイム，オレガノ，マジョラムに加えバジルも酸化抑制効果を示したが，ミントには弱い抑制効果しか認められなかった。一方，ラードのような油均一系ではなく水分や他の食品成分を含む複合系での結果は，④ 40℃における水－アルコール溶液中のリノール酸の酸化試験では，ローズマリー，セージ，タイム，オレガノ，マジョラム，バジルの低極性，高極性いずれの抽出画分も強い抗酸化性を示した。さらに，⑤マヨネーズの酸化抑制にはローズマリー，セージよりオレガノの方が効果的であった。⑥ローズマリー，セージは生豚ひき肉の冷蔵保存，冷凍保存試験において強い酸化抑制効果を示した。⑥加熱ひき肉の冷蔵保存試験において，ローズマリー，セージ，タイム，オレガノは強い抑制効果を示したなどの結果が得られている。スパイス・ハーブ全体からみても，シソ科ハーブの油脂に対する抗酸化力は他科のスパイス・ハーブに比べて強く，かつシソ科に属するハーブの多くが抗酸化性を示すことが明らかとなった。

2.1　シソ科ハーブの抗酸化成分

シソ科ハーブの抗酸化成分に関する報告として，古くは1962年のHerrmannの研究がある。Herrmannは1958年にScarpatiがローズマリーから初めて単離したロスマリン酸（**1**）がセージ，オレガノ，タイム，セボリーなど広くシソ科ハーブ類に分布することを見出し，**1**がシソ科ハーブの抗酸化性に寄与していることを明らかにした[1]。後にシソ科ハーブの**1**の含有量については1983年にReschkeが定量を行っており，ローズマリー，タイム，オレガノ，マジョラム，メリッサ，シソが乾燥葉の約1％，セージ，スペアミントが約0.5％，バジル，ペパーミントが約0.1％の含有率であったと報告している[2]。

1がシソ科ハーブに共通する抗酸化成分であることがHerrmannによって明らかにされたも

＊　Hiroe Kikuzaki　奈良女子大学　生活環境学部　食物栄養学科　教授

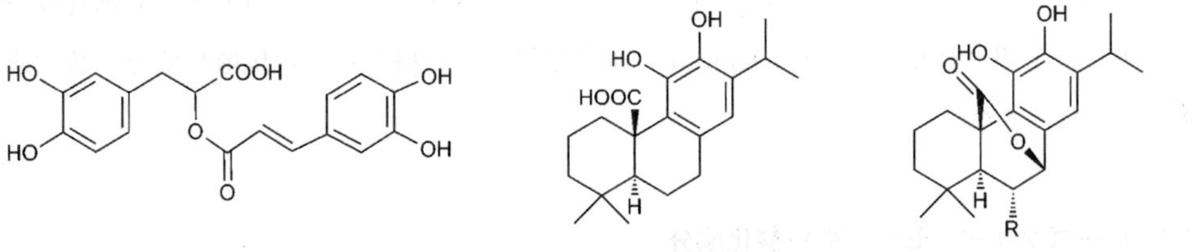

1　ロスマリン酸

2　カルノシックアシッド

3　カルノソール　R=H
6　イソロスマノール　R=OH

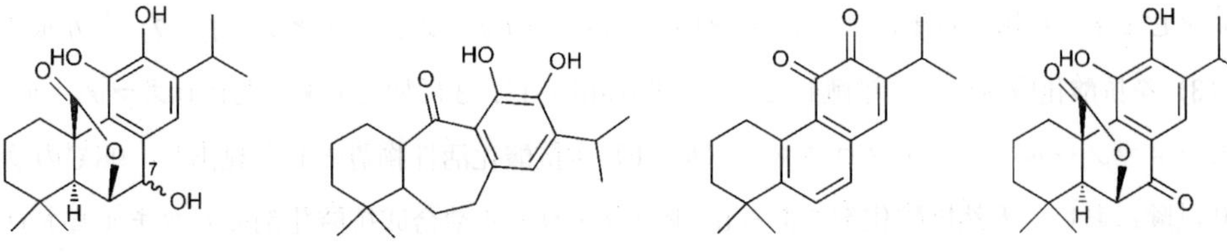

4　ロスマノール　7α-OH
5　エピロスマノール　7β-OH

7　ロスマリジフェノール

8　ロスマリキノン

9　ガルドソール

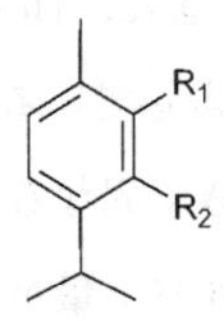

10　チモール　R_1=H, R_2=OH
11　カルバクロール　R_1=OH, R_2=H
12　R_1=R_2=OH

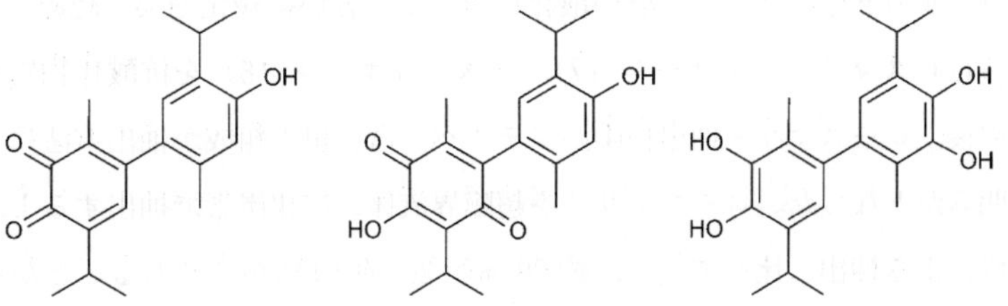

13

14

15

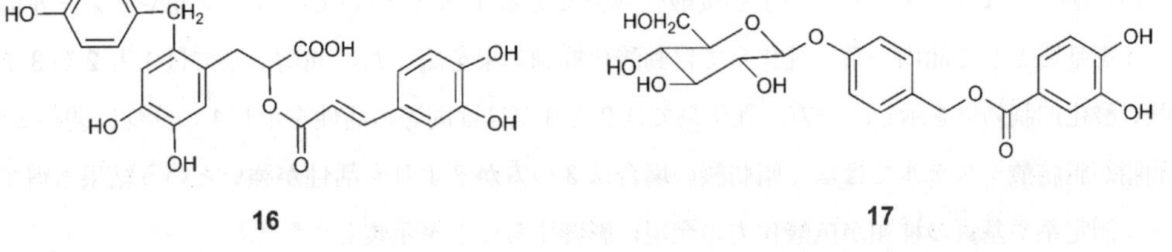

16

17

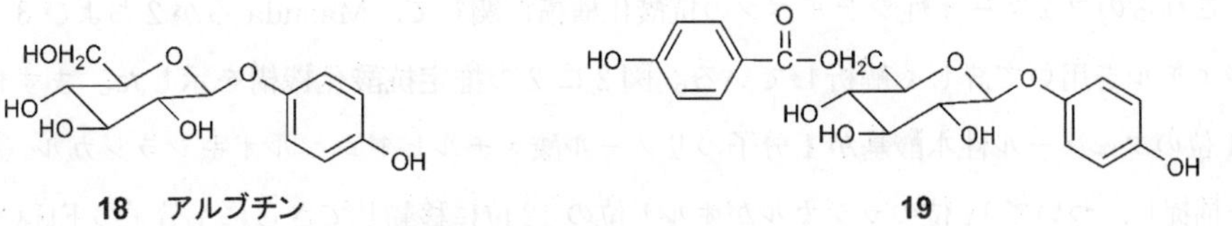

18　アルブチン

19

図1　シソ科ハーブに含まれる抗酸化成分

のの，油脂に対する抗酸化力が各シソ科ハーブによって異なることから**1**以外の抗酸化成分の存在が十分に予想されたため，Herrmannの研究以降，シソ科ハーブの抗酸化成分の解明研究が多くなされてきた。

2.2 ローズマリー，セージの抗酸化成分

ローズマリー，セージが他のスパイス・ハーブに比べて抜群の抗酸化性を示したことから，これら2種のハーブの抗酸化成分の解明研究が最も多くなされている。Breiskornらはローズマリーからアビエタン骨格を有するフェノール性ジテルペンのカルノシックアシッド（**2**）とカルノソール（**3**）を抗酸化成分として単離した[3]。Nakataniらは，**3**に加えてあらたにロスマノール（**4**），エピロスマノール（**5**），イソロスマノール（**6**）を抗酸化活性物質として見出し，98℃のラード酸化試験において天然抗酸化剤であるα-トコフェロールや合成抗酸化剤のt-ブチルヒドロキシトルエン（BHT）を凌ぐ酸化抑制効果を報告している。なかでも五員環ラクトンを有する**4, 5**がラードに対してとくに強い抗酸化性を示した。これらのフェノール性ジテルペンには水－アルコール溶液中のリノール酸の酸化に対しても強い抗酸化効果が認められた[4,5]。また，Houlihanらはロスマリジフェノール（**7**），ロスマリキノン（**8**）を抗酸化物質として報告している[6]。その後，ローズマリー抽出物中のジテルペン含有量と組成が抽出方法によって大きく異なることが明らかとなった。ローズマリーを超臨界流体二酸化炭素で抽出すると，総ジテルペン量が有機溶媒による抽出に比べて高く，約80％が**2**，約10％が**3**であることがわかった。一方，有機溶媒抽出では，**2**は総ジテルペン量の50％以下で**3**の含有率が上昇していた。ラクトン構造をもつジテルペン類は溶媒抽出の過程で**2**の酸化とラクトン化により生成した可能性が示唆された[7]。

Frankelらはローズマリーの主要抗酸化成分である**1**－**3**について，コーン油やリノール酸メチルを基質として油均一系，乳化系で自動酸化抑制効果を調べた。油均一系では**1**と**2**が**3**より強い酸化抑制効果を示し，一方，乳化系では**2**と**3**がほぼ同等の活性を示し**1**の活性は弱かった。油脂が脂肪酸エステルではなく脂肪酸の場合は**3**の方が**2**よりも活性が強いという結果も得ており，測定系や基質の種類が抗酸化力の発現に影響することを示唆した[8,9]。

これらのフェノール性ジテルペンの抗酸化機構に関して，Masudaらが**2**および**3**とリノール酸エチルを用いて詳しく解析している。図2に**2**の推定抗酸化機構を示した。まず化合物**2**の11位のフェノール性水酸基が1分子のリノール酸メチルヒドロペルオキシラジカル（EtLOO・）を捕捉し，ついで11位のラジカルがオルト位の12位に移動してさらに1分子のEtLOO・とカップリングする。このヘミアセタール構造をもつ中間体は不安定なため，EtLOOHを脱離してCAQを生成する。一方，11位のラジカルがパラ位に移動して1分子のEtLOO・と反応するとCApQ（図3）が生成する。主として生成したCAQ自身に抗酸化力はないが，自己酸化還元反

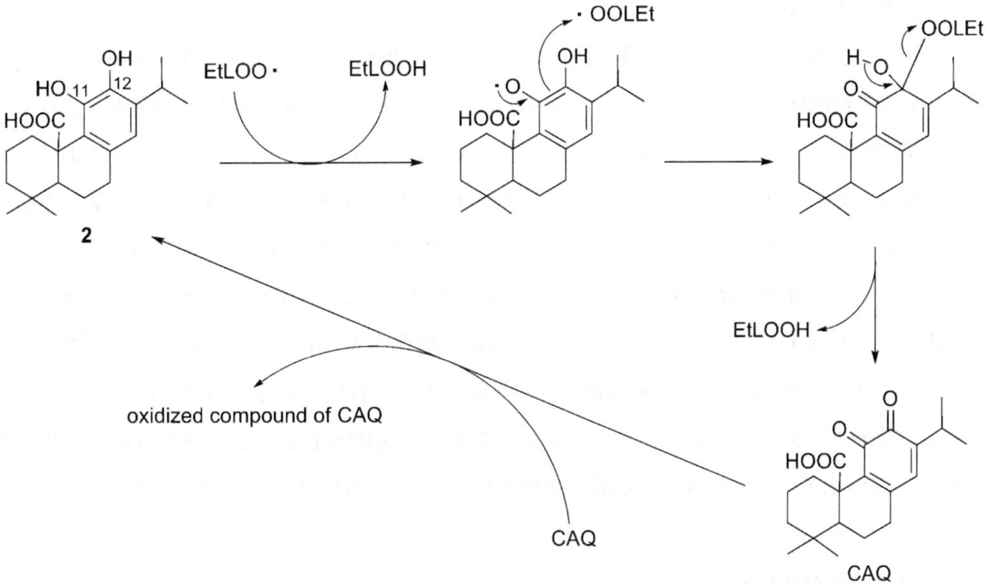

図2　カルノシックアシッド（2）の推定抗酸化機構（CAQの生成と2の再生）

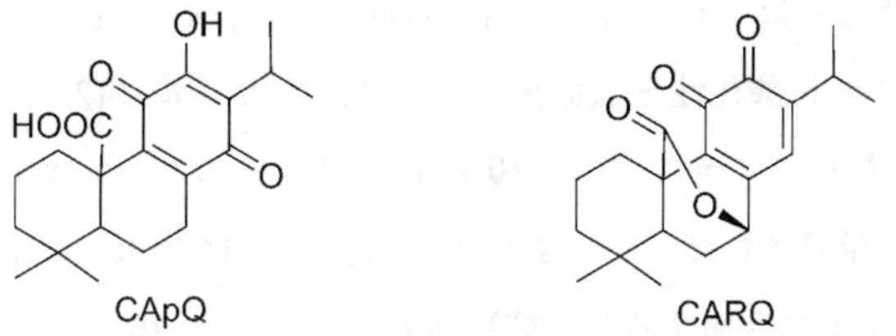

図3　CapQおよびCARQの構造

応により**2**を再生するため抗酸化性が持続するものと推定している（図2）。また，化合物**3**が2分子のEtLOO・を捕捉して生成したCARQ（図3）は130～180℃の温度範囲で2時間加熱すると自己酸化還元反応により**3**を再生成することをつきとめた。この現象は低温ではほとんど認められなかったことから，ローズマリーが高温条件下で強い抗酸化力を発揮することに，この**3**の再生が関与しているものと推定している[10,11]。

ジテルペン以外のローズマリーの抗酸化物質として，フラボノイド配糖体であるヘスペリジンとルテオリン 3'-*O*-(4-アセトキシ) グルクロナイドが同定されている[12]。

セージにもローズマリーと同様抗酸化ジテルペン（**2**－**6**）が含有されている[13,14]。これらの抗酸化ジテルペンの存在が，ローズマリーとセージの油脂に対する抗酸化性発現の類似性の原因と考えられる。その他ガルドソール（**9**）やフラボノイドのルテオリン，ユーパフォリン（5,7,3',4'-

テトラヒドロキシ-6-メトキシフラボン）も抗酸化性を示した[14]。

ローズマリーおよびセージから得られたジテルペンは油脂に対する抗酸化性のみならず，生体内においても機能性をもつことが明らかにされた。たとえば，Huang らは，**3** が発ガンプロモーション抑制作用を有することを報告している[15]。また，**2**－**5** はスーパーオキシドアニオンの捕捉効果やミトコンドリア系，ミクロソーム系における脂質の過酸化抑制効果を有し，**2** が赤血球の溶血に対しても抑制作用をもつことがわかった[16]。**2**－**4** は抗酸化酵素（SOD，カタラーゼ）の遺伝子レベルでの発現を誘導することも報告されている[17]。最近，**4** がリポポリサッカライドにより活性化した RAW 264.7 マクロファージからの一酸化窒素合成酵素（i-NOS）とシクロオキシゲナーゼ-2（COX-2）の誘導を抑制し，抗炎症薬として有用であるとの報告がなされた。シグナル伝達因子である NF-κB とシグナル伝達兼転写活性化因子である STAT-3 の活性化阻害により i-NOS と COX-2 の遺伝子発現が抑制されたことが原因であると示唆された[18]。

2.3 タイムの抗酸化成分

タイムの精油はチモール（**10**）とカルバクロール（**11**）が含有されており，これらのフェノール性モノテルペンが抗酸化性に関与することが知られている。サフラワーオイルやラードの自動酸化，ヒト低比重リポたんぱく質の酸化に対する抑制効果はいずれも **2** より **1** の方が優れていた[19,20]。さらにタイムから抗酸化性を示す *p*-シメン-2,3-ジオール（**12**）が見出されている[21]。

また，タイムから抗酸化モノテルペンの **10** および **12** とそのキノン体が二量体化したビフェニルが 5 種（**13**－**15** 他）単離された。このなかで，化合物 **13, 14** は水－アルコール溶液中のリノール酸の酸化に対して BHT に匹敵する強い抑制効果を示した[22]。**15** はスーパーオキシドアニオン捕捉活性や Fe(III)-ADP/NADPH によるラット肝ミクロソームおよびミトコンドリアの脂質過酸化抑制作用，赤血球溶血阻害作用を有することも報告されている[23]。

2.4 オレガノの抗酸化成分

オレガノの精油はタイムと同様，抗酸化モノテルペンの **10** および **11** を含有することが知られている。筆者らは，オレガノの精油を除いた非揮発性成分に強い抗酸化性を認め，プロトカテキュ酸，コーヒー酸，化合物 **1** のほか，ロスマリン酸関連化合物の **16** およびフェノール性配糖体 **17** を単離，構造決定した。化合物 **16, 17** は水－アルコール溶液中のリノール酸の酸化に対して BHT に匹敵する強い抗酸化活性を示した[24,25]。オレガノからはフラボノイドのアピゲニン，ジヒドロケンフェロールも抗酸化物質として見出されている[26]。

2.5　その他のシソ科ハーブの抗酸化成分

植物分類学上オレガノの近縁植物であることが知られているマジョラムは，オレガノと異なり抗酸化モノテルペンの**10, 11**は含有されていない。しかしながらフェノール性カルボン酸に関してはオレガノと同様，コーヒー酸や**1**などの存在が明らかにされている。さらにマジョラムの特徴的な成分としてアルブチン(**18**)，アルブチンのグルコースの6位に4-ヒドロキシ安息香酸がエステル結合した**19**が抗酸化物質として得られた[27]。**18**にはリポソーム膜脂質の過酸化に対する抑制効果も報告されている[28]。

バジルの抗酸化性に関する研究は精油を対象としたものが多い。Politeoらによるとバジルの精油，および精油成分の前駆体である配糖体を加水分解して得られた揮発性アグリコンはともにDPPHラジカル捕捉効果や還元力をもち，そのおもな寄与成分がオイゲノールであるとのことである[29]。

Lugasiらはセボリー，レモンバーム，ヒソップ，ペパーミント，シソにも抗酸化性があることを報告している[30]。これらのハーブの含有成分解明と抗酸化性とが直結した研究は少ないが，シソ科植物の特徴成分であるロスマリン酸やコーヒー酸が含有されていることからフェノール性カルボン酸が抗酸化性発現に関与していることが考えられる。さらに，ヒソップにはカルノソール[31]，レモンバームにはルテオリンやコーヒー酸の三量体が見出されており，これらのフェノール性成分も抗酸化性に寄与しているものと推察される[32]。

シソ科ハーブは強い抗酸化性を有することから，食品分野における応用への期待度も大きい。ローズマリーの抽出物は実際に酸化防止剤として実用化されている。最近のシソ科ハーブの抗酸化性に関する研究は，超臨界流体二酸化炭素で抽出したシソ科ハーブの抗酸化成分抽出画分の組成や活性を比較した研究[31]，γ線照射が抗酸化性に与える影響を調べた研究[33]など応用的な研究に移行している傾向にある。

文　　献

1） K. Herrmann, *Z. Lebens. Unters. Forsch*, **116**, 224 (1962)
2） A. Reschke, *Z. Lebens. Unters. Forsch*, **176**, 116 (1983)
3） C. H. Brieskorn *et al.*, *Z. Lebens. Unters. Forsch*, **141**, 10 (1969)
4） R. Inatani *et al.*, *Agric. Biol. Chem.*, **46**, 1661 (1982)

5）N. Nakatani *et al.*, *Agric. Biol. Chem.*, **48**, 2081 (1984)
6）C. M. Houlihan *et al.*, *JAOCS*, **62**, 96 (1985)
7）K. Schwarz *et al.*, *Z. Lebens. Unters. Forsch*, **195**, 104 (1992)
8）E. N. Frankel *et al.*, *J. Agric. Food Chem.*, **44**, 131 (1996)
9）A. Hopia *et al.*, *J. Agric. Food Chem.*, **44**, 2030 (1996)
10）T. Masuda *et al.*, *J. Agric. Food Chem.*, **49**, 5560 (2001)
11）T. Masuda *et al.*, *J Agric. Food Chem.*, **50**, 5863 (2002)
12）N. Okamura *et al.*, *Phytochemistry*, **37**, 1463 (1994)
13）M.-E. Cuvelier *et al.*, *J. Agric. Food Chem.*, **42**, 665 (1994)
14）K. Miura *et al.*, *J. Agric. Food Chem.*, **50**, 1845 (2002)
15）M.-T. Huang *et al.*, *Cancer Res.*, **54**, 701 (1994)
16）H. Haraguchi *et al.*, *Planta Medica*, **61**, 333 (1995)
17）K. Kosaka *et al.*, *Fragrance Journal*, **32**, 55 (2004)
18）C.-S. Lai *et al.*, *J. Agric. Food Chem.*, **57**, 10990 (2009)
19）N. V. Yanishlieva *et al.*, *Food Chemistry*, **64**, 59 (1998)
20）D. A. Pearson *et al.*, *J. Agric. Food Chem.*, **45**, 578 (1997)
21）W. Ternes *et al.*, *Z. Lebens. Unters. Forsch*, **201**, 544 (1995)
22）K. Miura *et al.*, *Chem. Pharm. Bull.*, **37**, 1816 (1989)
23）H. Haraguchi *et al.*, *Planta Medica*, **62**, 217 (1996)
24）N. Nakatani *et al.*, *Agric. Biol. Chem.*, **51**, 2727 (1987)
25）H. Kikuzaki *et al.*, *Agric. Biol. Chem.*, **53**, 519 (1989)
26）S. A. Vekiari *et al.*, *JAOCS*, **70**, 483 (1993)
27）N. Nakatani, "Food Phytochemicals for Cancer Prevention II-Teas, Spices, and Herbs", p 144, ACS (1994)
28）K. Ioku *et al.*, *Biosci. Biotech. Biochem.*, **56**, 1658 (1992)
29）O. Politeo *et al.*, *Food Chemistry*, **101**, 379 (2007)
30）A. Lugasi *et al.*, *Spec. Publ.-R. Soc. Chem.*, **179**, 372 (1996)
31）N. Babovic *et al.*, *Innovative Food Science and Emerging Technologies*, **11**, 98 (2010)
32）I. Agata *et al.*, *Chem. Pharm. Bull.*, **41**, 1608 (1993)
33）M. B. Perez *et al.*, *Food Chemistry*, **104**, 585 (2007)

3　シソに含まれる機能成分

越阪部奈緒美*

シソ（学名：*Labiatae Perilla frutescens*）は，和食を引き立てる香味野菜として様々な料理に広く利用されている。中でも刺身や寿司など，魚介類による中毒を防ぐため魚を生で食べる時にはシソの葉や実を添えるが，これは食も薬も基は同じものだという「薬食同源」の考えに基づいた習慣である。シソの和名"紫蘇"の由来としては，後漢末のある日に洛陽でカニを食べて食中毒を起こした若者に，『三国志』にも登場する有名な医者である華佗が薬草で作った紫色の煎じ薬を与えたところ，たちどころに元気になったという逸話があり，この時使われた薬草が「紫」で元気に「蘇る」薬だということで「紫蘇」と呼ばれることになったという。また東洋医学では，健胃作用，利尿作用，発汗作用，鎮静作用，鎮咳作用を期待し，葛根黄連黄ごん湯，杏蘇散，九味檳榔湯，鶏鳴散加茯苓などに処方されている。このようにシソの原産地は中国，ヒマラヤからミャンマーの地域であり，日本には平安時代に伝来したと考えられているが，原産国の中国では食品としてはあまり利用されていない。

3.1　シソの品種と食品としての利用

シソにはたくさんの品種があり，それぞれの特徴が食品に生かされている（表1）。

シソを用いた食品として最も身近なのは梅干しであり，梅1に対しアカジソ0.25と塩0.1-0.2の割合で漬け込んで熟成させる。この時残ったアカジソの葉を乾燥させ作られたふりかけは「ゆかり®」として販売されている。エゴマ油（シソ油）はエゴマの種子を圧搾して搾油した油で荏の油（荏油）ともいわれ古くから様々な用途に使われてきた。また近年その保健作用から飲料，タブレット，飴，ヨーグルトなどの形態で健康食品としても利用されている。

3.2　シソの栄養価と機能成分

表2にシソの葉と実の栄養価を示したが，β-カロチンの含有量が多く，野菜の中でもトップクラスである。また紫蘇には，カルシウム，鉄，カリウム，食物繊維，ビタミンB_1・B_2・Cなども比較的多く含まれている。

また機能成分としては，シソ特有の香りのもとであるペリラアルデヒド（4-(1-メチルエテニル）シクロヘキサ-1-エン-1-カルボキシアルデヒド）（図1A），ポリフェノールとして，ロスマリン酸（2-[(E)-3-(3,4-ジヒドロキシフェニル)-1-オキソ-2-プロペニルオキシ]-3-(3,4-ジヒド

---

*　Naomi Osakabe　芝浦工業大学　システム理工学部　生命科学科　准教授

表1　シソ（シソ科シソ属 *Labiatae Perilla frutescens*）の品種

<table>
<tr><th>種小名</th><th colspan="2">亜種・変種</th><th>和名</th><th>特徴</th></tr>
<tr><td>citriodora</td><td colspan="2"></td><td>レモンエゴマ</td><td>レモンの香りがして全体の姿がエゴマに似ている</td></tr>
<tr><td rowspan="7">frutescens</td><td rowspan="6">var. crispa</td><td>f. viridis</td><td>アオジソ</td><td>葉の両面とも緑色で縮れず，刺身のつまなどに利用される</td></tr>
<tr><td>f. crispa</td><td>チリメンジソ</td><td>狭義のシソともいわれ基本品種であり，葉は両面とも赤色でやや縮れている</td></tr>
<tr><td>f. purpurea</td><td>アカジソ</td><td>葉の両面とも赤色で縮れず，梅と一緒に漬け込む目的で6月ごろ店頭に並ぶ</td></tr>
<tr><td>f. rosea</td><td>マダラジソ</td><td>葉の表面は緑色，裏面は赤色で縮れていない</td></tr>
<tr><td>‘Discolor’</td><td>カタメンジソ</td><td>葉の表面は緑色，裏面は赤色</td></tr>
<tr><td>‘Viridi-crispa’</td><td>チリメンアオジソ</td><td>葉の両面とも緑色で縮れる</td></tr>
<tr><td colspan="2">var. frutescens</td><td>エゴマ</td><td>葉の両面とも緑色で縮れず，食用油の原料，韓国料理で多く利用される</td></tr>
<tr><td>hirtella</td><td colspan="2"></td><td>トラノオジソ</td><td>レモンの香りがしてエゴマに似ている　レモンエゴマの変種</td></tr>
<tr><td>setoyensis</td><td colspan="2"></td><td>セトエゴマ</td><td>近年発見された日本固有種で，関西に分布する</td></tr>
</table>

表2　シソの葉およびシソの実の栄養価（可食部100gあたり）

		シソの葉	シソの実
エネルギー	kcal	37	41
たんぱく質	g	4	3
脂質	g	0	0
糖質	g	8	9
ナトリウム	mg	1	1
カリウム	mg	500	300
カルシウム	mg	230	100
マグネシウム	mg	70	71
リン	mg	70	85
鉄	mg	1.7	1.2
亜鉛	mg	1.3	1
銅	mg	0.2	0.52
マンガン	mg	2.01	1.35
レチノール	μg	0	0
βカロテン当量	μg	11000	2600
レチノール当量	μg	880	220
ビタミンD	μg	0	0
ビタミンE	mg	3.9	3.8
ビタミンK	μg	690	190
ビタミンB1	mg	0.13	0.09
ビタミンB2	mg	0.34	0.16
ナイアシン	mg	1	1.8
ビタミンB6	mg	0.19	0.12
ビタミンB12	μg	0	0
葉酸	μg	110	72
パントテン酸	mg	1	0.8
ビタミンC	mg	26	5

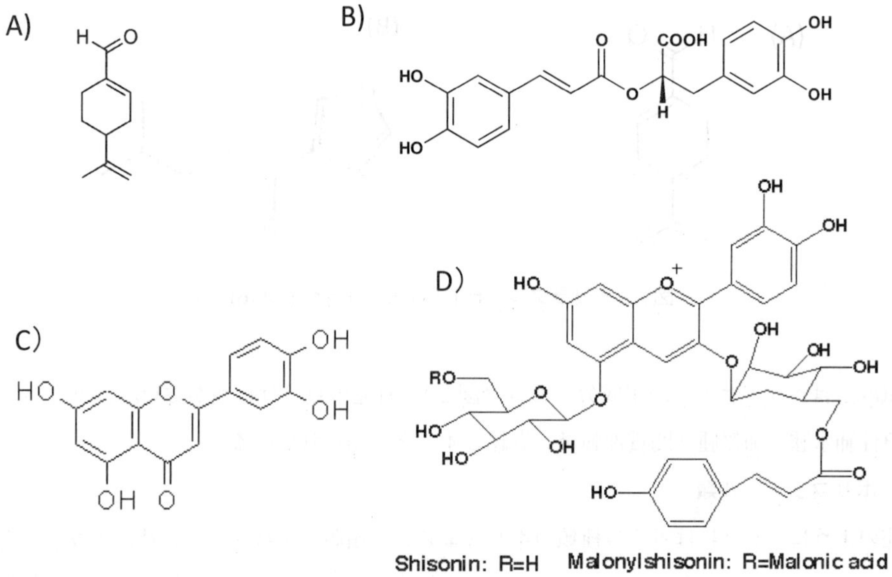

Shisonin: R=H　Malonylshisonin: R=Malonic acid

図1　シソに含まれる機能成分

A) ペリラアルデヒド，B) ロスマリン酸，C) ルテオリン，D) シソニン，マロニルシソニン

ロキシフェニル）プロパン酸）（図1B），ルテオリン（7-(β-D-グルコピラノシルオキシ)-2-(3,4-ジヒドロキシフェニル)-5-ヒドロキシ-4H-1-ベンゾピラン-4-オン 7-(β-D-グルコピラノシルオキシ)-3',4',5-トリヒドロキシフラボン）（図1C），シソニン（2-(3,4-ジヒドロキシフェニル)-3-[6-O-(4-ヒドロキシ-trans-シンナモイル)-β-D-グルコピラノシルオキシ]-5-(β-D-グルコピラノシルオキシ)-7-ヒドロキシ-1-ベンゾピリリウム・クロリド），マロニルシソニン（2-(3,4-ジヒドロキシフェニル)-3-[6-O-(4-ヒドロキシ-trans-シンナモイル)-β-D-グルコピラノシルオキシ]-5-[6-O-(カルボキシアセチル)-β-D-グルコピラノシルオキシ]-7-ヒドロキシ-1-ベンゾピリリウム（図1D，いずれもアカシソの赤色成分）が含まれる。また，主としてエゴマから作られるシソ油にはα-リノレン酸が他の食用油脂と比較して豊富に含まれる。

3.3　シソの機能性

3.3.1　ペリラアルデヒド

シソが有する強い抗菌作用・防腐効果の本体と考えられシソ特有の香り成分であるモノテルペンの一種で，シソの精油の約50％を占める主成分である。消化酵素の分泌を促して食欲を増進させるため，胃の調子を整える作用があるといわれ古来から用いられてきた。また薬理作用としてヘキソバルビタール睡眠延長，局所麻酔作用，抗白癬菌作用が確認されている。

日本のシソの香りはペリラアルデヒドであるのに対し，エゴマやアメリカに自生するシソの葉

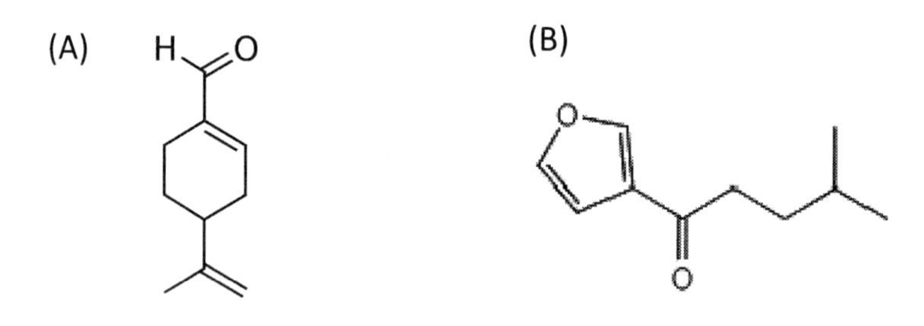

図2　ペリラアルデヒド(A)とペリラケトン(B)

の香気成分はペリラケトンが主成分であり（図2），外見の見分けはつかない。ペリラケトンは牛に急性肺水腫，肺気腫（間質性肺炎）を起こすことが知られている。

3.3.2　ポリフェノール類

前述のように，シソには多くの種類のポリフェノール類が含まれている。特にアカジソの色素であるシソニンはシソ固有のアントシアニンで，他のアントシアニンと同様に強い抗酸化作用があるが含有量はわずかである。一方，ロスマリン酸はシソ生葉中に0.4～1.8％程度含まれ，ルテオリンはその約100分の1含まれる（表3）。玉露の栽培方法に見られるように植物のポリフェノール類の含有量は紫外線照射量と相関することが知られている。表3(b)にアカジソ葉中に含まれるロスマリン酸の含有量を経時的に測定した結果を示したが，梅干しに使用される5月末の値に比較して，8月末には約3倍程度と上昇しており，ポリフェノールの摂取を目的にアカジソを利用する際には，真夏に収穫したものの方がより良いことが分かった[1]。

表3

(a) アカジソ中のロスマリン酸およびルテオリン含有量

ロスマリン酸（mg/g）	ルテオリン（mg/g）
3.38±0.21	0.032±0.0005

(b) アカジソ中に含まれるロスマリン酸量の季節変動

日付（2000年）	ロスマリン酸（mg/g）
5月31日	6.4±1.4
7月　3日	8.2±0.9
8月　3日	14.3±1.3
8月31日	18.2±2.0
9月13日	14.4±0.6

数値は3サンプルの平均±標準偏差を示す

（1） ロスマリン酸

① 抗酸化作用

ロスマリン酸はオレガノ，ミント，セージ，バジル，ベルガモット，ラベンダー，レモングラス，ローズマリーといった調理にもよく用いられるシソ科のハーブに最も豊富に含まれるポリフェノール類であり，水に易溶の白色の粉末である。植物体内ではフェニルアラニンやチロシンから生合成されるとの報告がある（図３）。フェニルプロパノイドの２量体という化学構造から推定されるように強い抗酸化作用を有する。

② 抗炎症作用

アカジソ抽出物あるいはロスマリン酸の抗炎症作用については数々の報告がある。筆者らはディーゼル排気粒子によって惹起される急性肺障害モデルマウスにおいてロスマリン酸の投与が好中球の浸潤をともなう肺浮腫を抑制すること，それらの作用がIL 8，接着分子（keratinocyte

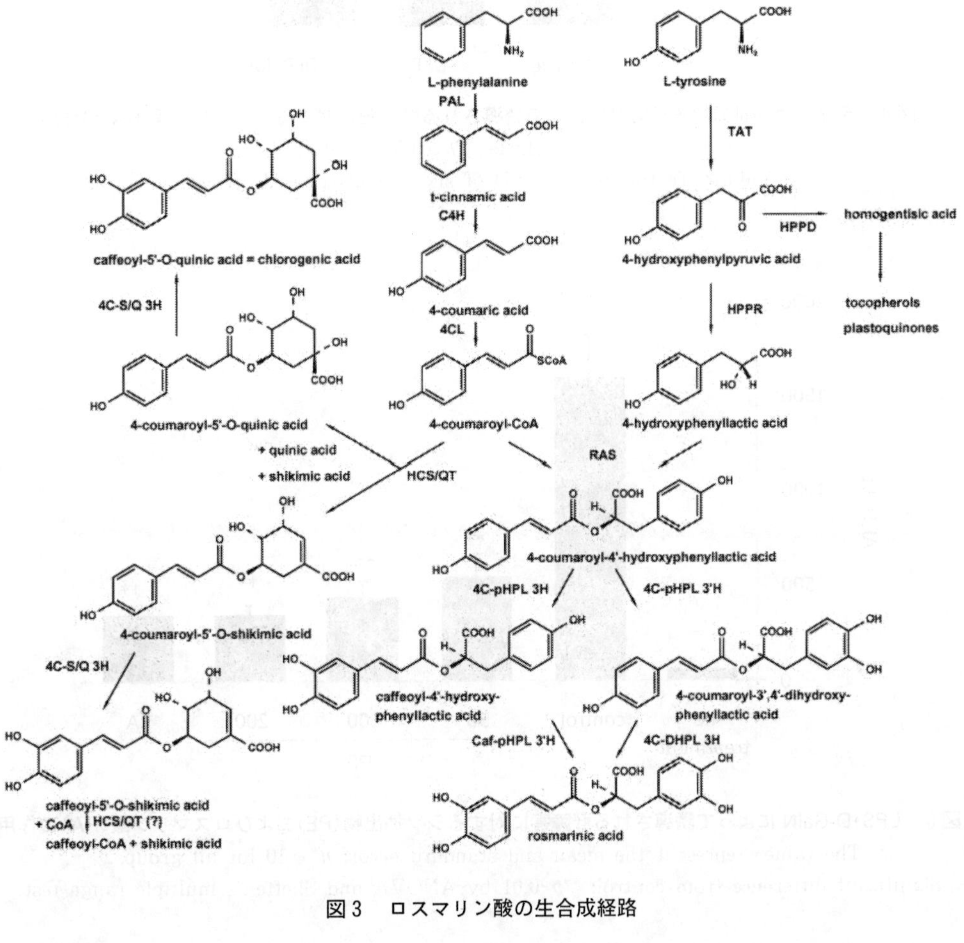

図３　ロスマリン酸の生合成経路

chemoattractant：KC, monocyte chemoattractant protein-1：MCP-1）の誘導を抑制することによって発現することを確認している（図4）[2]。またリポポリサッカライドで誘導される肝障害に対してシソ抽出物およびロスマリン酸が用量依存的な抑制作用を示し，その作用がスーパーオキサイドやペルオキシナイトライトの生成阻害によって発現することを確認した（図5）[3]。

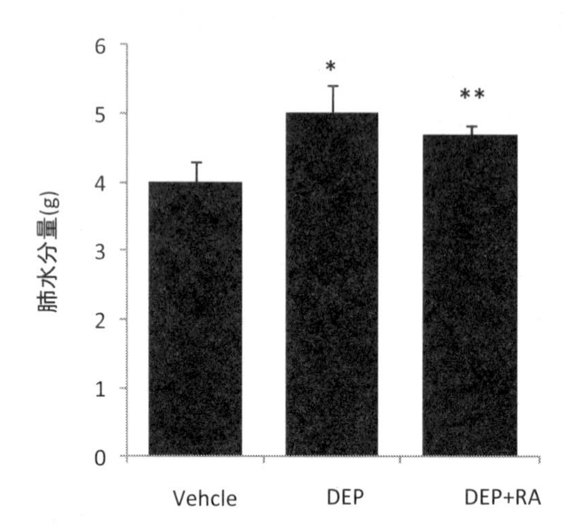

図4　ディーゼル排気粒子(DEP)によって誘導される肺浮腫に対するロスマリン酸(RA)の作用
*$p<0.01$ vs. vehicle, **$p<0.05$ vs. DEP.
Values are the mean ± SD of six animals in each group.

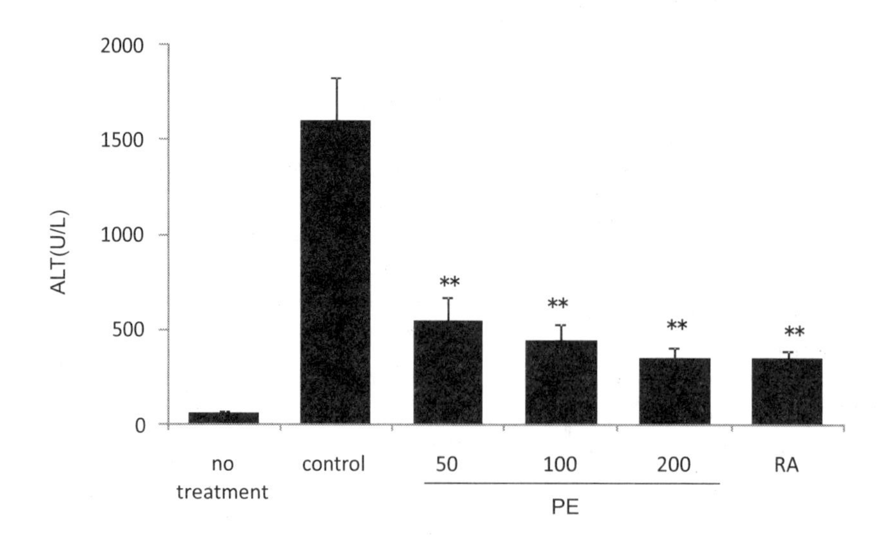

図5　LPS・D-GalN によって誘導される肝障害に対するシソ抽出物(PE)およびロスマリン酸(RA)の作用
The values represent the mean and standard error; n = 10 for all groups.
Significant difference from control; **$p<0.01$ by ANOVA and Sheffe 's multiple range test.

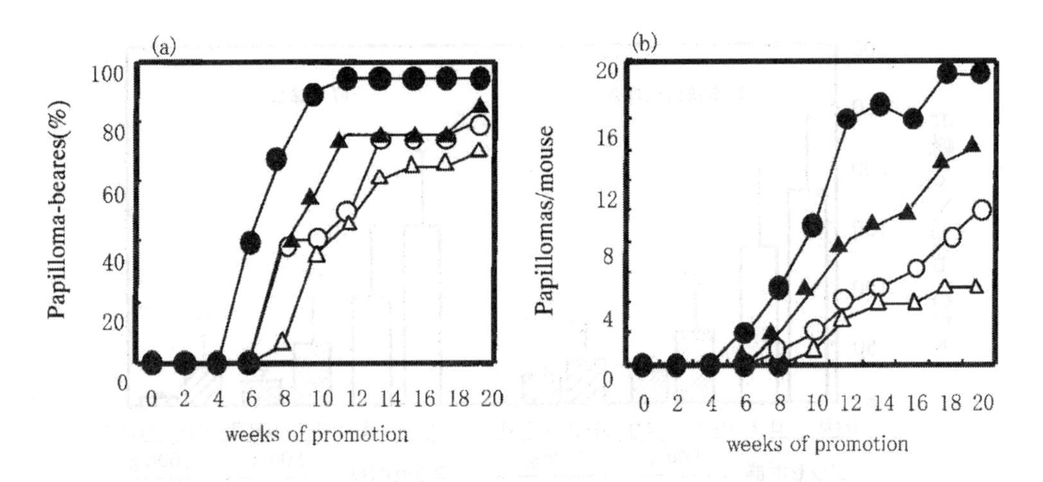

図6　DMBAおよびTPAで誘導される乳頭腫に対するアカジソ抽出物の抑制作用

③　発がん抑制作用

筆者らは発がん物質である7,12-dimethylbenz[a]anthracene（DMBA）と発がんプロモーターである12-tetradecanoylphorbol 13-acetate（TPA）によって誘導されるマウス皮膚乳頭腫二段階発がんモデルを用い，アカジソ抽出物にその抑制作用があることを見出し（図6），その作用は接着分子発現阻害による抗炎症作用およびラジカルによるDNA障害抑制作用の2つのメカニズムであることを確認した[4]。

④　アレルギー緩和作用

2001年の花粉症シーズンに中程度の花粉症患者29名を用い，ロスマリン酸摂取の花粉症症状及び血液・鼻汁中の炎症性パラメータに対する影響をダブルブラインド・プラセボコントロール試験法で観察した。図7は臨床症状の変化を表したグラフであるが，ロスマリン酸摂取によって症状の改善あるいは緩和効果が認められた。この中でも特に眼のかゆみ，鼻の不快感，涙目に対

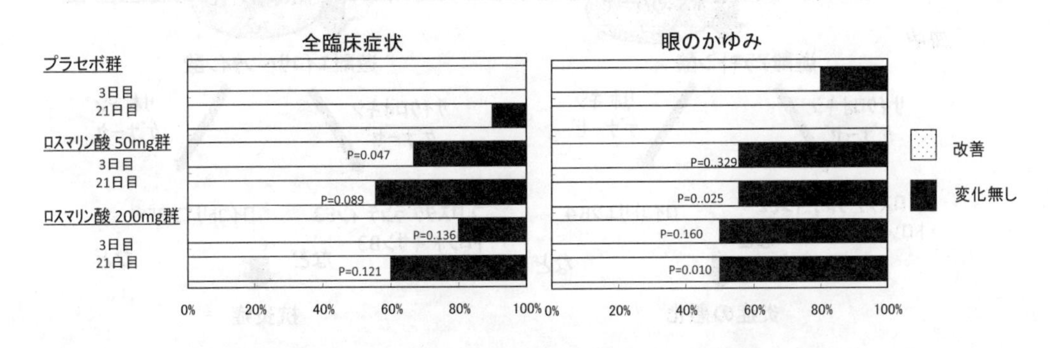

図7　赤シソ由来ロスマリン酸の花粉症患者に対する症状緩和作用

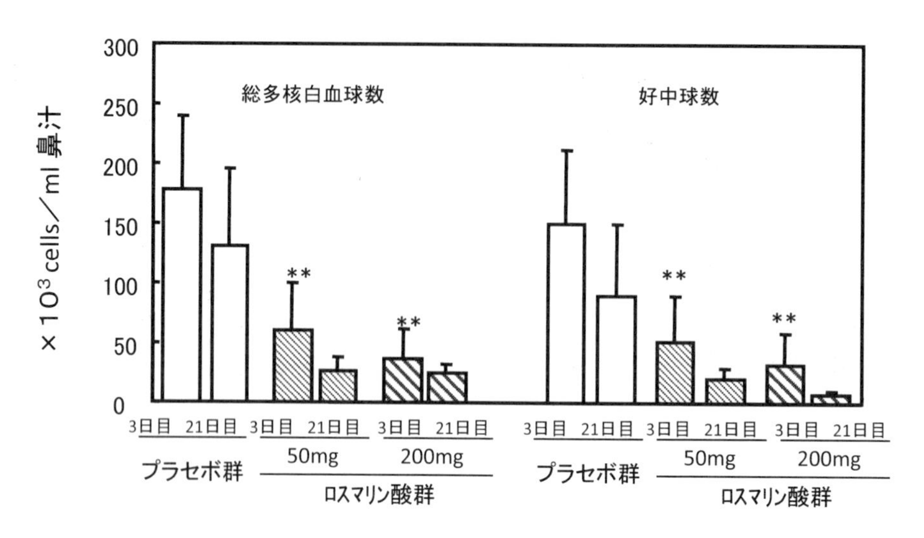

図8　赤シソ由来ロスマリン酸の花粉症患者の鼻汁中炎症細胞数に対する作用

して強い抑制作用が観察された。また同時に鼻汁中の多核白血球および好中球の細胞浸潤の有意な抑制作用が認められ臨床症状の改善を裏付けた（図8）[5]。

3.3.3　リノレン酸

αリノレン酸を含む食用油脂の摂取がアトピー性皮膚炎やぜんそくなどのアレルギー疾患の症状を緩和することが報告されている。炎症刺激によって活性化された炎症細胞の脂質二重膜に存

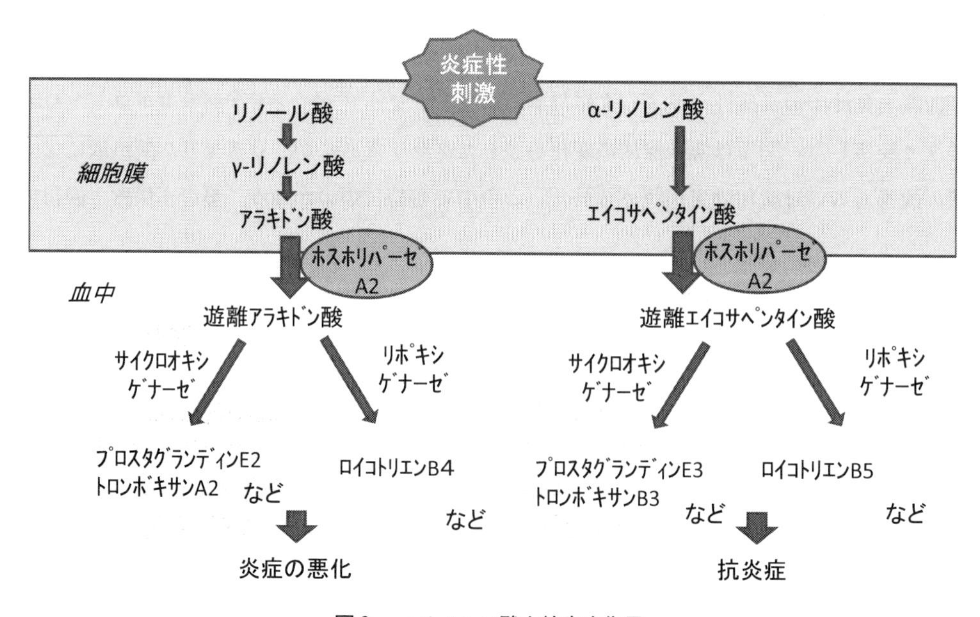

図9　αリノレン酸と抗炎症作用

在する脂質がホスホリパーゼＡ２によって切り出されサイクロオキシゲナーゼあるいはリポキシゲナーゼによって生成するエイコサノイド類に変化し，種々の生理作用を及ぼす。この際ｎ－６系の脂肪酸からはロイコトリエンＢ４，プロスタグランディンＥ２，トロンボキサンＢ２などが生成し，血管透過性の亢進，IL-1・IL-6の生成，血小板凝集の亢進などの炎症性の反応を促進するのに比較して，αリノレン酸を代表とする際ｎ＝３系の脂肪酸からはロイコトリエンＢ５，プロスタグランディンＥ３，トロンボキサンＢ３などが生成され，ｎ－６系の脂肪酸から生成するエイコサノイドに拮抗的に働くことが示唆されている（図９）。これらのことから慢性のアレルギー・炎症性疾患においてはシソ油の摂取が推奨されている。

3.4　おわりに

以上のように，シソには多くの機能成分が含まれ，健康の維持・疾病の予防に役立つ可能性が示唆されている。今後はさらに臨床データをはじめとした有効性・安全性・作用メカニズム・生体内動態などの科学的データを蓄積していくことが望まれる。

文　　献

１） M Natsume *et al., J.Sci.Food Agri.*, **86**, 897 (2006)
２） C. Sanbongi *et al., Free Radic. Biol. Med.*, **34**, 1060 (2003)
３） N.Osakabe *et al., Free Radic. Biol. Med.*, 33, 798
４） N.Osakabe *et al., Carcinogenesis*, **25**, 549 (2004)
５） H.Takano *et al., Exp. Biol. Med.*, **229**, 247 (2004)

第6章　ショウガ科植物と機能

1　ショウガ科植物由来のスパイス・ハーブと生体機能

吉川雅之*

ショウガ科植物由来のスパイス・ハーブとしては，ガランガル（大良姜と良姜），ジンジャー（生姜），ゼドアリー（莪朮），ターメリック（鬱金）などが知られている。ここでは，これらのショウガ科植物由来のスパイス・ハーブの薬理作用について筆者らの研究を中心に紹介する。

1.1　大ガランガル（大良姜）[1～4]

大良姜（大ガランガル，別名：山姜，大高良姜）は，中国南部からタイ，マレーシア，インドネシアなどの東南アジア，インドなど広範に分布するショウガ科の多年性草本ナンキョウソウ［学名：*Alpinia galanga*（L.）Swartz.］の根茎から調製される。中国伝統医学（中医学）では，その効能として「胃を温める，寒を散らす，止痛する」などが伝承されている。また，インドのシダー（Siddha）医学では，発熱，潰瘍，副鼻腔炎，月経異常，各種の痛みの改善に用いられ，アーユルヴェーダ（Aayurveda）医学では，神経痛，リューマチ，食欲不振，心臓病，嗄声，どもり，多尿に適用してきた。タイの伝統医学では，駆風薬や抗膨満薬として利用し，インドネシアのジャムウ医学では健胃，食欲増進，消化不良の改善に用いるほか，皮膚病，仙痛，赤痢，口腔腫瘍などにも応用されている。一方，タイなどの東南アジア諸国では，新鮮なナンキョウソウ根茎をトムヤンクンに代表されるエスニック料理に繁用する。タイではカー（khaa），マレーシアではレンクアス（lengkuas），インドネシアではランクアス（langkuas）などと呼ばれているが，一般には大ガランガル（greater galangal）と称されている。コショウとショウガの混合物に似た辛味を有すると言われ，東南アジアでは最も良く知られている香辛料の一つになっている。

その含有成分としては，1'*S*-1'-acetoxychavicol acetate（**1 S**）や 1'*S*-1'-acetoxyengenol acetate（**2**）などのフェニルプロパノイドが報告されていた。筆者らもタイ産大良姜から多数のフェニルプロパノイドを単離同定するとともに，新規ネオリグナン galanganal と galanganol A，B およびセスキネオリグナン galanganol C を単離し，それらの化学構造を明らかにした[1]。**1 S** には抗腫瘍活性，抗炎症活性，抗真菌活性，抗酸化活性，xanthine oxidase 阻害活性および辛

＊　Masayuki Yoshikawa　京都薬科大学　生薬学分野　教授

味作用が報告されていた。筆者らは，大良姜エキスに胃保護作用，抗アレルギー作用，リポ多糖刺激によるマクロファージからの過剰な一酸化窒素産生に対する抑制作用および抗 TNF-α 作用などを見出した。それらの活性本体が **1 S** や **2** であり，その構造と活性相関や作用機序について明らかにした。ここでは大良姜の胃保護作用と抗アレルギー・抗炎症作用について紹介する。

1.1.1　胃粘膜保護作用[2)]

大良姜の健胃作用に関連した薬理作用として，ラットを用いたエタノールによって誘発される胃粘膜損傷に及ぼす作用について検討した。その結果，80％含水アセトン抽出エキスに，エタノール誘発胃粘膜損傷に対する強い保護作用が認められた（ED_{50} = 2.6 mg/kg, *p.o.*）。活性を指標に分離，精製した結果，フェニルプロパノイド 1'*S*-1'-acetoxychavicol acetate（**1 S**, 1.10%）および 1'*S*-1'-acetoxyeugenol acetate（**2**, 0.013%）が活性成分として得られた（ED_{50} = 0.61 mg/kg, 0.90 mg/kg, *p.o.*）（図1）。さらに，単離あるいは合成した類縁体（**3** ～ **6**）についても同様に検討したところ，フェニルプロパノイドの活性発現の必須構造として4位および1'位のアセトキシル基が活性発現に重要であることが推察された。

そこで，より詳細な構造活性相関を明らかにする目的で類縁化合物（**7** ～ **20**）を合成し，それらの活性を比較した（図2）。その結果，①1'位のアセトキシル基が *S* 配置の天然型（**1 S**）およびラセミ体（**1**）のいずれも強い活性を示したことから，1'位の立体配座は活性には関係ないこと，②1'および4位の両方のアセトキシル基がある場合に強い活性発現を示すが，2位にアセトキシル基を有する化合物7においても顕著な活性が認められたことから，4位の置換は2位でも代用できること（**18** には低い活性しか認められないため3位では代用できない），③顕著な活性を示した化合物 **1**, **7**, **8** および **9** の末端二重結合を還元した化合物 **10** ～ **13** では活性が減少する傾向にあるため，末端二重結合は活性増強の役割をしていること，などの構造活性相関が明らかとなった。

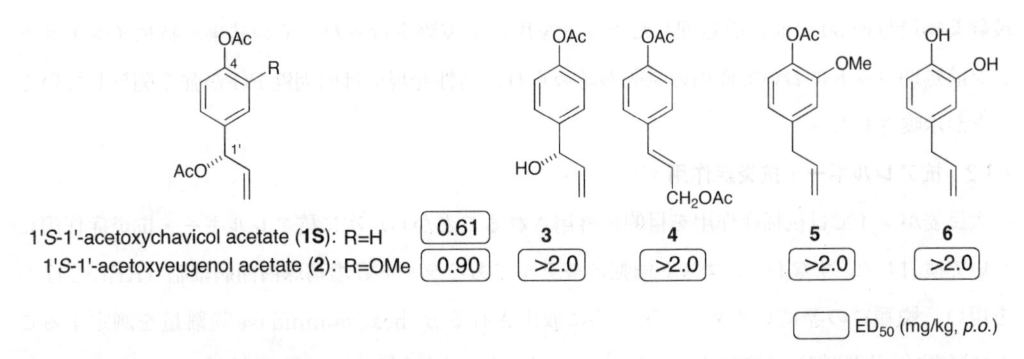

図1　大良姜から単離した主要なフェニルプロパノイド成分（1 S, 2, 3）および関連化合物（4, 5, 6）のエタノール誘発胃粘膜損傷モデルへの効果

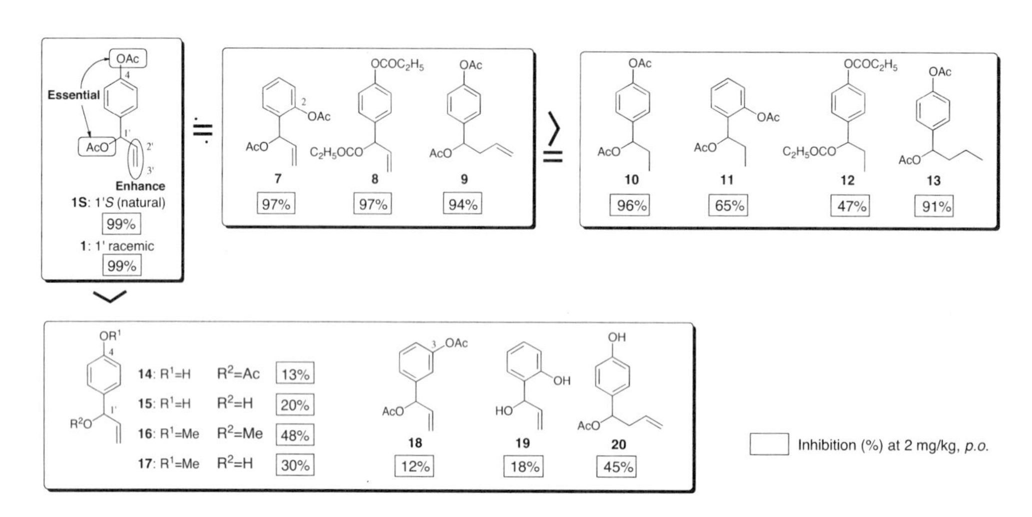

図2　エタノール誘発胃粘膜損傷抑制作用に関するフェニルプロパノイドの構造と活性相関

さらに，主要成分**1 S**について0.6 M HCl，アスピリン，アンモニアおよびインドメタシン誘発胃粘膜損傷モデルについて検討したところ，0.6 M HCl，アスピリンおよびアンモニア誘発胃粘膜損傷に対しては強い抑制作用（ED_{50} = 0.73 mg/kg，0.69 mg/kg，0.61 mg/kg，*p.o.*）を示し，合成医薬品オメプラゾール，シメチジンおよび塩酸セトラキサートよりも低用量で抑制作用を示したが，インドメタシン誘発胃粘膜損傷には無効であった。また，オメプラゾールやシメチジンとは異なり胃液分泌にも影響を与えなかった。次に，エタノール誘発胃粘膜損傷モデルにおいて内因性の保護因子として知られているプロスタグランジン（PG），一酸化窒素（NO）およびバニロイド受容体を介した作用の関与を調べる目的でPG生合成阻害薬（インドメタシン，10 mg/kg，s.c.），NO合成阻害薬（N^{G}-nitro-L-arginine methyl ester，L-NAME，70 mg/kg，i.p.）およびバニロイド受容体カチオンチャンネル阻害薬（ruthenium red，3.5 mg/kg，s.c.）を被験薬物投与の30分前に前処理したラットを用いて実験を行った。その結果，特にインドメタシン前処理ラットにおいて作用の減弱が認められ，活性発現には内因性PGが強く関与していることが示唆された。

1.1.2　抗アレルギー・抗炎症作用[3,4]

大良姜がタイでは抗掻痒作用を目的に外用されることから，次に抗アレルギー・抗炎症作用について検討した。すなわち，マスト細胞のモデルであるラット好塩基球白血病細胞（RBL-2 H 3）を用い，脱顆粒の際にヒスタミン等と共に放出されるβ-hexosaminidase遊離量を測定することで脱顆粒（即時相）の指標とし，抗アレルギー作用を検討した。また，抗炎症作用に関連したバイオアッセイとして，リポ多糖（LPS）刺激によるマクロファージからの過剰な一酸化窒素

(NO）の産生に及ぼす影響をメディウム中に蓄積したNO_2^-濃度を測定することによって判定した。その結果，80％含水アセトンエキスに強い脱顆粒抑制活性（IC_{50} = 19 μg/ml）およびNO産生抑制活性（IC_{50} = 7.3 μg/ml）が認められ，合成抗アレルギー薬（フマル酸ケトチフェンやトラニラスト，IC_{50} > 90 μg/ml），NO合成酵素阻害薬（N^G-monomethyl-L-arginine, L-NMMA, IC_{50} = 10 μg/ml）よりも強い抑制活性が認められた。バイオアッセイの結果を指標に活性成分を探索したところ主要成分であるフェニルプロパノイド**1S**に顕著な抑制活性［IC_{50} = 15 μM（脱顆粒），2.3 μM（NO産生）］を見出した。**1S**のNO産生抑制活性については，マクロファージ様細胞RAW 267を用いた研究例が報告されているが，他の含有成分の作用や構造活性相関については未だ明らかにされておらず，また，大良姜や**1S**の抗アレルギー作用に関しては報告されていなかった。

そこで，**1S**の脱顆粒抑制活性およびNO産生抑制活性について，その構造活性相関を明らかにするとともに，より有効な物質を開発する目的で，胃粘膜保護作用の場合と同様に類縁化合物についてバイオアッセイを実施した（図3）。その結果，**1S**の脱顆粒抑制に関しても胃粘膜保護作用と類似の構造活性相関が認められ，①4位および1'位のアシル基はいずれも活性発現に必須であること，②2'-3'位の二重結合の存在は活性を増強することが示された。一方，NO産生抑制活性に関しても①および②については同様の相関が認められたが，さらに，③ベンゼン環上の置換様式として4位のみならず2位にアセトキシル基を有する場合でも強い活性を示すこと，④1'位の絶対配置は*R*配置よりも天然型の*S*配置のほうが強い活性を示すこと，⑤3位メトキシル基の存在により活性が減弱すること，および⑥1'-2'間を増炭することにより活性の減弱が認められるなどの違いが認められた。これらの知見をもとに合成した関連化合物の脱顆粒抑制活性

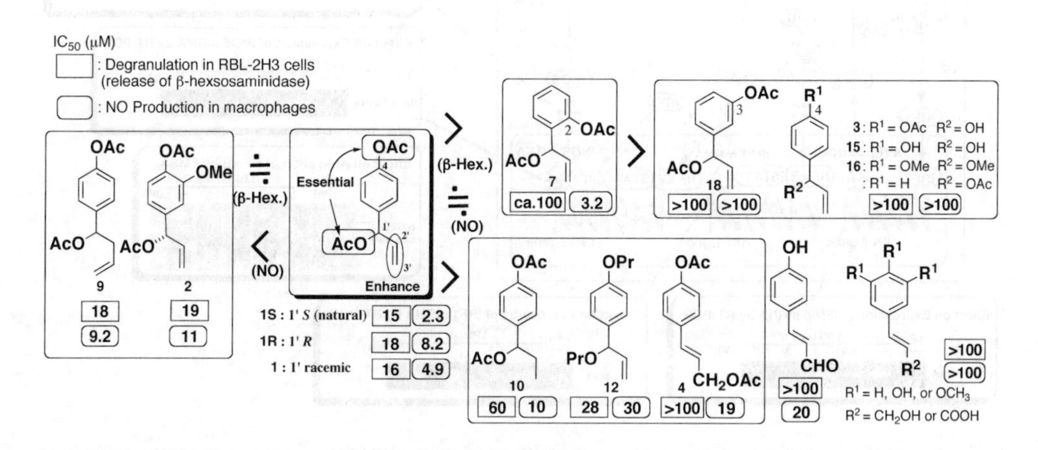

図3　RBL-2H3細胞における脱顆粒抑制およびマウス腹腔マクロファージにおける一酸化窒素産生抑制活性に関するフェニルプロパノイドの構造と活性相関

を比較検討し，強力な抗アレルギー活性を示す acetoxybenzhydrol 類を見出すことができた。

抗原刺激による脱顆粒の場合には，細胞内遊離 Ca^{2+} 濃度の上昇が脱顆粒反応の引き金となっていることが明らかになっている。そこで，最も強い活性を示した **1 S** について，Ca^{2+} 蛍光プローブ Fluo-3 を用いて細胞内遊離 Ca^{2+} 濃度の変化を測定したところ，**1 S** には濃度依存的な細胞内遊離 Ca^{2+} 濃度の上昇に対する抑制作用が観察された。すなわち，**1 S** の脱顆粒抑制作用に関する標的部位として，抗原刺激から細胞内遊離 Ca^{2+} 濃度の上昇に至る情報伝達系が推察された。さらに **1 S** および **2** について，遅発相や IgE 産生の亢進に関与すると報告されている TNF-α および IL-4 の産生・遊離に及ぼす影響についても検討した結果，両化合物共に強い遊離抑制作用が認められた（表 1）。これらの結果から **1 S** および **2** は即時相のみならず遅発相や IgE 産生を抑制する可能性が示唆された。

表 1 フェニルプロパノイド（1 S, 2）の RBL-2 H 3 細胞における TNF-α および IL-4 の遊離抑制作用

	IC_{50} (μM)	
	TNF-α	IL-4
1 S	17	12
2	15	12

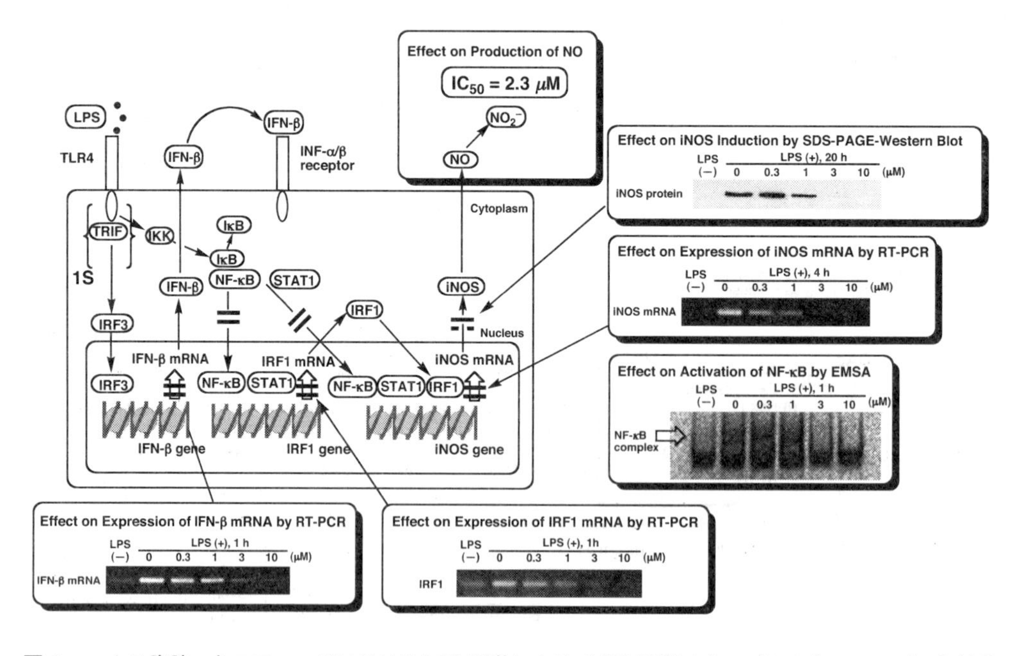

図 4 マウス腹腔マクロファージにおける LPS 刺激による iNOS 誘導メカニズムと各ステップにおける 1'S-1'-Acetoxychavicol Acetate (1 S) の抑制作用

{ }： 1 S の推定標的部位

さらに，顕著なNO産生抑制作用を示した**1S**の作用メカニズムに関する知見を得る目的でiNOSの発現に及ぼす影響について検討した（図4）。**1S**は，iNOSをタンパク質およびmRNAの両方のレベルで，濃度依存的に発現を抑制した。また，cDNAマイクロアレイを用いた網羅的遺伝子発現解析の結果をもとに，RT-PCRなどによって検証した結果，**1S**はiNOS mRNAの発現に先立ってNF-κBの活性化を抑制するのみならずIFN-βmRNAの発現をも抑制することが判明した。これに対し，NF-κBの活性化抑制物質として知られているcostunolide（木香の主セスキテルペン）やcaffeic acid phenethyl ester（CAPE）などは，NF-κB活性を抑制してもIFN-βmRNAの発現を抑制することはなかった。このようなIFN-βmRNAの発現抑制は，化合物**7**および**9**にも認められた。最近の研究では，iNOSの発現には転写因子としてNF-κB，STAT1およびIRF1が同時にプロモーター領域に結合することが必要であるといわれており，STAT1はIFN-βやIFN-γの刺激によって活性化し，IRF1はNF-κBまたはSTAT1の活性化によって発現することが明らかになっている。筆者らの知る限り，これまでにIFN-βの発現そのものを抑制する天然薬物由来成分は報告されておらず，**1S**関連化合物が最初の例である。

1.2　小ガランガル（良姜）[5)]

良姜（小ガランガル，別名：高良姜）は，中国の海南，雲南省，台湾，東南アジア諸国に分布するショウガ科の多年性草本コウリョウキョウ（*Alpinia officinarum* Hance）の根茎から調製される。分布や伝承薬効は大良姜と類似しているが，大良姜が主として食品として利用されているに対して，良姜は日本薬局方に収載されている医薬品である。芳香性健胃，鎮痛，鎮吐薬として，寒冷による胃痛，消化不良，嘔吐，腹痛下痢などに適用され，安中散などの処方に配剤されているほか，家庭薬の原料として用いられる。含有成分として1,8-cineoleなどのモノテルペン類，ジアリルヘプタノイドおよびgalangin (**24**) などのフラボノイドの存在が知られている。良姜の薬理作用として鎮吐作用，抗遺伝毒性作用，プロスタグランジンおよびロイコトリエン生合成阻害作用，膵リパーゼ阻害作用のほか抗酸化作用が報告されている。

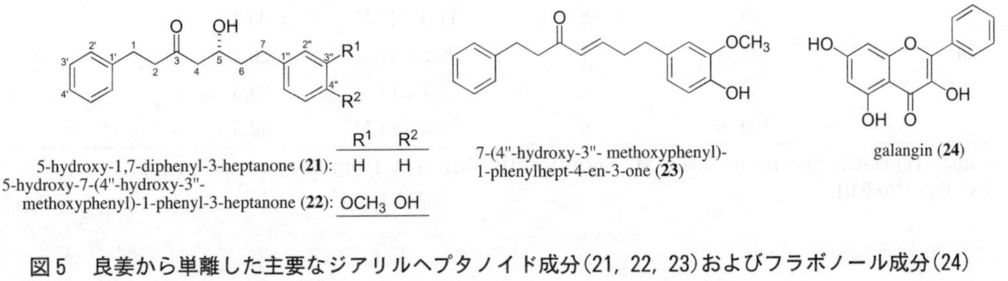

	R^1	R^2
5-hydroxy-1,7-diphenyl-3-heptanone (**21**):	H	H
5-hydroxy-7-(4''-hydroxy-3''-methoxyphenyl)-1-phenyl-3-heptanone (**22**):	OCH_3	OH

7-(4''-hydroxy-3''- methoxyphenyl)-1-phenylhept-4-en-3-one (**23**)

galangin (**24**)

図5　良姜から単離した主要なジアリルヘプタノイド成分(21, 22, 23)およびフラボノール成分(24)

筆者らは良姜エキスに胃保護作用およびマクロファージからの一酸化窒素産生の抑制作用を見出した。胃保護作用に関しては，表2，表3に示すようにジアリルヘプタノイド（**21, 22, 23**）および**24**に活性が認められた。

そして，その作用機序としてバニロイドレセプターの関与は少なくプロスタグランジンおよび生体内一酸化窒素が強く関与していることが明らかとなった。また，リポ多糖刺激によるマクロファージからの過剰な一酸化窒素産生の抑制活性については表4に示すようにジアリルヘプタノイドとフラボノールに活性が認められた。また，良姜抽出エキスにマウスのメラノーマ由来のB 16 melanoma 4 A 5 細胞におけるテオフィリン刺激下でのメラニン生成の抑制作用が認められた。活性成分としてジアリルヘプタノイド（**21**～**23**）やフラボノール（**24**）などが単離されるとともに（IC_{50} 10～48 μM），構造と美白活性に関する知見が得られた。

表2　良姜から単離したジアリルヘプタノイド（21, 22, 23）およびフラボノール（24）のエタノール誘発胃粘膜損傷モデルへの効果

Treatment	Dose (mg/kg, *p.o.*)	*n*	Gastric lesions Length (mm)	Inhibition (%)	ED_{50} (mg/kg) [95% C.L.]
Control	—	6	159.2±21.0	—	
Omeprazole	10	6	90.6±21.2**	43.1	
	15	6	28.6±13.4**	82.0	*ca.* 11
	20	6	16.9±6.1**	89.0	
Control	—	14	121.9±9.5	—	
21	12.5	7	114.8±34.5	5.9	
	25	8	66.3±7.4*	45.6	*ca.* 45
	50	8	57.2±10.4**	53.1	
	100	8	31.5±7.2**	74.1	
22	6.25	7	76.6±17.2	37.2	
	12.5	8	57.4±7.4**	53.0	12.0
	25	8	46.0±7.9**	62.3	[8.9—15.0]
	50	8	31.4±11.5**	74.2	
23	6.25	5	78.9±19.3	35.5	
	12.5	6	52.4±11.9**	57.0	10.2
	25	7	32.2±7.9**	73.6	[8.0—12.4]
	50	8	11.9±4.5**	90.3	
24	25	7	90.1±11.3	26.1	
	50	8	73.7±14.4*	39.5	—
	100	8	72.5±14.5*	40.5	

Values represent the means±S.E.M. Significantly different from the control group, $*p<0.05$, $**p<0.01$.

表3　良姜から単離したジアリルヘプタノイド(21, 22, 23)およびフラボノール(24)のインドメタシン誘発胃粘膜損傷モデルへの効果

Treatment	Dose (mg/kg, *p.o.*)	*n*	Gastric lesions Length (mm)	Gastric lesions Inhibition (%)	ED_{50} (mg/kg)
Control	—	10	79.9±8.9	—	
21	25	8	57.2±9.8	28.4	
	50	8	40.1±8.1**	49.8	*ca*. 57
	100	8	29.9±5.6**	62.6	
22	25	8	63.5±8.9	20.5	
	50	8	52.2±8.1	34.6	—
	100	8	41.3±5.8**	48.3	
Control	—	8	94.9±12.4	—	
23	25	8	63.0±11.3	33.6	
	50	8	35.9±8.3**	62.2	*ca*. 39
	100	8	21.5±5.5**	77.3	
24	25	6	72.0±5.7	24.1	
	50	6	41.0±6.6**	56.8	—
	100	6	68.2±7.0	28.1	
Control	—	6	85.2±2.4	—	
Cimetidine	12.5	6	61.2±5.5**	28.2	
	25	6	34.8±5.0**	59.2	*ca*. 21
	50	6	17.6±3.2**	79.3	

Values represent the means±S.E.M. Significantly different from the control group, **$p<0.01$.

良姜は小ガランガルとも言われるが，関連するものにケンフェリアガランガルと呼ばれる香辛料がある。その基源は，ショウガ科植物の *Boesenbergia rotunda* の地下部と考えられている。筆者らは，この香辛料に胃保護作用やL 929細胞でのTNF-α誘発毒性の抑制作用およびアミノペプチターゼNの阻害作用などを見出し，活性成分としてモノテルペン-カルコン Diels-Alder付加体を明らかにしている[6]。

1.3　ジンジャー（生姜）

ショウガ（ジンジャー，*Zingiber officinale*）は熱帯アジア原産のショウガ科多年性草本で，日本をはじめインド，東南アジア，中国，アフリカ，南米など世界各地で広く栽培されている。インドでの栽培の歴史は古く，サンスクリット（梵語）でショウガを指す sigabera はラテン名 Zingiber の語源と言われている。日本へは3世紀以前に渡来し，8世紀頃には栽培も行われていたと考えられ，平安時代初期の辞書『和名抄』に久礼乃波之加美（クレノハジカミ）として収

表4　良姜から単離したジアリルヘプタノイド(21, 22, 23)およびフラボノール(24)のNO産生抑制活性

	Conc. of test sample (μM)						
	0	1	3	10	30	100	IC_{50} (μM)
5-Hydroxy-1,7-diphenyl-3-heptanone (21)	0.0±5.7	0.0±7.3	−6.2±5.8	−1.5±4.7**	−1.2±5.0	31.3±1.3**	−
5-Hydroxy-7-(4''-hydroxy-3''-methoxyphenyl)-1-Phenyl-3-heptanone (22)	0.0±6.1	4.4±3.5	15.2±5.6	3.7±5.6	1.7±2.8	32.0±2.9**	−
7-(4''-Hydroxy-3''-methoxyphenyl)-1-phenylhept-4-en-3-one (23)	0.0±5.4	−1.9±2.4	4.8±3.2	10.1±4.0	28.3±1.0**	94.4±1.2**	33
3,5-Hydroxy-1,7-diphenylheptane	0.0±4.1	−0.5±7.9	2.0±7.0	5.3±5.0	20.3±5.2*	72.7±0.8**	62
Galangin (24)	0.0±0.6	−4.2±1.1	2.6±2.6	−1.1±4.3	10.6±1.5*	85.5±2.5**	55

Values represent the means±SEM. (N=4). Significantly different from controls, *p<0.05, **p<0.01.

載されている。多肉質の根茎部は古くから香辛料として食用されるほか，生薬としても広範に用いられる代表的な薬用食品の一つといえる。中国最古の本草書『神農本草経』に収載され，漢方医学や中医学で用いる処方では甘草に次いで配合頻度が高い重要生薬として知られている。例えば，一般用漢方処方（210処方）や医療用漢方製剤（143処方）のいずれにおいても約半数の処方に配剤されている。

一方，特有の辛味と香りから日本料理をはじめ世界の料理にスパイスとして広く用いられ，酢漬け（芽ショウガ，葉ショウガ）や薬味（根ショウガ）などの生食用のみならず，漬物，調味料原料，菓子など加工食品として大量消費されている。現在日本で栽培されているショウガの品種は，根茎の大きさによって小ショウガ（芽根，谷中，金時種など），中ショウガ（黄，土垂，近江種など），大ショウガ（おたふく，土佐一など）に大別される。辛味が強く小型の金時種などが薬用優良品種と言われ，大型種は辛味が弱く主として食用に供されている。

第十五改正日本薬局方では薬用のショウガ根茎をショウキョウ（生姜，乾生姜）と呼び，新鮮根茎のコルク層を除き，石灰をまぶすなどの乾燥処理を施して調製されている。漢方処方薬として，かぜ薬，健胃消化薬，鎮吐薬，鎮痛薬とみなされる処方などに配剤されるほか，芳香辛味健

胃薬として胃腸薬原料とされている。また，新鮮根茎を蒸した後に乾燥したものをカンキョウ（乾姜）と呼び，一部の漢方医が治療に用いている。一方，中国ではショウガ新鮮根茎を「生姜」と称し，鎮嘔，去痰，鎮咳，解毒，解熱および消化器系の機能亢進などの目的に用いる。日本のショウキョウに当たるショウガ乾燥根茎は「乾姜」（または白姜，均姜，乾生姜，なども記載）と称し，鎮嗽，腹痛，胃痛および消化管内の停滞の改善などに配剤される。

このように薬用ショウガの名称，薬効，用法が日本の漢方医学と中医学では異なっている。中医学では「生姜」と「乾姜」を異なった薬物として区分して方剤中に用いているが，その根拠の科学的証明はまだ十分ではない[7]。

1.3.1　辛味成分の生体機能

ショウガ根茎の含有成分として，これまでに多数の辛味成分や精油成分が単離され，辛味成分に中枢制御作用，鎮痛作用，鎮咳作用，抗炎症作用など興味深い活性が報告されている。筆者らもショウガの抽出エキスや含有成分について伝承薬効の解析を進めており，まず，ショウガの健胃効果について検討した。ラットに塩酸とエタノールを経口投与すると胃かいようが発生するが，ショウガエキスを投与しておくとかいよう発生が顕著に制御された[8]。抗かいよう活性を指標に分離を進めると活性成分としてセスキテルペン α-zingiberene (**25**)，β-sesquiphellandrene (**26**)，β-bisabolene (**27**)，*ar*-curcumene (**28**) や辛味成分 6-gingerol (**30**)，6-shogaol (**33**) とともに新規な辛味成分 6-gingesulfonic acid (**40**) が得られた。

表5に示すようにこれらのショウガ成分は市販医薬品 cetraxate よりも強い抗かいよう活性を示すことが明らかとなった[8,9]。また，辛味成分の中では新規成分 **40** が最も強い活性を示した。これらの研究の過程でショウガ根茎から既知ジテルペン galanolactone (**29**) や辛味成分 8,10-gingerol (**31**，**32**)，8-shogaol (**34**)，6-dehydrogingerdiol (**35**)，6-gingerdione (**36**)，6-gingediol (**37**)，6-paradol (**38**) を得るとともに，新規成分としてジアリルヘプタノイド **39** や糖脂質 gingerglycolipid A (**41**)，B (**42**)，C (**43**) を単離して化学構造を明らかにした[8,9]。

次に，辛味成分の強弱が明らかにされてないこともあって，辛味を比較検討したところ表6に示すように新規成分 **40** が最も弱いことが判明した[9]。**40** は他の辛味成分とは異なり，水溶性で安定な結晶として得られ，辛味も弱く強い抗かいよう活性を示した。**40** はスルホン酸基を有する初めての辛味成分であるが，旋光性がないなどから二次生成物と考えられた。しかし，辛味が弱く安定であり，顕著な活性から医薬リード化合物として興味深い化合物と言える。

このほか，辛味成分（**30**～**33**）に小腸内輸送促進作用が認められ，腸の動きを活発にして便秘予防効果が期待された。また，辛味成分（**30**～**32**）やジテルペン（**29**）が抗セロトニン作用を示したことから，伝承薬効の悪心や嘔吐抑制作用が支持された。さらに，辛味成分（**31**，**32**，**35**）にはセロトニン誘発性体温降下や下痢抑制作用が判明し，下痢止めとして整腸薬としての機

表5　ショウガ成分のラットでの塩酸－エタノールによる胃かいよう抑制作用

Treatment	Dose (mg/kg)	n	Total length (mm) (Mean±S.E.)	Inhibition (%)
Control	—	5	101.5±10.1	—
α-Zingiberene (**25**)	50	6	69.0±1.94	27.1
	100	6	43.9±15.6	53.6
β-Sesquiphellandrene (**26**)	50	5	60.7±11.1**	40.2
	100	6	39.5±7.1*	61.1
β-Bisabolene (**27**)	50	6	85.6±16.8	15.7
	100	5	43.3±8.5*	57.3
ar-Curcumene (**28**)	50	5	104.0±16.4	−2.5
	100	5	56.3±14.6**	44.5
6-gingerol (**30**)	150	5	43.1±9.2*	57.5
6-Shogaol (**33**)	150	5	30.2±5.5*	70.2
6-Gingesulfonic acid (**40**)	150	5	7.4±1.6**	92.7
	300	6	0.5±0.3**	99.6
Cetraxate	300	5	1.5±1.1**	98.5

Values represent the means±S.E.M. Significantly different from the control group, $^{*}p<0.05$, $^{**}p<0.01$.

表6　ショウガ成分の辛味作用

Sample	Pungent effect (μmol/l)				
	0.1	1.0	10	100	1,000
6-Shogaol (**33**)	−	+	+	++	++
8-Shogaol (**34**)	−	−	±	+	++
6-Paradol (**38**)	−	−	±	+	+
6-Gingerdione (**36**)	−	−	±	+	+
6-Gingerol (**30**)	−	−	−	+	+
6-Gingediol (**37**)	−	−	−	±	+
39	−	−	−	−	+
6-Gingesulfonic acid (**40**)	−	−	−	−	+

Quality of taste: (++) conspicuous; (+) evident; (±) slight; (-) no.

能が証明された。表7に示すようにショウガエキスにラット受身皮膚アナフィラキシー（PCA）反応の抑制効果やヒスタミン遊離抑制作用が判明し，その主活性成分が辛味成分（**30**，**33**）であることも判明した。これらの辛味成分にはモルモット摘出左心房における腸性変力作用が認められ，強心作用のあることが確認された[10]。

このほか，薬理活性を有するセスキテルペン（**1**～**4**）およびジテルペン（**29**）および辛味成分（**30**～**34**）を指標とした高速液体クロマトグラフィー（HPLC）やガスクロマトグラフィー

表7　ショウガ成分の抗アレルギー作用（ラット皮膚アナフィラキシー反応抑制作用）

Compounds	Dose (mg/kg, *P.O.*)	*n*	Inhibition (%)
Control	—	8	0.0±9.6
Zingiberis Rhizoma ext.	100	12	26.8±11.3
	200	8	36.1±6.2**
6-Gingerol (**30**)	25	10	9.2±3.7
	50	6	43.8±8.2**
6-Shogaol (**33**)	25	8	17.4±4.6*
	50	8	20.5±13.7
	100	8	45.2±11.0**
Tranilast	100	10	38.4±11.0*
	300	10	64.7±11.8**

Values represent the means±S.E.M. Significantly different from the control group, $^{*}p<0.05$, $^{**}p<0.01$.
Rats were sensitized passively with IgE (anti-DNP monoclonal anti-body from mice, x 25,000) for 48 h.
Each test compound was given orally 2 h prior to the challenge with 0.5 ml of 1% Evans blue containing 0.75 mg of DNP-BSA.

(GLC) 定量分析法を開発応用することによって，産地や品種および修治手法の異なる生姜類の医薬品としての品質を評価することができた[11]。また，遠赤外線乾燥法などの種々の乾燥手法や条件における成分変動を解析し，ショウガ加工過程における化学過程を明らかにした[12]。

1.4　ターメリック（鬱金）とガジュツ（莪朮）

ターメリック（ウコン）は，インドまたは熱帯アジア原産とされるショウガ科クルクマ属植物の多年草で，インドをはじめ，インドネシア，ベトナムなどの東南アジア全域，中国南部および中南米地域で栽培されており，日本でも沖縄や鹿児島県南部などの温暖な地方で一部栽培されている。古くから薬用としてのみならず，着色料や香辛料として広く利用されてきた。太陽崇拝の民族は金色もしくは黄色を神聖な色とみなす傾向があり，黄色色素を多量に含むウコンは儀式用に身体や食物の着色料として珍重されていた。インドでは現在でもウコンで黄色く染めたご飯が結婚式の料理に欠かせず，花嫁が腕などを黄色く染める風習がみられる。タイでは仏教僧の外衣の染料に用いられてきている。日本においても，江戸時代にウコン染めが流行し，木綿を染めたものをウコン木綿と称して下着や反物の上巻き，包みに用いており，主として染料として利用されていた。今日でも，タクアンや湯葉の色素，カレーの香辛料としてよく知られている。英名のターメリック（turmeric）は，ラテン語の terra merita（大地の恵み）を語源としており，太平洋の島々では神聖な植物として身につけて悪魔除けにしていると言われている。

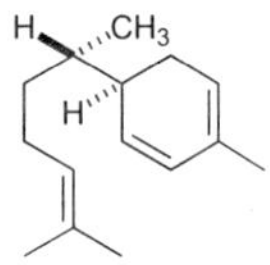

α-zingiberene (**25**) 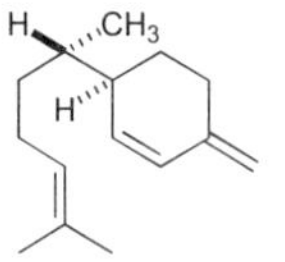 β-sesquiphellandrene (**26**) 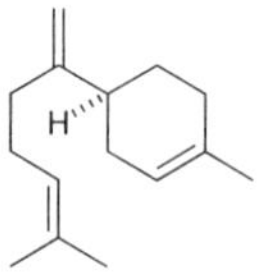 β-bisabolene (**27**) 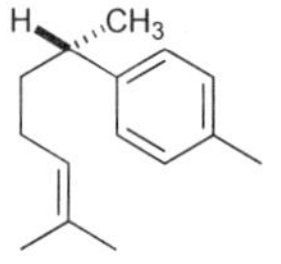 *ar*-curcumene (**28**) 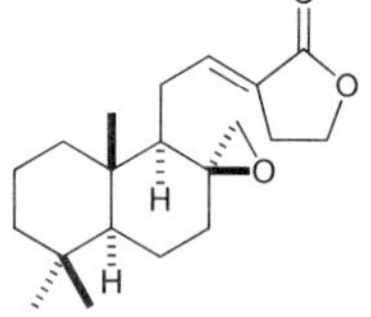 galanolactone (**29**)

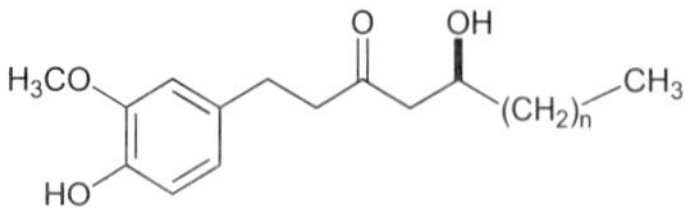

6-gingerol (**30**): n = 4
8-gingerol (**31**): n = 6
10-gingerol (**32**): n = 8

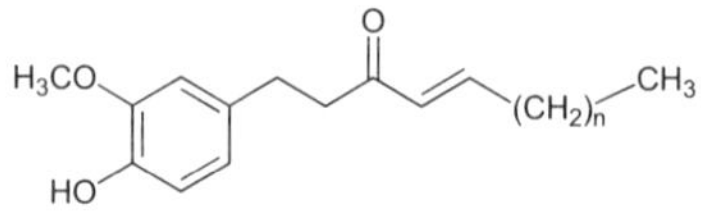

6-shogaol (**33**): n = 4
8-shogaol (**34**): n = 6

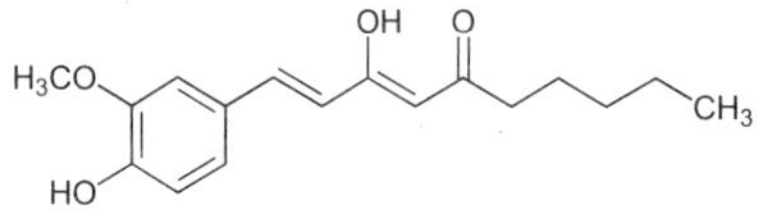

6-dehydrogingerdione (**35**)

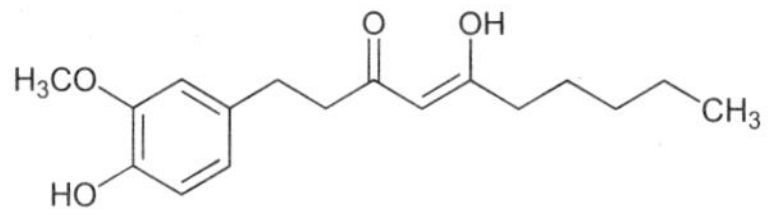

6-gingerdione (**36**)

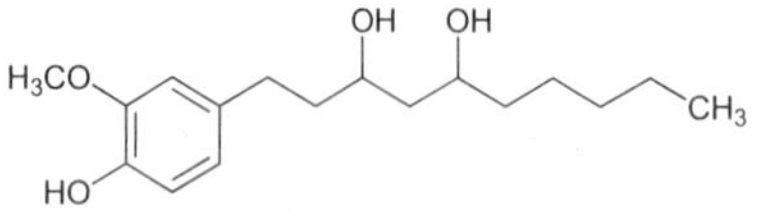

6-gingediol (**37**)

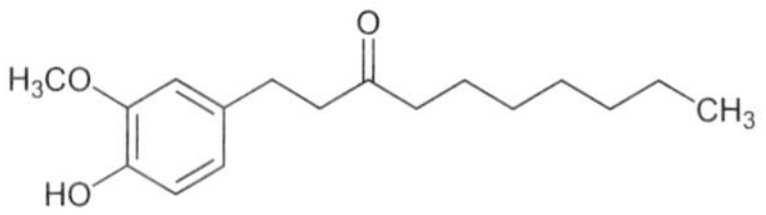

6-paradol (**38**)

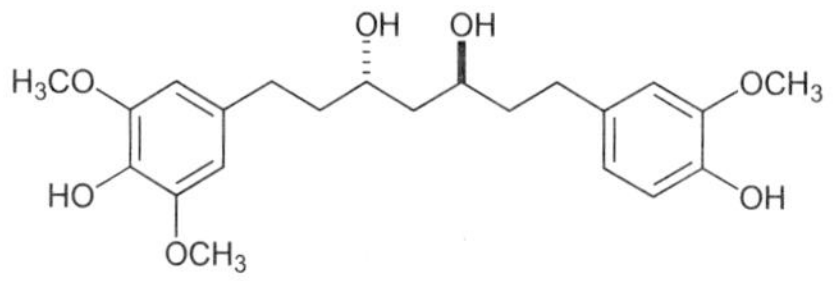

(3*S*,5*S*)-dihydroxy-1-(4'-hydroxy-3',5'-dimethoxyphenyl)-7-(4''-hydroxy-3''-methoxyphenyl)heptane (**39**)

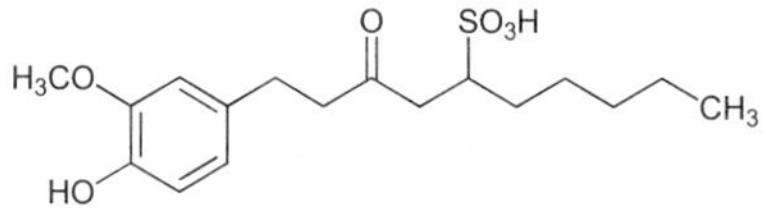

6-gingesulfonic acid (**40**)

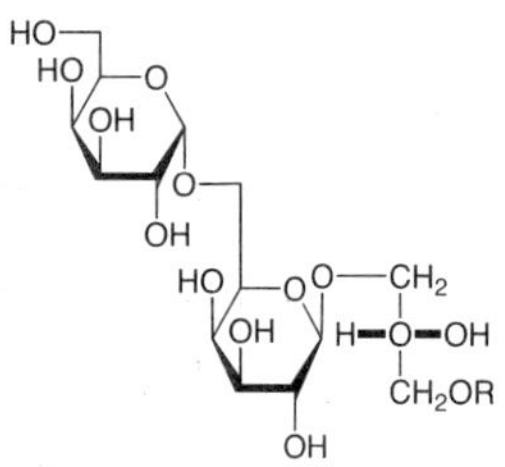

gingerglycolipid A (**41**): R =

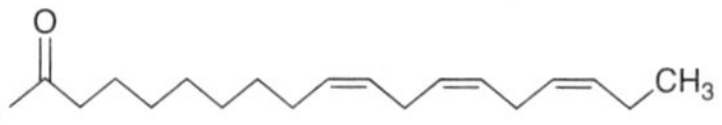

gingerglycolipid B (**42**): R =

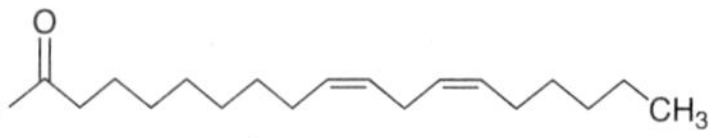

gingerglycolipid C (**43**): R =

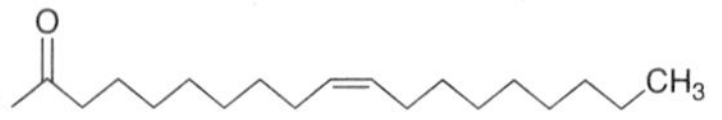

図6 生姜から単離した主要なテルペノイド，辛味成分および糖脂質

ラテン語のクルクマという言葉は，クロッカスすなわちサフランを表わすサンスクリット語のクンクマに由来しているように，ウコンはヨーロッパ原産のサフランと混同されてきた。13世紀，マルコ・ポーロはウコンを「においも色もサフランと同じだ」と記している。貝原益軒の著した『大和本草』にも，ウコンを「漢名鬱金，和名サフラン，シャムより来る。サフランという。染色に用う。唐人は魚肉の料理に用う」と記されている。実際，ウコンにはインドサフランという呼び名もあり，フランスではサフラン・デ・インデと呼び，サフランと称してウコンがブイヤベースに使われている。

ウコンには，多数の近縁植物が知られており，植物分類も難しいことや，また，日本と中国の呼称の違いもあって，現代でも名称に少し混乱が認められる。日本で健康食品として用いられているウコン類には，秋ウコン，春ウコン，薬ウコンおよび紫ウコンなどがある。ウコン（ターメリック，Curcumae Rhizoma）とは，秋ウコンと通称される学名*Curcuma*（*C.*）***longa***（または*C.* ***domestic***）という植物の根茎のことで，晩夏から秋にかけて白色の花を咲かせる。中国ではこの植物を姜黄と称しており，根茎の切断面は黄色く，黄色色素curcuminの含量が高いと言われている。一方，春ウコン（学名*C.* ***aromatica***）は春から初夏にかけて赤紫色の花を咲かせる。中国ではこの植物を鬱金と記している。この根茎のcurcumin含量はウコンに比べて少なく，精油が多いことから根茎の色調は薄いが香りが強いと言われている。薬ウコン（学名*C.* ***xanthorrhiza***）は，東南アジア地域に多種存在するウコン近縁植物の一つで，curcuminの含量はウコンよりも多いと言われている。紫ウコンと通称されるものは，ガジュツ（莪朮）と呼ぶのが正しく，学名は*C.* ***zedoaria***で，英名ではゼドアリーと呼ばれている。

インド地域の伝統医学であるアーユルヴェーダ医学では，ウコンは黄疸の特効薬とされ，消化不良を治し，駆風効果や鎮咳作用および口中のねばった不快感を除いて美しい声にすると伝承されている。中国で薬用にされたのは，唐代（659年）の本草書「新修本草」に「悪血を破り，新しい血を補う」と薬効が記されているのが最初と思われる。今日の漢方医学や中国伝統医学では，ウコンは利胆，芳香性健胃，消炎止血，通経薬として，肝臓炎，胆道炎，胆石症，吐血，尿血，経閉痛，胸脇部や腹部の痛みの治療に応用される。ウコンの主成分としては，黄色色素のcurcuminなどのジアリルヘプタノイドとビサボラン型セスキテルペンやモノテルペンなどの精油成分の存在が知られている。ウコンのエキスや成分に，抗酸化作用，糖尿症改善作用，血小板凝集抑制作用，肝保護作用，抗アレルギー作用，抗炎症作用，抗腫瘍作用などが報告されている。さらに，ウコンの主要成分であるcurcuminには，糖尿病の改善作用，血小板凝集抑制作用，抗アレルギー作用，抗腫瘍促進作用などのあることが明らかになっている。著者らもcurcuminの肝保護作用を検討したところ表8に示すように初代培養肝細胞へのD-ガラクトサミンによる障害に対しては全く活性が認められなかったが，マウスにおけるD-ガラクトサミンとリポ多糖による肝障害に対する保護作用のあることを明らかにしている[13]。

一方，ガジュツは芳香性健胃薬として用いられるほか，興奮，駆風，鎮痛，通経薬として消化不良，疝痛，経閉などの治療にも用いられる。ガジュツの主成分は，グアイアン型およびゲルマクラン型セスキテルペンで，クルクミンなどのジアリルヘプタノイド類は含まれないか，もしくはごく微量検出されるにすぎない。ガジュツのエキスや成分には，胃保護作用，利胆作用および肝保護作用のあることが判明している。筆者らは中国産ガジュツから新規セスキテルペンとして curcarabranol A，B，curcumenolactone A，B，C，4-epicurcumenol，neocurcumelol，gajutsulactone A，B を明らかにするとともに，図 7 に示すようなカラボラン型，ゲルマクラン型，グアイアン型，ビザボラン型，オイデスマン型，エレマン型，キサンタン型のセスキテルペン類を多数単離同定した。そして，表 8 と表 9 に示すようにガジュツのセスキテルペン成分に肝保護作用のあることを見出すとともに[13]，抗炎症作用（NO 産生抑制作用）[14]や血管拡張作用[15]のあることを明らかにした。ウコン類やガジュツが健康食品として人気が高い理由は，上記の体に良いいろいろな薬理作用のあることからもうなずける。しかし，中国伝統医学や漢方医学では，ウコン類は，貧血症で衰弱して血行の悪い人および妊婦には用いてはならないとされ，また，ガジュツも妊婦は服用してはならず，気血がともに虚の者，脾胃薄弱で積滞のない者が服用するときは注意が必要と言われている。健康食品といっても長期にわたり服用するときは，体質を考える必要がある。

このほか筆者らは，これまでに，コショウ類，タデ類，月桂樹（ローレル），ローズマリー，セージなどの香辛料について抗肥満作用，強心作用，胃保護作用，肝保護作用，抗アレルギー作用，抗炎症作用などを見出している。香辛料は単に辛味だけでなく，消化管作用をはじめ種々の薬効があり，薬食同源の視点から興味深い素材といえる。

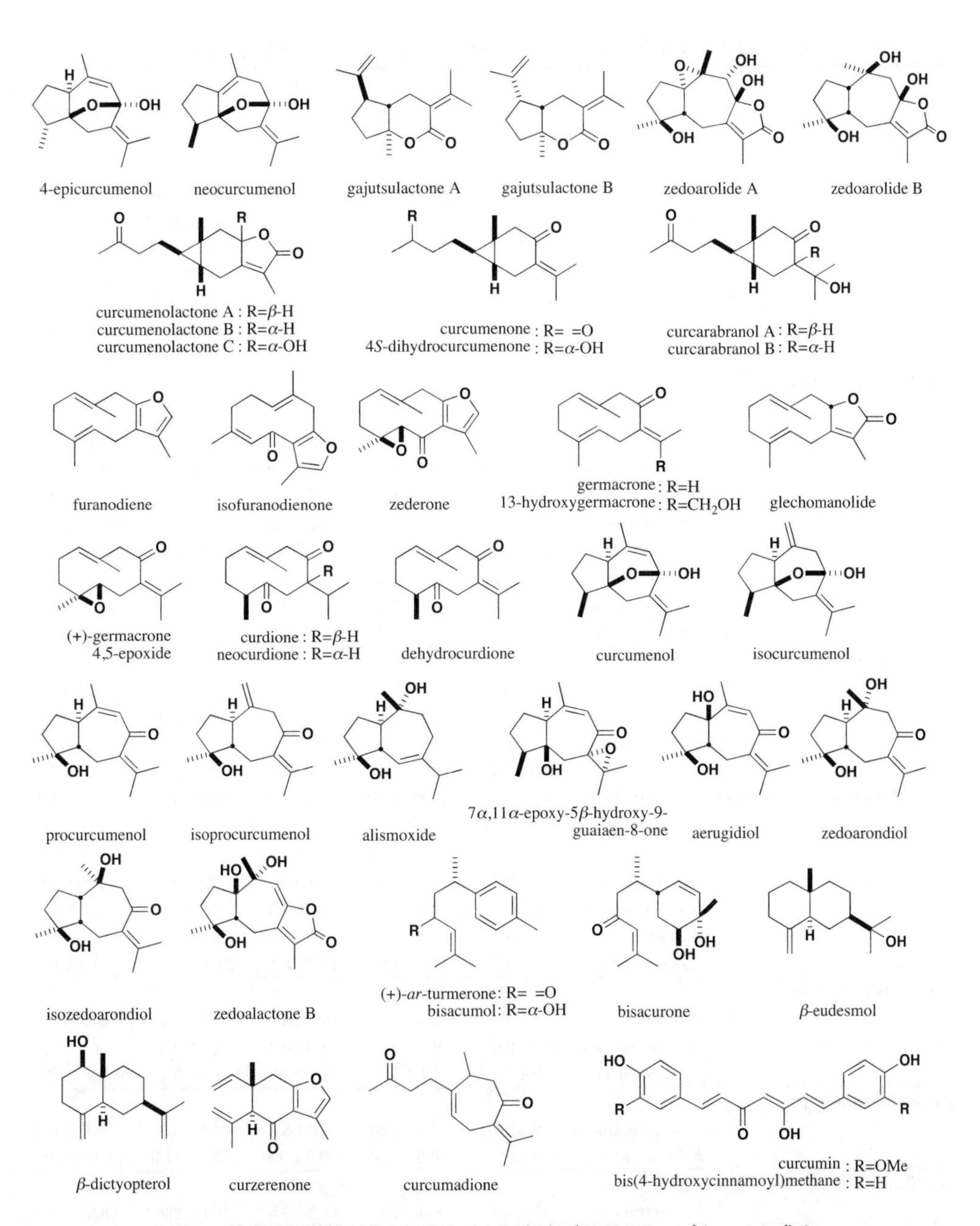

図7　莪朮から単離したセスキテルペンおよびジアリルヘプタノイド成分

表 8　鬱金と莪朮成分の初代培養肝細胞の D-ガラクトサミン障害への効果

	Inhibition (%)				
	0 μM	3 μM	10 μM	30 μM	100 μM
Sesquiterpenes					
1) Carabrane type					
Curcumenolactone A	0.0±5.2	13.9±11.3	16.8±4.6	29.7±7.6*	65.5±5.7**
Curcumenolactone B	0.0±3.7	−1.7±2.7	7.9±7.4	37.7±8.8**	71.1±4.3**
Curcumenolactone C	0.0±5.2	12.3±9.3	12.5±5.4	15.3±9.2	21.5±5.0
Curcumenone	0.0±4.5	−4.8±2.1	−2.3±2.3	−10.4±3.3*	−12.2±2.6**,#
4 S-Dihydrocurcumenone	0.0±1.0	0.6±3.5	0.9±2.8	−2.0±2.5	−1.4±3.5
Curcarabranol A	0.0±0.7	3.3±1.1	6.0±0.7*	5.8±1.3	7.9±1.0
Curcarabranol B	0.0±8.2	1.2±9.7	−5.2±11.6	−1.2±13.0	3.1±11.0
2) Germacrane type					
Furanodiene	0.0±0.2	0.3±0.3	0.1±0.2	1.0±0.3	−0.5±0.2#
Zederone	0.0±1.2	−2.4±1.1	−3.4±1.2	−6.2±0.4#	−7.9±0.1#
Germacrone	0.0±10.0	18.4±8.9	40.6±8.9**	61.0±8.6**	59.8±6.3**
13-Hydroxygermacrone	0.0±2.6	8.3±6.5	−7.2±3.3	−17.0±3.5*	−21.7±3.0**
Glechomanolide	0.0±8.5	−1.8±2.0	2.2±7.7	3.9±8.1	91.5±11.5**
(+)-Germacrone 4,5-epoxide	0.0±7.3	−0.5±3.4	19.4±5.7*	16.0±3.1	22.2±7.5*
Curdione	0.0±4.0	3.0±4.4	12.1±5.3	40.9±9.5*	77.1±5.8*
Neocurdione	0.0±2.4	−0.8±1.6	−0.1±1.7	6.6±1.6	44.6±5.3*
Dehydrocurdione	0.0±0.9	3.4±3.2	6.0±3.1	3.4±1.9	−6.3±0.3
3) Guaiane type					
Curcumenol	0.0±2.7	0.1±3.7	−0.4±2.7	6.5±4.2	25.1±5.3**
Isocurcumenol	0.0±2.7	−0.8±3.1	2.8±2.3	3.6±2.9	14.2±5.9
Isoprocurcumenol	0.0±7.4	1.1±0.5	3.0±1.3	−1.4±1.1	−5.2±0.4
Alismoxide	0.0±0.4	6.6±6.8	0.1±1.1	−0.2±0.9	2.1±1.5
7α-11α-epoxy-5β-hydroxy-9-guaiaen-8-one	0.0±3.4	13.8±3.5**	18.1±5.7**	29.8±3.6**	55.2±4.1**
Aerugidiol	0.0±12.8	−12.9±10.1	−25.7±14.2	−37.5±14.1	−41.5±8.0*
Zedoarondiol	0.0±6.0	−5.3±10.6	−4.1±13.8	−8.7±12.1	−35.6±7.9*
Isozedoarondiol	0.0±6.7	8.0±5.1	−4.6±5.3	−2.6±4.0	−20.6±3.8*
Zedoalactone B	0.0±3.2	0.0±2.5	7.1±3.3	9.7±5.0	3.7±4.0
Zedoarolide A	0.0±6.5	4.2±9.6	18.1±9.3	24.0±4.2	14.7±8.4
Zedoarolide B	0.0±4.4	14.8±4.8**	17.8±8.2**	23.9±11.0**	31.8±7.8**
4) Bisaborane type					
(+)-*ar*-Turumerone	0.0±8.0	−8.8±3.3	15.0±6.9	−23.0±4.1*	−5.2±4.4
Bisacumol	0.0±0.6	0.0±0.6	0.6±0.3	1.7±0.8	4.6±1.0
Bisacurone	0.0±2.3	5.1±2.0	2.6±1.6	0.9±3.1	−7.0±0.9
5) Eudesmane type					
β-Eudesmol	0.0±9.9	3.3±10.6	6.8±8.8	11.3±6.3	26.9±9.2*
β-Dictyopterol	0.0±0.9	−6.2±11.4	−9.0±9.5	22.7±17.0	45.9±12.1**
6) Elemane type					
Curzerenone	0.0±3.0	8.0±2.5	11.2±3.5**	16.6±2.9**	−3.8±2.1
7) Xanthane type					
Curcumadione	0.0±2.7	1.2±3.2	5.3±3.3	2.8±1.9	11.2±1.4*
Diarylheptanoides					
Curcumin	0.0±3.7	0.1±3.8	1.1±2.2	−17.7±1.3**,#	−44.3±0.3**,#
Bis(4-hydroxycinnamoyl)methane	0.0±3.1	2.8±2.1	12.6±2.3*	17.2±3.5**	P 2.7±2.5

Each value represents the means±S.E.M. (N=4).
Significantly different from the control: *p<0.05, **p<0.01.
#: Cytotoxic effect was observed.

表9　Curcumin および curcumenone のマウス D-ガラクトサミン誘発肝障害の抑制作用

Sample	Dose (mg/kg, *p.o.*)	N	Karmen Unit s-GPT	Karmen Unit s-GOT
Untreated control	-	10	17±1**	55±5**
Treated control (D-GalN / LPS)	-	11	4021±1050	4817±1510
Curcumenone + D-GalN / LPS	12.5	9	2455±766	2139±743
	25	9	1625±821	1419±638*
	50	9	413±35**	590±36**
Hydrocortisone+ D-GalN / LPS	20	5	82±11**	133±11**
Treated control(D-GalN / LPS)	-	10	6605±1985	6033±1647
Curcumin + D-GalN / LPS	12.5	10	5024±189	4770±1218
	25	10	3253±981	3177±979
	50	9	1916±483*	2220±563*

Each value represents the means±S.E.M.
Significantly different from the control: $^{*}p<0.05$, $^{**}p<0.01$.

文　献

1）a) 吉川雅之, 食品と科学, **49**(3), 25-31 (2007) ; b) Morikawa T., Ando S., Matsuda H., Kataoka S., Muraoka O., Yoshikawa M., *Chem. Pharm. Bull.*, **53**, 625-630 (2005)

2）a) Matsuda H., Pongpiriyadacha Y., Morikawa T., Ochi M., Yoshikawa M., *Eur. J. Pharmacol.*, **471**, 59-67 (2003) ; b) Matsuda H., Morikawa T., Ochi M., Pongpiriyadacha Y., Yoshikawa M., 46 th Symposium on the Chemistry of Natural Products, Hiroshima 2004, Symposium Papers, pp. 611-615

3）Matsuda H., Morikawa T., Managi H., Yoshikawa M., *Bioorg. Med. Chem. Lett.*, **13**, 3197-3202 (2003)

4）a) Matsuda H., Ando S., Morikawa T., Kataoka S., Yoshikawa M., *Bioorg. Med. Chem. Lett.*, **15**, 1949-1953 (2005) ; b) Ando S., Matsuda H., Morikawa T., Yoshikawa M., *Bioorg. Med. Chem.*, **13**, 3289-3294 (2005) ; c) Yasuhara T., Manse Y., Morimoto T., Qilong W., Matsuda H., Yoshikawa M., Muraoka O., *Bioorg. Med. Chem. Lett.*, **19**, 2944-2946 (2009)

5）a) Matsuda H., Ando S., Kato T., Morikawa T., Yoshikawa M., *Bioorg. Med. Chem.*, **14**, 138-142 (2006) ; b) Matsuda H., Nakashima S., Oda Y., Nakamura S., Yoshikawa M., *Bioorg. Med. Chem.*, **17**, 6048-6053 (2009)

6) a) Yoshikawa M., Morikawa T., Funakoshi K., Ochi M., Pongpiriyadacha Y., Matsuda H., *Heterocycles*, **75**, 1639-1650 (2008) ; b) Morikawa T., Funakoshi K., Ninomiya K., Yasuda D., Miyagawa K., Matsuda H., Yoshikawa M., *Chem. Pharm. Bull.*, **56**, 956-962 (2008).
7) 吉川雅之, 食品と科学, **41**(4), 40-43 (1999)
8) 畠山祥子, 谷口久美子, 川村芽理, 吉川雅之, 薬誌, **112**, 645-655 (1992)
9) a) Yoshikawa M., Hatakeyama S., Taniguti K., Matsuda H., Yamahara *J., Chem. Pharm. Bull.*, **40**, 2239-2241 (1992) ; b) Yoshikawa M., Yamaguchi S., Kunimi K., Matsuda H., Okuno Y., Yamahara J., Murakami N., *Chem. Pharm. Bull.*, **42**, 1226-1230 (1994)
10) 松田久司, 山口祥子, 下田博司, 村上啓寿, 吉川雅之, Natural Medicines, **49**, 76-83 (1995)
11) 吉川雅之, 畠山祥子, 茶谷展安, 西野由貴子, 山原條二, 薬誌, **113**, 307-315 (1993)
12) 吉川雅之, 茶谷展安, 畠山祥子, 西野由貴子, 山原條二, 村上啓寿, 薬誌, **113**, 712-717 (1993)
13) Matsuda H., Ninomiya K., Morikawa T., Yoshikawa M., *Bioorg. Med. Chem. Lett.*, **8**, 339-344 (1998)
14) a) 松田久司, 島田ひろみ, 二宮清文, 坂本保子, 吉川雅之, 山原條二, 和漢医薬学雑誌, **14**, 312-313 (1997) ; b) Matsuda H., Morikawa T., Toguchida I., Ninomiya K., Yoshikawa M., *Heterocycles*, **55**, 841-846 (2001)
15) Yoshikawa M., Murakami T., Morikawa T., Matsuda H., *Chem. Pharm. Bull.*, **46**, 1186-1188 (1998)

2　抗酸化活性

菊﨑泰枝*

2.1　ポピュラーなショウガ科香辛料の抗酸化性

香辛料は経験的に油脂や脂質含有食品に対して酸化抑制効果を示すことが知られており，その科学的研究は1950年ごろから精力的にはじまった。ショウガ科植物ではショウガ（*Zingiber officinale*），ウコン（*Curcuma longa*），カルダモン（*Elettaria cardamomum*）の抗酸化性についてよく調べられている。多くの研究者の研究結果をまとめると，①ショウガとウコンは100℃以上の高温下でのラードの酸化に対しては抑制効果が見られないが，40℃ではラードに対する酸化抑制効果が認められた，②乳化系のリノール酸メチルの40℃における保存試験では，ショウガ，ウコンともに強い抗酸化性を示した，③ショウガは加熱した肉やクッキーの保存試験で，酸化抑制効果が認められた，④ショウガ，ウコンともに水溶性成分よりも脂溶性成分の方が強い抗酸化力を示した，⑤カルダモンはいずれの試験においても酸化抑制効果が認められず，むしろ酸化を促進する傾向にあった，と総括できる。

2.2　ショウガの抗酸化成分

ショウガは清々しい芳香と辛味に特徴があり，洋の東西を問わず世界中で親しまれている香辛料である。辛味の主体は[6]-ジンゲロール（**1**）であり，新鮮なショウガ（生姜）には0.1～0.5%程度含有されている。同じく辛味成分として知られている[6]-ショウガオール（**2**）は生姜にはほとんど存在しないが，生姜を蒸した後乾燥して調製する乾姜中に含まれる。乾姜の調製の過程で**1**の脱水反応で**2**が生じるが，「蒸し・乾燥」にかける時間が長くなればなるほど**1**から**2**への変換率が大きくなり，約12時間の工程で**1**と**2**の比がおよそ1：1になることが知られている[1]。Leeらは**1**がリノール酸の酸化に対して抑制効果をもつことを明らかにし[2]，また，藤尾らは**2**の抗酸化性を報告している[3]。

筆者らは化合物**1**や**2**以外のショウガの抗酸化成分を明らかにすべく，乾姜を対象としてこれまでに50種以上の含有成分を単離，構造決定してきた[4~9]。そのおもな単離成分を図1に示す。得られた化合物は構造の特徴からジンゲロールタイプとジアリールヘプタノイドタイプの2つに大きく分けられる。ベンゼン環上の置換基に着目すると，ジンゲロールタイプのものでは4-hydroxy-3-methoxyphenyl基を有する化合物が大部分を占めていた。一方，ジアリールヘプタノイドタイプでは，4-hydoroxy-3-methoxyphenyl基を有する化合物がもっとも多かったが，4-hydroxy-3,5-dimethoxyphenyl基，3,4-dihydroxyphenyl基，4-hydroxyphenyl基などを有

＊　Hiroe Kikuzaki　奈良女子大学　生活環境学部　食物栄養学科　教授

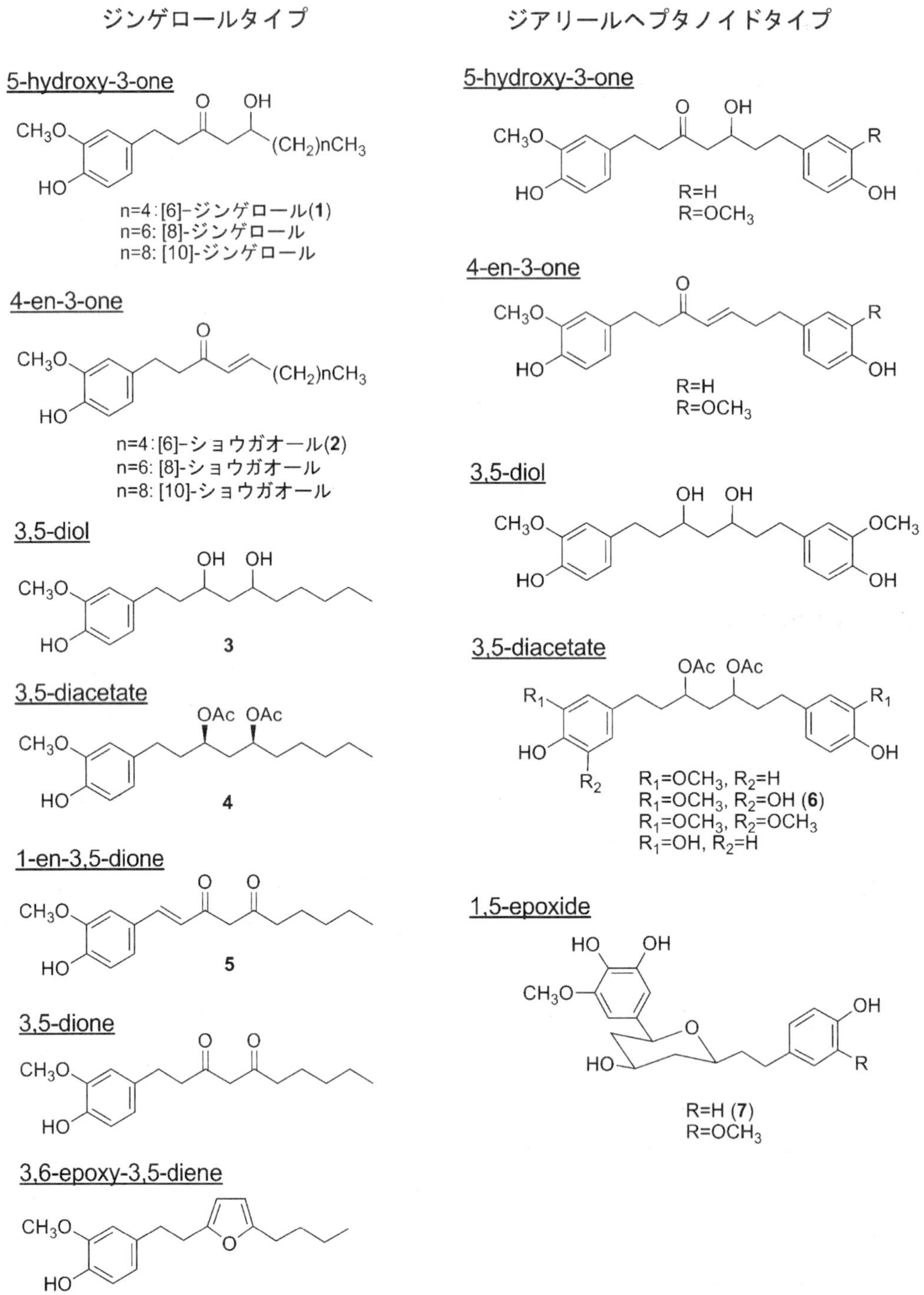

ジンゲロールタイプ

5-hydroxy-3-one

n=4: [6]-ジンゲロール(**1**)
n=6: [8]-ジンゲロール
n=8: [10]-ジンゲロール

4-en-3-one

n=4: [6]-ショウガオール(**2**)
n=6: [8]-ショウガオール
n=8: [10]-ショウガオール

3,5-diol

3

3,5-diacetate

4

1-en-3,5-dione

5

3,5-dione

3,6-epoxy-3,5-diene

ジアリールヘプタノイドタイプ

5-hydroxy-3-one

R=H
R=OCH_3

4-en-3-one

R=H
R=OCH_3

3,5-diol

3,5-diacetate

R_1=OCH_3, R_2=H
R_1=OCH_3, R_2=OH (**6**)
R_1=OCH_3, R_2=OCH_3
R_1=OH, R_2=H

1,5-epoxide

R=H (**7**)
R=OCH_3

図1　ショウガから単離されたおもな抗酸化成分

する化合物も存在した。つぎに側鎖の置換基に着目すると，ジンゲロールタイプ，ジアリールヘプタノイドタイプとも3位がカルボニル基，5位に水酸基が置換した5-hydroxy-3-oneタイプのものが含有量としては最も多かった。その他，図1に示したように，4-en-3-oneタイプ，3,5-diolタイプ，3,5-diacetateタイプなどの化合物が得られた。ジンゲロールタイプのものではこれらのほかに1-en-3,5-dione，3,5-dione，3,6-epoxy-3,5-dieneタイプの化合物も含有されていた。ジンゲロールタイプでは，**1**に代表されるように，炭素数10個の側鎖を有するものが最も多く含まれていたが，炭素数8，12，14個の側鎖を有するものも存在する。ジアリールヘプタノイドでは環状構造をもつ1,5-epoxideタイプの化合物5種を単離，構造決定した。

単離化合物のラジカル捕捉活性，油脂に対する抗酸化性，人工リポソーム膜に対する抗酸化性評価を行い化学構造と活性の関連性について検討したところ，まずDPPHラジカル捕捉活性（DPPH最終濃度100 μM，室温3時間反応）は，これまでの多くの報告と同様，3,4-dihydroxy-phenyl基を有する化合物の活性が最も強かった。また，4-hydroxy-3-methoxyphenyl基を有するジンゲロールタイプの化合物のラジカル捕捉活性は，フェニル基と共役した二重結合を有する化合物**5**のみがIC_{50}30 μMであり，それ以外の化合物のIC_{50}はおよそ20 μMでほとんど差は認められなかった。また側鎖の炭素数の違いによるDPPHラジカル捕捉活性の有意な差は認められなかった。一方，40℃保存した水－アルコール溶液中のリノール酸酸化試験では，4-hydroxy-3-methoxyphenyl基を有する化合物は強い酸化抑制効果を示し，側鎖炭素数の違いが活性に影響を与えることがわかった。すなわち，炭素数10，12，14個の側鎖をもつジンゲロールを比較すると，炭素数が長い方がより酸化抑制効果の強いことが判明した（図2）。ショウガオールでも同様の傾向が認められた[8]。この系では化合物のもつラジカル捕捉能がほぼ同程度であるが，炭素数の違いが基質であるリノール酸への近づきやすさに差を生じさせ，その結果抗酸化性に影響を与えたものと推察された。この現象を確かめるためにラジカル発生剤AAPH誘導

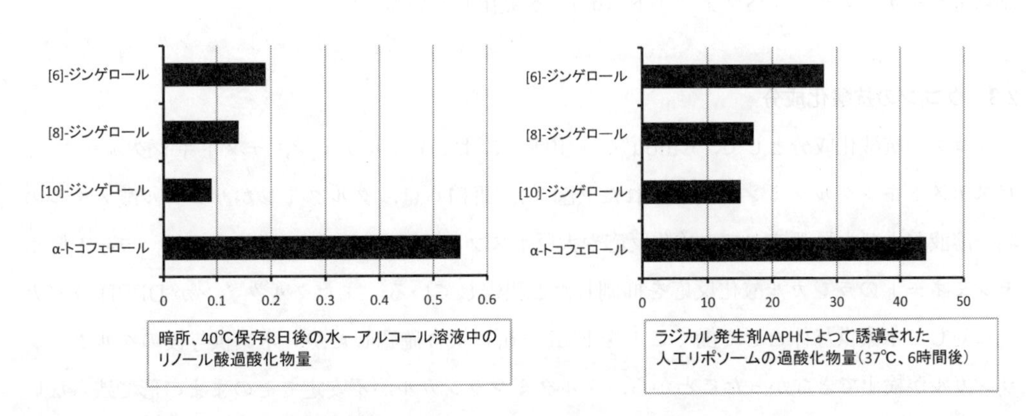

図2　ジンゲロールの脂質に対する酸化抑制活性

人工リポソーム膜酸化（37℃，6時間反応）に対するジンゲロールの抗酸化能を測定し，基質に対する抗酸化物質の親和性が酸化抑制活性に対して影響を及ぼすかどうかを調べた。図2に示すように酸化抑制効果は［10］->［8］->［6］-ジンゲロールの順に強かったことから，アルキル側鎖の長さが抗酸化性を左右することが示唆された。筆者らはフェルラ酸エステルでも同様の結果を得ており，アルコール部分の炭素数が6～8個のフェルラ酸エステルが最も強い酸化抑制効果を示し，それより炭素数が多くても少なくても活性が低下していくことを明らかにしている[10]。

アルキル側鎖の長さが抗酸化性に与える影響に関する最近のDugasaniらの報告では，DPPHラジカル，スーパーオキシドラジカルおよびヒドロキシラジカルに対する捕捉活性の強さはいずれも［10］->［8］->［6］-ジンゲロールの順であったと報告している。さらにヒト好中球の*N*-formyl-methionyl-leucyl-phenylalanine誘導活性酸素産生に対する抑制活性も同様の結果であった[11]。DPPHラジカル捕捉活性に関しては筆者らの結果と一致をみなかったが，側鎖アルキル基の長さが種々の系で抗酸化活性に影響を与えることが支持された。DugasaniらはさらにRAW 264.7細胞におけるリポポリサッカライド誘導NO産生，PGE 2産生に対するジンゲロールの抑制効果を調べており，その効力も［10］->［8］->［6］-ジンゲロールの順であったと報告している[11]。

筆者らは側鎖の置換基の種類が抗酸化性に影響を及ぼすかどうかについても水－アルコール溶液中のリノール酸酸化試験で調べた。化合物**1**～**5**の活性を比較すると，**4**>**3**>**2**>**1**>**5**の順であった。また，1位，7位の両方が4-hydroxy-3-methoxyphenyl基であるジアリールヘプタノイドの活性も比較検討したところ同様の傾向を示し，3,5-diacetate>3,5-diol>4-en-3-one>5-hydroxy-3-oneの順であった[12]。これらのことから側鎖置換基の種類がこの系における抗酸化性発現に影響を与えることが示唆された。

Zhouらの研究グループはショウガ根茎から2種のマウス肝ミクロソームの過酸化脂質生成抑制効果を示すジアリールヘプタノイド（**6, 7**）を見出している[13,14]。

2.3　ウコンの抗酸化成分

ウコンの抗酸化成分として，Chiou[15]，戸田ら[16]によってクルクミン，デメトキシクルクミン，ビスデメトキシクルクミンが同定された（図3）。野口らは，クルクミンがリノール酸メチルの均一溶液および水懸濁液中での酸化反応や大豆ホスファチジルコリンリポソーム膜，ラット肝ホモジェネートのラジカル酸化反応を抑制したと報告している。またクルクミンがDPPHラジカルに対して水素供与体として働くことをESR分析により確認したが，水素供与後のクルクミンラジカルが検出できなかったことから，クルクミンラジカルが不安定でそのままの形で残らないことを示唆した[17]。クルクミンの抗酸化機構の詳細は増田らによって調べられている。クルクミ

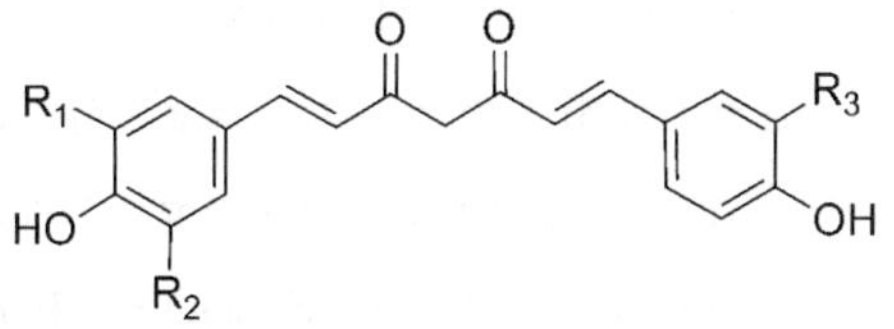

$R_1=R_3=OCH_3$, $R_2=H$　クルクミン
$R_1=R_2=H$, $R_3=OCH_3$　デメトキシクルクミン
$R_1=R_2=R_3=H$　ビスデメトキシクルクミン
$R_1=R_2=R_3=OCH_3$　**8**

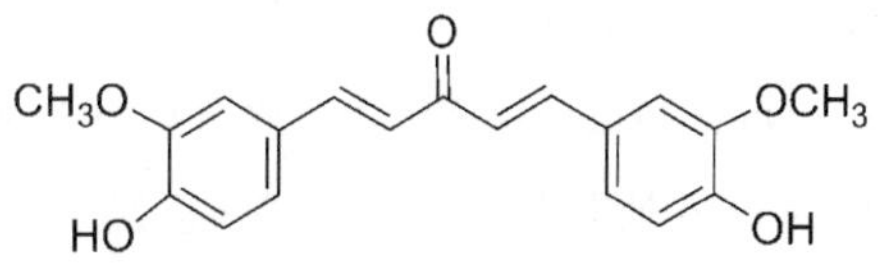

9

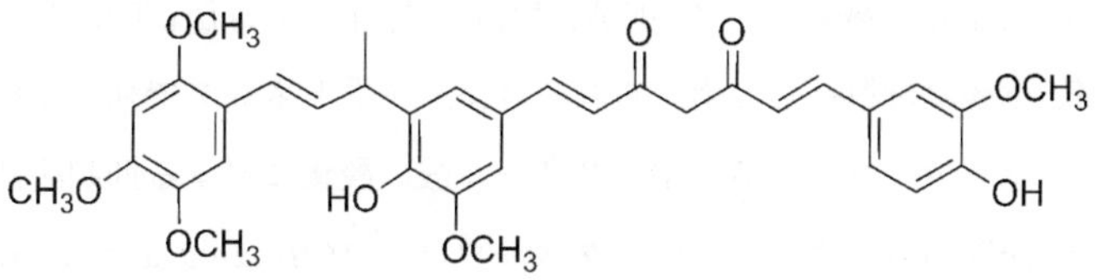

10

図3　ショウガ科植物から得られたおもなクルクミン関連物質

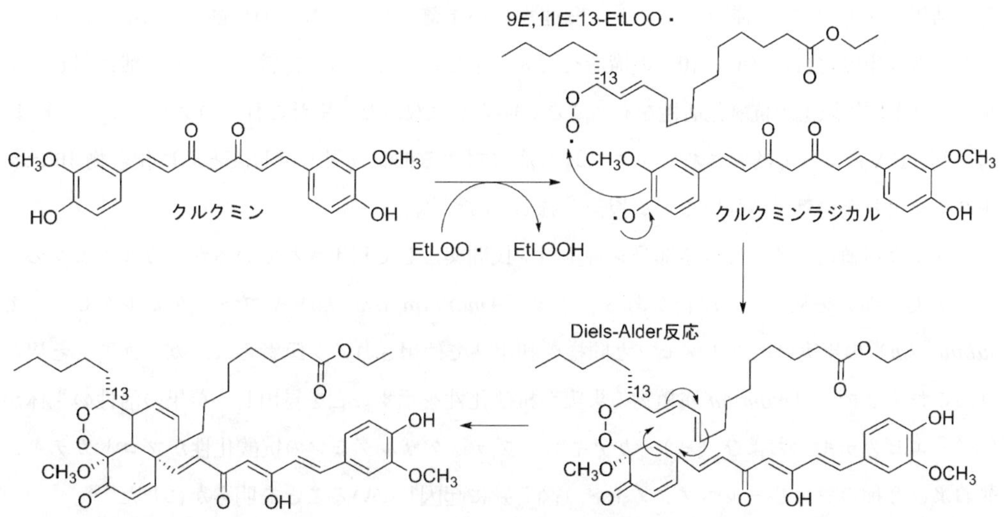

9*E*,11*E*-13-EtLOO・

クルクミン

EtLOO・　EtLOOH

クルクミンラジカル

Diels-Alder反応

図4　クルクミンの推定抗酸化機構

ンを共存させたアセトニトリル中でリノール酸エチルをラジカル開始剤と反応させて酸化を開始した。クルクミンの消失とともにあらたに6種類の物質が生成し，これらを単離，構造解析してクルクミンとリノール酸エチルハイドロパーオキサイド（EtLOO・）の縮合物であることを明らかにした。その推定反応機構は，まず酸化により生じたEtLOO・にクルクミンの一方のフェニル基の4位の水酸基の水素ラジカルを供与してEtLOOHとクルクミンラジカルが生じる。つ

ぎにクルクミンラジカルはもう1分子のEtLOO・とラジカルカップリング反応を起こし，つづいてDiels-Alder反応により縮合物が生成される。すなわち1分子のクルクミンは2分子のEtLOO・を捕捉することができる。図4に9*E*, 11*E*-13-EtLOO・とクルクミンラジカルの推定反応機構を示した。他の生成物もクルクミンラジカルとそれぞれ9*Z*, 11*E*-13-EtLOO・，10*E*, 12*Z*-9-EtLOO・，10*E*, 12*E*-9-EtLOO・との縮合物であることが判明した[18)]。

2.4 その他のショウガ科植物の抗酸化成分

ショウガ科植物の大部分は熱帯アジアが原産であり，原産地では伝統的に多くのショウガ科植物が香辛料や民間伝承薬の材料として用いられてきた。インドネシアで利用されてきたショウガ科植物根茎抽出物の水－アルコール溶液中のリノール酸の酸化に対する抑制活性とクルクミノイドの含量を検討した研究から，ウコンの他，クスリウコン（*Curcuma xanthorrhiza*），ポンツクショウガ（*Zingiber cassumunar*）の抗酸化力がクルクミノイド由来であることがわかった。しかしながら，これらの抽出物の示す抗酸化力は3種のクルクミノイドの含量を考慮するとそれらだけの関与とは考えられず，その他の物質の関与が予想された[19)]。これら3種の抽出物の成分研究の結果，あらたに10種のクルクミン関連物質が単離され，それらの抗酸化力が調べられた。そのおもな単離化合物（**8**～**10**）の構造を図3に示した。これらの物質はリノール酸に対してクルクミンと同等以上の抗酸化活性をもつことが明らかになった。またこれらのクルクミノイドは，起炎剤TPAによって誘導されたマウス耳炎症に対する抑制効果も示し，とくに化合物**10**はクルクミンよりその効果の強いことが報告されている[20～22)]。

ショウガ科植物の多くは根茎部分を香辛料や民間薬として利用されているが，カルダモンのように果実の部分を利用する場合がある。草果（*Amomum tsao-ko*）やブラックカルダモン（*A. subulatum*）の果実は，カルダモンと同様の利用法で使用される。筆者らは，カルダモンと異なり，これら2種の*Amomum*属植物の果実が抗酸化性を示すことを見出し，草果の活性の主体が(＋)－エピカテキンおよび（－)－カテキン，ブラックカルダモンの抗酸化性がプロトカテキュ酸および2種のジアリールヘプタノイド（図5）に起因していることを明らかにした[23, 24)]。

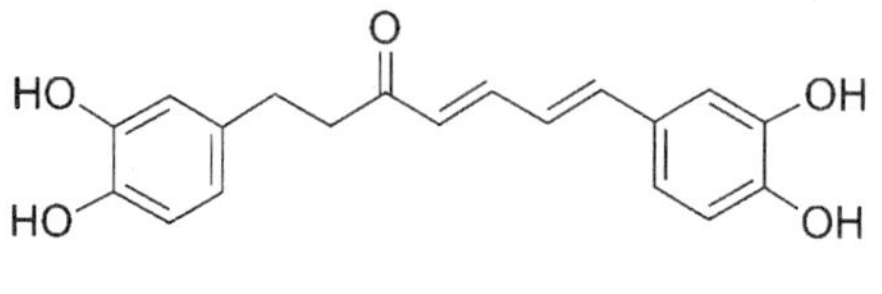

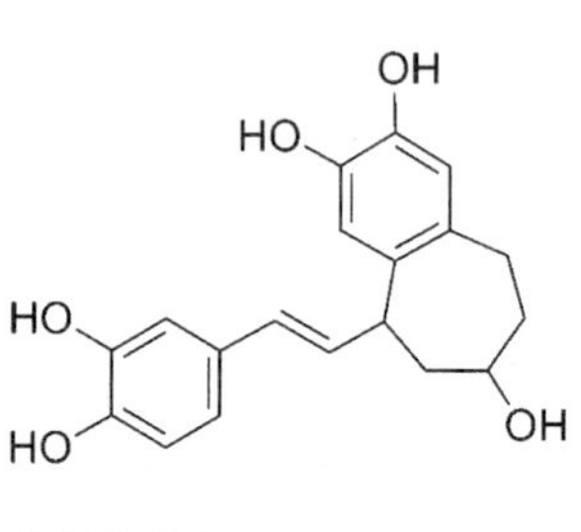

HO HO O OH OH

OH HO HO HO OH

図5　ブラックカルダモンから単離された抗酸化成分

また，ショウガ科植物の葉の抗酸化性に関しては，Chanらがマレーシア産の26種のショウガ科植物の葉の総ポリフェノール量と抗酸化力について調べており，*Etlingera*属および*Alpinia*属植物の葉のポリフェノール含有量が高く，強い抗酸化力を有することを報告している。*Etlingera*属，*Alpinia*属植物はショウガ科植物のなかで背の高い部類に属している。一方，背の低い部類の*Curcuma*属や*Kaempferia*属植物の葉はポリフェノール量や抗酸化性も比較的低いことが分かった。Chanらは，その理由として背の高い植物ほど日光を強く浴びるので，より抗酸化物質を蓄えて紫外線によるダメージを防ごうという植物の自己防衛機能が働いているためであろうと考察している[25]。

2.5　ショウガの生体内抗酸化作用

香辛料を多用しているインドで日常的に摂取しているレベルに相当するショウガをラットに摂取させた場合，ショウガの摂取が酸化ストレスバイオマーカーに与える影響についてインドの研究者らが調べている。Kotaらは，正常ラットを対象にショウガ粉末を混合した食餌を1カ月間与え，肝臓と腎臓の抗酸化酵素レベルや過酸化脂質量，たんぱく質酸化物量などをショウガ無添加の食餌を与えたコントロール群と比較検討した。Kotaらはラットの食餌に5％ショウガ粉末を添加した食餌がインドにおける日常的なショウガの摂取レベルと見積もっており，その1/10量の0.5％ショウガ添加群でも肝臓における抗酸化酵素（SOD，カタラーゼ，グルタチオンペルオキシダーゼ）レベルが有意に上昇し，また肝臓，腎臓の過酸化脂質，たんぱく質酸化物の量も有意に低下したと報告している。これらの結果から日常的なショウガの摂取が生体内酸化防御機能を高め，疾病予防につながると考察している[26]。病態ラットを使用した研究では，Ajithらのアセトアミノフェン誘発急性肝障害に対するショウガの肝保護作用に関する研究がある。ラットに肝障害を引き起こすレベルのアセトアミノフェンを投与する1時間前に200 mgまたは400 mg/kg体重のショウガ50％エタノール抽出物を経口投与し，アセトアミノフェン投与24時間後の肝機能（血清GOT，GPT，ALP）や肝臓や腎臓における抗酸化酵素レベルについて調べた。その結果，400 mg/kg体重投与群でアセトアミノフェン投与による肝機能障害が認められず，各種酵素レベルや肝臓の過酸化脂質量も正常ラットと同程度を保っていたことから，ショウガの肝保護作用が示唆された[27]。また，最近Shanmugamらはストレプトゾシン誘発糖尿病ラットに30日間1％または2％ショウガ粉末を添加した食餌を与え，体重，血糖値，肝臓や腎臓の抗酸化酵素レベルや組織性状等について調べた。正常ラットに比べ糖尿病ラットで認められた血糖値上昇，肝臓や腎臓における抗酸化酵素レベルの低下，過酸化脂質量の増加および組織形態異常がショウガ添加食群において有意に回復しており，日常的ショウガ摂取が糖尿病態を改善する効果のあることを示唆した[28]。

生体内におけるショウガの抗酸化作用が，ジンゲロールなどの抗酸化物質によるものであるのかどうか，あるいはその作用機構がどのようなものであるかの解明が今後の課題とされている。

文　　献

1）鹿野美弘，現代東洋医学，**8**，51（1987）
2）I.-K. Lee *et al.*, *Korean J. Food Sci. Technol.*, **17**, 55（1985）
3）藤尾秀治ほか，日本食品工業学会誌，**16**，241（1969）
4）H. Kikuzaki *et al.*, *Chem. Pharm.Bull.*, **39**, 120（1991）
5）H. Kikuzaki *et al.*, *Phytochemistry*, **30**, 3647（1991）
6）N. Nakatani *et al.*, *Chemistry Express*, **7**, 221（1992）
7）H. Kikuzaki *et al.*, *Phytochemistry*, **31**, 1783（1992）
8）H. Kikuzaki *et al.*, "Food Phytocheicals for Cancer Prevention II", p 237, American Chemical Society（1994）
9）H. Kikuzaki *et al.*, *Phytochemistry*, **43**, 273（1996）
10）H. Kikuzaki *et al.*, *J. Agric. Food Chem.*, **50**, 2161（2002）
11）S. Dugasani *et al.*, *Journal of Ethnopharmacology*, **127**, 515（2010）
12）H. Kikuzaki *et al.*, *J. Food Sci.*, **58**, 1407（1993）
13）C. X. Zhou *et al.*, *Chinese Chemical Letters*, **18**, 1243（2007）
14）Y. Zhao *et al.*, *Chinese Chemical Letters*, **18**, 1247（2007）
15）J. W. Chiou *et al.*, *Journal of the Chinese Agricultural Chemical Society*, **21**, 97（1983）
16）S. Toda *et al.*, *Chem. Pharm. Bull.*, **33**, 1725（1985）
17）N. Noguchi *et al.*, *J. Jpn. Oil Chem. Soc.*, **43**, 1045（1994）
18）T. Masuda *et al.*, *J. Agric. Food Chem.*, **49**, 2539（2001）
19）A. Jitoe *et al.*, *J. Agric. Food Chem.*, **40**, 1337（1992）
20）T. Masuda *et al.*, *Phytochemistry*, **31**, 3645（1992）
21）T. Masuda *et al.*, *Phytochemstry*, **32**, 1557（1993）
22）T. Masuda *et al.*, *J. Agric. Food Chem.*, **42**, 1850（1994）
23）T. S. Martin *et al.*, *JAOCS*, **77**, 667（2000）
24）H. Kikuzaki *et al.*, *J. Nutr Sci Vitaminol*, **47**, 167（2001）
25）E. W. C. Chan *et al.*, *Food Chemistry*, **109**, 477（2008）
26）N. Kota *et al.*, *Food Chemistry*, **106**, 991（2008）
27）T. A. Ajith *et al.*, *Food and Chemical Toxicology*, **45**, 2267（2007）
28）K. R. Shanmugam *et al.*, *Food Chemistry*, **124**, 1436（2011）

3 ウコンの機能

上野有紀[*1]，大澤俊彦[*2]

3.1 はじめに

沖縄には多くの注目すべき伝統的な食素材が存在しているが，沖縄で広く好まれているウコン料理や「ウッチン（ウコン）茶」の素材は「アキウコン」であり，また，インド料理に不可欠な香辛料である「ターメリック」は，多くの機能性を有する今期待のハーブ・スパイスである。ウコンは，高温多湿を好み，南アジアを中心に，アジア，アフリカ，中南米の各大陸の熱帯から亜熱帯にかけて広く分布するショウガ科の多年草植物である。ウコンの原産地は東インド地方と考えられている。世界におけるウコンの栽培の歴史は紀元前970年頃といわれ，日本での歴史は，平安時代に中国から琉球へウコンは伝わり，室町時代には，日本本土にも広まっていき，江戸時代には幕府が創設した薬園で栽培され，その後，急速に庶民の生活にまで普及していった。江戸中期時代には，「鬱金（ウコン）」と呼ばれた「アキウコン」(*Curcuma longa* L.) は，木綿や紙を染色する目的で多く用いられた，と記載されている。「鬱金」は，沖縄では単に染色用だけでなく，当時特効薬のなかった結核，肋膜，喘息といった病気に効果を示すものとして，珍重され，さらに，ウコン（ウッチン）茶や発酵ウコン茶など，スパイスとしてよりもお茶の素材として伝統的に用いられてきたのである。しかしながら，世界的に見ると「アキウコン」の最大の生産国はインドであり，ほとんどが香辛料「ターメリック」として利用され，中国南部の広東省でも生産され，ごく一部であるが台湾でも栽培され日本へ輸出されている[1)]。

「ターメリック」の黄色成分の80％以上を占める主成分は「クルクミン」であり，品質の評価には，この「クルクミン」の含量が重要な指標となる。日本でも，「クルクミン」は黄色色素として利用されてきており，例えば，沢庵漬に「クルクミン」は必須であり，ウインナーソーセージの羊腸の外側を染める目的や，クリやリンゴなどのシロップ漬けにも利用されている。もちろん，「ターメリック」は他の数多くのスパイスと混合され，カレーパウダーとして用いられる場合が最も多く，インドでは，「ターメリック」はほとんど毎日のように料理に用いられ，特に芳香性や辛味効果を期待するために，調理の前に「ターメリック」をはじめ10数種のスパイスをブレンドしてカレーパウダーを作る，というようにそれぞれの各家庭に伝統的な味が引き継がれている[2)]。

「クルクミン」は，摂取後，72時間以内に大部分が排泄され，小腸からわずかに吸収されるのみで，安全性に関しても，ラットにおいて5 g/kg摂取させた場合の安全性も確認されるなど，

＊1 Yuki Ueno 愛知学院大学 心身科学部 健康栄養学科 講師
＊2 Toshihiko Osawa 愛知学院大学 心身科学部 健康栄養学科 教授

高い安全性が確認されている。ヒトにおける安全性の報告としては，3カ月間8g/dayの摂取でも毒性はなく，炎症予防での有効量である2.5g/dayの摂取での安全性が報告されている[3)]。香辛料として「ターメリック」を摂取する場合，どんなに多く摂取したとしても，せいぜい数gまでであろうと推定されるので，「クルクミン」の含有量が3～4％であることを考えた場合，安全性は，まず問題ないと考えられる。

3.2 クルクミンのがん予防効果

「ターメリック」は，漢方では「鬱金」として止血剤や健胃剤として用いられ，また，インドやマレーシア，インドネシアなどで，特に女性は「ターメリック」を皮膚に塗る習慣が知られている。抗菌作用や抗炎症作用があることは，古くから知られており，単に化粧として塗られるだけでなく，経験的に紫外線による傷害や皮膚感染などを予防したものであろう。がんの発生のメカニズムとして一般的には「発がん多段階説」が受け入れられており，初期段階である「イニシエーション」，促進過程の「プロモーション」，悪性化の段階の「プログレッション」という少なくとも3段階が存在する[4)]。最近，アメリカと日本で，この「クルクミン」に強力な発がんプロモーションの抑制作用が見出され大きな注目が集められた。発がん研究で最も良く用いられる動物モデルが「皮膚がん」のモデルであり，7,12-dimethylbenz [a] anthracene（DMBA）をイニシエーター，12-O-Tetradecanoylphorbol-13-acetate（TPA）をプロモーターとした系で「クルクミン」が抑制効果を示している[5)]。これらの皮膚がんに対するクルクミン誘導体の抑制効果は「クルクミン」が最も強力であり，その抑制機構については，Nakamuraらが発がん促進過程で生成されたフリーラジカルの捕捉能との間に大きな相関性があることを報告している[6)]。

一方，経口摂取での「がん予防効果」に関しては，Huangらは，一般的に入手できる「クルクミン混合物」（77％：Curcumin，17％：demethoxycurcumin，3％：bisdemethoxycurcumin）を化学発がんモデルマウスに投与して，前胃がん，十二指腸がん，大腸がんに対しての抑制効果を報告している[7)]。Benzo（a）pyreneによる前胃がんの初期過程では51-53％抑制し，促進過程に投与しても47～67％の抑制効果を見出し，N-ethyl-N'-nitro-N-nitrosoguanidineで誘導された十二指腸がんでは47～77％促進過程を抑制し，azoxymethane誘導の大腸がんモデルでは，2％のクルクミン投与で，66％初期過程を抑制し25％促進過程を抑制しており，「クルクミン」は皮膚塗布だけでなく経口投与でも「がん予防効果」を示すことが期待できた。さらに，アメリカ健康財団のReddyらは，azoxymethane誘導の大腸がんモデルでさらに詳細に大腸がん抑制メカニズムの検討を行い0.2％の投与でazoxymethane誘導の大腸がんモデルの促進過程を57％以上抑制し，phospholipaseA 2を抑制すると共にシクロオキシゲナーゼ抑制によるアラキドン酸カスケード関与の抗炎症作用との関連を示唆している[8)]。

さらに，Inanoらは，われわれとの共同研究で，「クルクミン」をマウスに経口投与することで γ-線照射による乳腺腫瘍の促進過程を有効に抑制したことを報告している[9]。Diethylstilbestrolをプロモーターに用いたラットでの乳腺腫瘍に対して1％の経口投与でコントロールに較べて28％の腫瘍の生成頻度まで減少した。さらに研究を続け，「クルクミン」がイニシエーションの段階でも強い抑制効果を示していることが明らかにしている[10]。

3.3 「クルクミン」の吸収・代謝

血液中の「クルクミン」の存在量を測定したところ，1％を経口で投与した場合でも「クルクミン」は血液中に4.0 ng/ml以下しか検出されず，代わりに，「テトラヒドロクルクミン」が10倍近く（39 ng/ml）検出されていた。この事実は，生体内で重要な役割を果たしているのは，あとで紹介するように「クルクミン」ではなく「テトラヒドロクルクミン」ではないかという吸収・代謝経路の可能性を示すものである[11]。

「クルクミン」は，皮膚に塗る場合と食べる場合とで同じ効能が考えられるのであろうか。ここで登場するのが「テトラヒドロクルクミン」である。すなわち，「クルクミン」は経口で摂取すると腸管の部分で吸収されるときに上皮細胞中に存在する還元酵素で「クルクミン」が「テトラヒドロクルクミン」に変換され，体の中で実際に効果を示すのはこの「テトラヒドロクルクミン」である，というわけである。われわれが，最初に「テトラヒドロクルクミン」を見出したのは，ユーカリ葉のリーフワックス中の強力な抗酸化物質として存在を明らかにすることができた

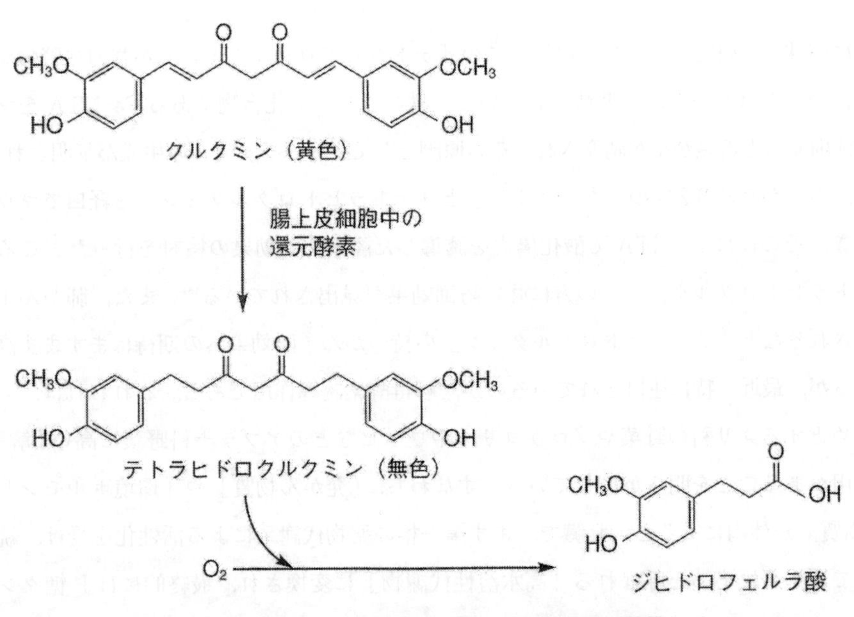

図1　クルクミンの生体内代謝と抗酸化性発現機構

β-ジケトンタイプの抗酸化物質の研究であった。すなわち,「クルクミン」自身は黄色色素としての利用も考えられ,実際,日本ではタクワン漬けに多く用いられているが,食品用の抗酸化剤として広く利用するためにはこの黄色は逆に汎用性という面ではマイナスではないかと考え,この「クルクミン」を接触還元することでβ-ジケトン構造を導入することを考えた。実際に,培養細胞を用いても,この「クルクミン」から「テトラヒドロクルクミン」の変換を観測することができ,この結果は,「クルクミン」を摂取したときの主要な代謝物は「テトラヒドロクルクミン」であることを示している。さらに,代謝物の詳細な検討を行ったところ,図1に示したように,「テトラヒドロクルクミン」が抗酸化性を示しながら,自身がジヒドロフェルラ酸に変換され,このジヒドロフェルラ酸も抗酸化性を有していることが明らかとなった。

3.4 「テトラヒドロクルクミン」の持つ新しい生理機能

国立がんセンターのTsudaらのグループとの共同研究により「テトラヒドロクルクミン」の大腸がんの予防効果に関する検討を行うことにした。ジメチルヒドラジン(DMH)で誘導された大腸がんの前がん状態のマーカーであるACF(Abberant Crypt Foci)の形成を指標に「クルクミン」と「テトラヒドロクルクミン」の抑制効果の比較検討を行ったところ,「テトラヒドロクルクミン」の方が「クルクミン」よりも強く抑制することが明らかにできた[12]。この研究からも,「クルクミン」が体の中で効果を示すのではなく,強力な抗酸化物質「テトラヒドロクルクミン」に変換されてがん予防効果を示す,という可能性が高いことを明らかにすることができた。

さらに興味ある研究としては,最近,この「テトラヒドロクルクミン」が強力な腎臓がん予防作用も持つのではないか,と期待されている。鉄のキレート化合物であるFe-NTAをマウスに腹腔内注射すると腎臓がんが誘発され,その原因としてフリーラジカルの生成が証明されている。そこで,あらかじめ0.2%の「クルクミン」と「テトラヒドロクルクミン」を経口でマウスに与えておき,その後にFe-NTAで酸化傷害を誘導した際の防御効果の検討を行ったところ,やはり「テトラヒドロクルクミン」の方に強い防御効果が見出されている[13]。また,肺がん予防効果も期待されるなど「テトラヒドロクルクミン」の持つがん予防効果への期待はますます高まってきているが,最近,特に注目されているのが,解毒酵素誘導作用である。われわれは,ニンニクをはじめとするユリ科の野菜やブロッコリーやワサビなどのアブラナ科野菜に高い「解毒酵素」誘導作用があることを明らかにしている。すなわち,「発がん物質」や「環境ホルモン」などの「毒性物質」が体内に入ると,肝臓で,まず第一相の薬物代謝系による活性化を受け,続いての第二相で「抱合反応」と呼ばれる「高水溶性代謝物」に変換され,最終的にはP糖タンパクなどによる第三相の排出系で体外へ排泄されることが知られている。「抱合反応」には,グルクロン酸抱合体や硫酸抱合体の精製なども重要であるが，特に，われわれが注目したのは「キノン還元酵素（QR)」や「グルタチオン-S-トランスフェラーゼ（GST)」などの解毒酵素で，最近，発現のメカニズムの遺伝子レベルからの解明にも成功している。この「グルタチオン-S-トランスフェラーゼ」の誘導については，最近，ワサビをはじめとするアブラナ科の香辛料やパパイヤなどの果物[14]にも高い効果が見られている。この「クルクミン」，特に「テトラヒドロクルクミン」をマウスに投与した場合，強力な解毒酵素誘導作用があることが見出されている。

さらに，最近，糖尿病や動脈硬化といった代表的な生活習慣病に対する抑制効果も明らかとなった。糖尿病はわが国でも患者数1370万人といわれ，腎障害，神経障害，白内障などの合併症を伴う。その合併症の発症および進展には酸化ストレスが関係するといわれている。糖尿病における酸化ストレスの亢進の原因としては，高血糖状態が続くことにより生体構成タンパク質の糖化反応やポリオール代謝とレドックス，プロスタグランジン代謝などの経路とともに，グルコースの自動酸化などの経路による活性酸素の生成が考えられ，動脈硬化をはじめ，腎障害，糖尿病性白内障などの原因となると考えられる。このような背景から，糖尿病性合併症の予防に抗酸化成分が大きな役割を果たしているのではないか，また，抗酸化成分が「糖尿病合併症の予防食品」となり得るのではないかと期待される。そこで，Kamiyaらとの共同研究でクルクミノイドの糖尿病合併症，なかでも，白内障に対する予防効果に関しての検討を行ってみた[15]。白内障は水晶体の一部または全体が白色または黄褐色に混濁する疾患である。近年，糖尿病患者の増加に伴い，白内障を合併する患者数も急激に増えてきており，また，著効を示す薬物療法がないため，手術療法に頼らなければならない状況からも予防に関する研究が期待されている疾患である。白内障の発症要因は，これまでの研究からポリオール代謝の亢進によるレンズ内浸透圧の上昇，およびタンパク質の糖化反応の亢進などが明らかにされているが，近年それらに加えて酸化ストレスも白内障の発症原因として重要であることが報告されてきている。そこで，正常ラットからレンズを単離し，キシロース含有培地で培養するという白内障のモデル系を用いて検討した。その結果，クルクミノイド，特に，「テトラヒドロクルクミン」によるレンズ混濁抑制効果が見出され，グルタチオン量の回復機構を介したレドックス制御による抗酸化性であることが見出された。抗酸化酵素であるグルタチオンペルオキシダーゼ（GPx）やスーパーオキシドジスムターゼ（SOD）活性の回復などの効果も明らかにされ，実際の動物実験でも，ラットへのガラクトース経口投与による白内障発症に対するクルクミノイド，特に，「テトラヒドロクルクミン」の予防効果が明らかとなった。

さらに，最近，日本人の間にも心臓疾患，特に，動脈硬化の発症の激増が問題となっている。この原因は，食生活の洋風化，特に，脂肪摂取の増加によるカロリー摂取過剰が原因とされ，また，糖尿病との関連も問題視されている。われわれは，1％コレステロール負荷食を与えたウサ

表1　クルクミン・テトラヒドロクルクミンの生理機能

生理機能	クルクミン 黄色	テトラヒドロクルクミン 無色透明
抗酸化性	○	◎
解毒酵素・抗酸化酵素誘導作用	○	◎
乳がん抑制作用	◎	−
皮膚がん抑制作用	◎	○
大腸がん抑制作用	○	◎
腎臓がん抑制作用	○	◎
糖負荷による白内障抑制作用	○	◎
動脈硬化予防作用	−	◎
老化抑制作用	−	◎

◎：強い抑制作用，○：弱い抑制作用，－：未検討

ギでの粥動脈硬化形成に対する「テトラヒドロクルクミン」の抑制効果の検討を行った。動脈硬化発症の原因として最近注目を集めているのは酸化LDLの生成である。すなわち，酸化ストレスの結果，悪玉コレステロールと呼ばれているLDL（低密度リポ蛋白質）が酸化されるとマクロファージに貪食され，泡沫細胞となることが粥状動脈硬化巣の発症のメカニズムである。そこで，いろいろと研究を進めた結果，「テトラヒドロクルクミン」の機能性評価を目的に，脂質過酸化の結果生じる脂質ヒドロペルオキシドやアルデヒドの生成を化学的に評価し，また，リノール酸ヒドロペルオキシドに特異的なモノクローナル抗体，HEL抗体や脂質過酸化アルデヒド，4-ヒドロキシノネナールに特異的なモノクローナル抗体で検討したところ，脂質過酸化反応を抑制することで動脈硬化抑制効果を示すことが明らかとなった[16]。

このように摂取された食品成分はまず唾液の作用を受け，消化器官系を経ていく過程で様々な酵素作用を受け，さらに腸内では腸内細菌の作用を受けながら消化吸収されていくわけであるが，食品は様々な成分の複合系であるために，代謝の研究はビタミンEを除いてほとんど研究例がなく，「クルクミン」を食べた後の体のなかでの変化が分子レベルで明らかにされてきたことは，現在，多くの研究者から注目されている。今までに，われわれの研究グループを中心に明らかにされた「テトラヒドロクルクミン」の機能性をまとめて示しておく（表1）。

3.5 「クルクミン類縁体」による脳内老化予防効果

「クルクミン」による認知症予防効果，特に，アルツハイマー症予防効果が大きく注目されている[17]。まず，*in vitro* 系の実験で，Aβ40の凝集の抑制効果を見たところ，「クルクミン」は強い抑制作用を示し，さらに，「クルクミン」は，Aβ40凝集物の脱凝集の促進作用を持つこと

から，「クルクミン」の抗アルツハイマー症効果が期待できた。実際に，17カ月齢のTg 2576マウスにクルクミン（500 ppm）を含む餌で5カ月間飼育し，22カ月齢での脳内の老人班の形成を測定したところ（図2），クルクミン投与では，老人班の形成を30％抑制したことから，「クルクミン」は強力なアルツハイマー症予防効果を有していると期待されるが，ヒト臨床試験でのアプローチは，これからの課題である。

では，老化制御に関する「テトラヒドロクルクミン」の効果はどうであろうか。抗酸化因子による老化予防の試みとして，われわれは，木谷健一長寿医療センター前センター長との共同研究で，13週よりテトラヒドロクルクミン（THU 1）を投与したマウスにおいて，最大寿命は延長しなかったが，加齢に従っての生存曲線の低下が緩和されるという興味ある結果が得られた（図3）。このデータは，「抗酸化食品因子」による老化制御の可能性としては，寿命延長ではなく，「健康長寿」が実現できるのではないか，という可能性を示したものである[18]。

しかしながら，多くの注目を浴びているのは，食の介入による寿命延長への挑戦である。今までに，大きな注目を集めてきたのは，カロリー制限による寿命延長効果であり，その最近の研究の進展に関する内容は，本書でも紹介されている。しかし，歴史的にも，不老長寿を目指した挑戦は，ことごとく失敗してきたが，2003年に発表された赤ワイン中に存在するレスベラトロールによる寿命延長効果である。Horwitzらは[11]，サーテュインファミリーのSIRT 1による脱アセチル化活性を促進する低分子化合物をスクリーニングし，最も強力な促進活性を持つ化合物としてポリフェノール化合物レスベラトロールを同定された。

最近，われわれの研究グループは，酸化ストレス応答と寿命延長効果を指標にすることにより，ショウジョウバエの寿命延長および抗酸化ストレス応答効果を示す物質としてTHU 1の新しい

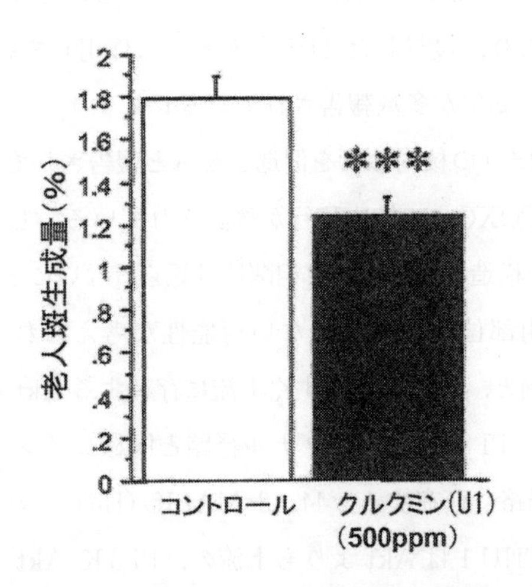

図2　クルクミン（U 1）の老人班生成抑制効果

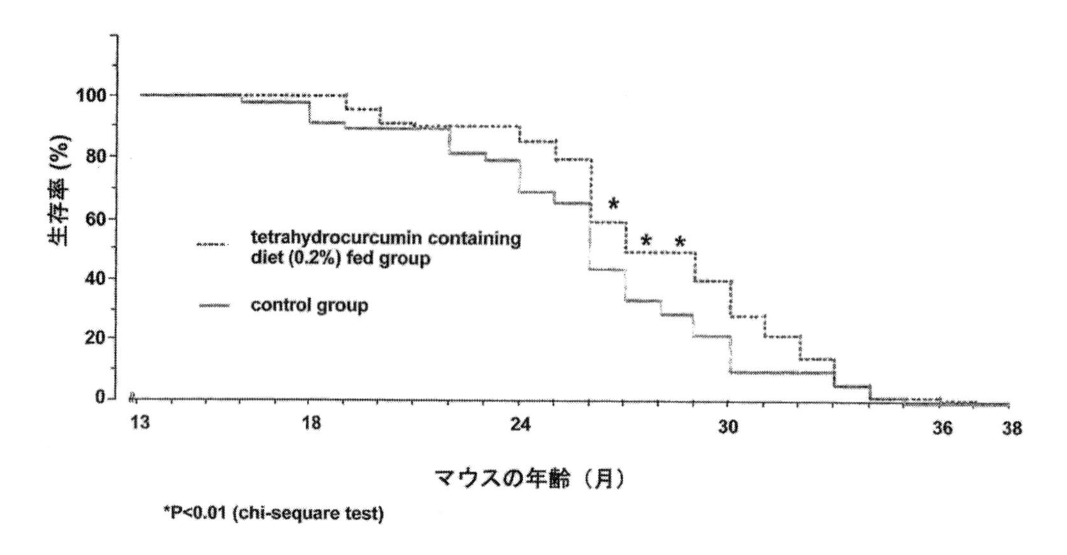

図3　C 57 BL/J 6 マウスの生存率に対するテトラヒドロクルクミン（THU 1）の投与の効果

機能を明らかにできた。われわれは，ストレス応答性の遺伝子を標的遺伝子とするFOXO転写因子に着目した。FOXOは細胞質と核を行き来するタンパクであり，核に局在することで転写活性を示すことが知られている。このFOXOはインスリンレセプターを介したPI 3 K/Aktシグナル経路によって負に制御されており，血清中の様々な成長因子等が細胞に作用している通常状態では細胞質に局在し，不活化状態にある。われわれは，THU 1がFOXO 4の細胞内局在にどのような影響を与えるかについて検討を行い，その作用機構についても検討を行った。その結果，THU 1はFOXO 4の核内局在誘導作用があることが明らかとなった。これらのFOXO 4の核内局在を誘導するにあたり，投与したTHU 1がどこに作用しているのかどうかを検討した。食品因子の中でも寿命延長効果が多数報告されているレスベラトロールにおいては，PI 3 Kの活性を阻害することでFOXOの核内移行を促進させると報告されている。われわれも，レスベラトロール投与によってFOXO 4の核内移行が確認されている。しかし，レスベラトロールとテトラヒドロクルクミンの構造にはそれほど相関性は見られないことから，レスベラトロールの作用部位とTHU 1の作用部位が同じではない可能性が考えられたので検討を進めた結果，FOXO 4のリン酸化の抑制と，FOXO 4のすぐ上流に存在するAktのリン酸化を抑制することが明らかとなった。また，PI 3 K/Aktシグナル経路と同様にインスリンレセプターを介するMAPキナーゼシグナル経路に存在するp 44/42 MAPK（ERK）のリン酸化状態には影響が見られなかったことから，THU 1はAktよりも上流の，PI 3 K/Aktシグナル経路に作用している可能性が示唆された。今回の検討では，「テトラヒドロクルクミン」の作用部位を特定するに

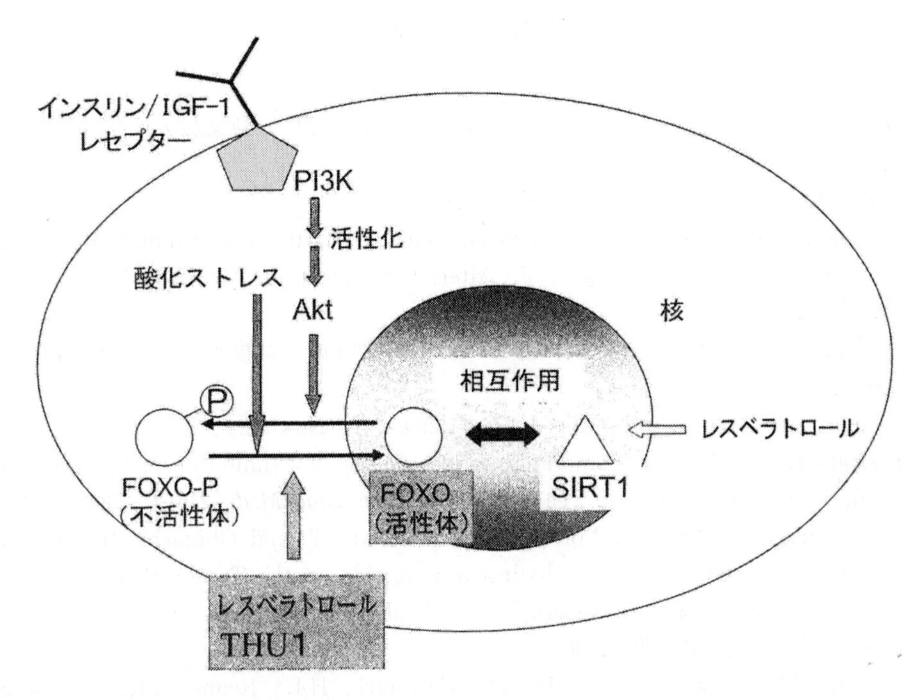

図4　食品由来のポリフェノールであるレスベラトロールやテトラヒドロクルクミン（THU 1）は老化（長寿）遺伝子を活性化させ，老年病を抑制する

は至らなかったが，今後はPI 3 KのサブユニットであるP 110やP 85のリン酸化状態について検討を行うなど，さらに詳細に検討を行うことでTHU 1の作用部位を特定するとともに，レスベラトロールの作用機序と比較していくことが期待される（図4）[19]。

3.6　おわりに

「ウコン」は，インドでは，伝統的に「アーユルヴェーダ」の医療に用いられ，利胆薬として肝臓障害や胆道炎，健胃，利尿，虫下し，腫れ物などに対する薬効が知られ，また，化粧としてヒンドゥー教の結婚式や儀式にも不可欠であった。「クルクミン」をはじめとする色素や精油成分をはじめ，豊富なミネラル類，カルシウムやカリウム，マグネシウムやセレンなどの成分により様々な薬効が期待されている。

このような背景からも，「クルクミン」，なかでも，強力な抗酸化性を持つ「クルクミン」の代謝物「テトラヒドロクルクミン」に対する期待は大きなものである。このように，古来から，多くの伝承と逸話を生んできた「ウコン」の魅力は，今後，世界的にますます高まって行くと確信されているので，科学的に十分納得できるようなデータをもとに「フードファクター」の持つすばらしい，魅力ある機能を，時間はかかるが一つ一つ証明していきたい。

文　　献

1）大澤俊彦，井上宏生，スパイスには病気を防ぐこれだけの効果があった，廣済堂出版(1999).

2）武政三男，スパイス百科事典，三琇書房（1971）

3）Chainani-Wu N. Safety and anti-inflammatory activity of curcumin: A component of turmeric (Curcuma longa). J. Altern. Complement. Med., **9**, 161-168 (2003) PMID=12676044

4）大澤俊彦，がん抑制の香辛料，調味料　うこん，がん抑制の食品事典（西野輔翼編著），法研，200-205.（2002）

5）Conney, A.H., Lou, Y.-R., Xie, J. -G., Osawa, T., Newmark, H.L., Liu, Y., Chang, R.L. and Huang, M. -T., "Some Perspectives on Dietary Inhibition of Carcinogenesis: Studies with Curcumin and Tea", *Proc. Soc. Exp. Biol. Med.*, **216**(2), 234-245 (1997)

6）Nakamura, Y., Ohta, Y., Murakami, A., Osawa, T. and Ohigashi, H., Inhibitory Effects of Curcumin and Tetrahydrocurcuminoids on the Tumor Promoter-induced Reactive Oxygen Species Generation in Leukocytes in vitro and in vivo, *Jpn. J. Cancer Res.*, **89**, 361-370 (1998)

7）Huang, M-T., Lou, Y-R., Ma, W., Newmark, H.L., Reuhl, K.R. and Conney, Inhibitory Effect of Dietary Curumin on Forestomach, Duodenal and Colon Carcinogenesis in Mice, *Cancer Res.*, **54**, 5841-5847 (1994)

8）Rao, C.V., Rivenson, A., Simi, B. and Reddy, B.S., Chemoprevention of Colon Carcinogenesis by Dietary Curcumin, a Naturally Occuring Plant Phenolic Compound, *Cancer Res.*, **55**, 259-266 (1995)

9）Inano, H., Onoda, M., Inafuku, N., Kubota, M., Kamada, Y., Osawa, T., Kobayashi, H. and Wakabayashi, K., Chemoprevention by Curcumin during the Promotion Stage of Tumorigenesis of Mammary Gland in Rats Irradiated with gamma-ray, *Carcinogenesis*, **20**, 1011-118 (1999)

10）Inano H, Onoda M, Inafuku N, Kubota M, Kamada Y, Osawa T, Kobayashi H, and Wakabayashi, K, "Potent preventive action of curcumin on radiation-induced initiation of mammary tumorigenesis in rats" *Carcinogenesis*, **21**(10), 1836-1841 (2000)

11）Osawa T, Nephroprotective and hepatoprotective effects of curcuminoids, Molecular Targets and Therapeutic Users of Curcumin in Health and Diseases, *Advances in Experimental Medicine and Biology*, **595**, 407-423 (2007)

12）Kim, J.M., Araki, S., Kim, D.J., Park, C.B., Takasuka, N., Baba-Toriyama, H., Ohta, T., Nir, Z., Khachik, F.,Shimidzu, N., Tanaka, Y., Osawa, T., Uraji, T., Murakosh, M., Nishino, H. and Tsuda, H., Chemoprevention Effects of Carotenoids and Curcumins on Mouse Colon Carcinogenesis after 1,2-Dimethylhydrazine Initiation, *Carcinogenesis*, **19**, 81-85 (1998)

13）Okada, K., Wangpoengtrakul, C., Tanaka, T., Toyokuni, S., Uchida, K., and Osawa, T., Curcumin and especially tetrahydricurcumin ameliorate oxidative stress-induced

renal injury in mice, *J. Nutr*, **131**, 2090-2095 (2001)
14) 大澤俊彦，クルクミノイドとがん予防，がん予防食品—フードファクターの予防医学への応用—（大澤俊彦，大東肇，吉川敏一監修），p.215-228，シーエムシー（1999）
15) 上野有紀，木崎美穂，中桐竜介，橋爪恵理香，神谷俊一，角紘幸，大澤俊彦，抗酸化食品因子による糖尿病合併症予防，食と生活習慣病　予防医学に向けた最新の展開（菅原務監修），昭和堂，157-167（2002）
16) Naito, M. Wu, X., Nomura, H., Kodama, M., Kato, Y. and Osawa, T., The protective effects of tetrahydrocurcumin on oxidative stress in cholesterol-fed rabbits. *J. Atehroscler. Thromb*., **9**, 243-250 (2002)
17) Howitz KT., *et al., Nature*, **425**, 191-196 (2003)
18) Kitani, K., Yokozawa, T., and Osawa, T., Interventions in Aging and Age-Associated Pathologies by Means of Nutritional Approaches. *Ann. N.Y. Acad. Sci*., **1019**, 424-426 (2004)
19) 大澤俊彦，クルクミン，脳内老化制御とバイオマーカー —基盤研究と食品素材—（大澤俊彦，丸山和佳子監修），p.222-234，シーエムシー（2009）

4　ハナショウガの機能

村上　明*

4.1　はじめに

ハナショウガ（花生姜，学名 *Zingiber zerumbet* Smith）はインド原産のショウガ科植物である。別名ニガショウガあるいは白ウコンとも称され，さらに沖縄で「ムザヌウッチン」，鹿児島で「ガゼツ」と呼ばれているものも同じ種である。英語名は Shampoo ginger であり，タイやマレーシアなどの東南アジア地域ではポピュラーな多年草である。その根茎部は抗炎症や鎮痛などの薬用目的で利用される一方，茎部などは伝統料理の材料として食されている。

ハナショウガにはゼルンボン（zerumbone）というセスキテルペンが豊富に含まれている（図１）。特に根茎部の含量は新鮮重量で 0.1 %以上にも達し，また精油中の 80 %以上をも占める。ハナショウガの機能性はゼルンボンで説明できるケースがほとんどであることから本稿では本物質の機能性に焦点を絞る。

4.2　培養細胞系での生物活性

EB ウイルス（EBV）はヘルペスウイルスの一種で，バーキットリンパ腫や上咽頭がんの原因ウイルスとして知られている。EBV が感染したヒト B リンパ芽球様細胞 Raji を発がんプロモーター[注1)]で処理するとウイルス由来の早期抗原が誘導される。したがって，この早期抗原の誘導を抑制する物質には抗発がんプロモーターである可能性が期待できるが，実際に我々はこの簡易検定法を用いて数多くの発がん抑制成分を同定してきた。

ゼルンボンは以前より抗菌活性などを有することが知られていたが，我々は 1999 年，本物質が強力な EB ウイルス活性化抑制物質であることを見出した[1)]。また，その IC_{50} 値[注2)]は，それま

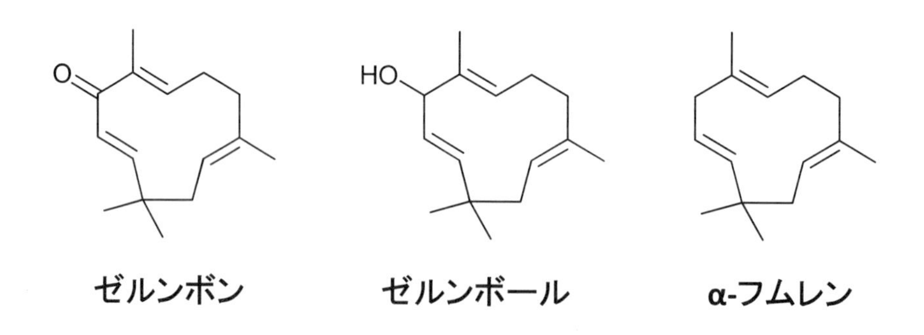

図１　ゼルンボンとその関連物質の構造

＊　Akira Murakami　京都大学大学院　農学研究科　助教

でに評価した食品成分の中でも極めて低く，特に有望な発がん抑制成分であることが示唆された。

マクロファージや好中球などの炎症細胞は，生体防御機構において重要な役割を果たしており，活性酸素や活性窒素の産生によって，細菌などの微生物感染を未然に防いでいる。その反面，炎症細胞の慢性的な活性化はタンパク質や遺伝子などの生体高分子の酸化的損傷を及ぼし，がんなど慢性炎症に由来する疾患の発生に寄与することが知られている。したがって，炎症細胞の過剰な活性化抑制を抑制する物質には炎症が関与する発がんモデルにおける抑制物質として期待できる。

細菌毒素で活性化したマクロファージを慢性炎症モデルとし，ゼルンボンの作用を評価したところ，活性酸素の一種であるスーパーオキシドアニオン（superoxide anion）や一酸化窒素（nitric oxide）の産生，さらには炎症性サイトカインとして著名な腫瘍壊死因子（tumor necrosis factor）-αの遊離を顕著に抑制する機能性が判明した[2]。

一方，いくつかの異なる種類のヒト大腸がん細胞の増殖に対する抑制作用を検討した結果，興味深いことに，ゼルンボンはがん細胞の増殖を抑制する一方で，正常細胞の増殖にはほとんど影響しなかった[2]。その一方で，すでに大腸がん細胞の増殖抑制因子として知られる*n*-酪酸は正常細胞の増殖も同程度に抑制した[2]。したがって，ゼルンボンにはがん細胞特異的な増殖抑制作用があると考えられる。

さらに最近，ゼルンボンが白血病細胞にアポトーシスを起こし細胞死を誘導する作用[3,4]や大腸がん細胞におけるdeath receptorの発現を増加させることでアポトーシスを促進する作用[5]などが報告されている。また，乳がんや膵臓がん細胞の転移に重要なCXC chemokine receptor 4（CXCR 4）の発現も抑制する[6]。ゼルンボンの機能性は発がん抑制作用に関するものが非常に多いが，それ以外にも動脈硬化に関わるスカベンジャー受容体の発現を抑制する機能性も明らかにされつつある[7]。

4.3　実験動物における生理機能

ゼルンボンは炎症や発がんに関連した実験動物でも機能性を示すとの報告は多い。たとえば，ラットを用いたaberrant crypt foci（組織学的大腸腫瘍マーカー）形成抑制試験系では，餌中100 ppmおよび500 ppmの用量の自由摂取で顕著な抑制効果を示す[8]。また，被検試料を直接的に塗布投与することによって発がん抑制作用を評価するマウス皮膚発がん試験系においては，イニシエーション期とプロモーション期の双方で発がん予防効果を示した[9]。

また，Sulaimanらは急性および慢性炎症動物試験でゼルンボンが有効なことを[10]，Abdulら

注1）　それ自体に発がん性はないが，潜在的な腫瘍細胞の増殖を促進する物質

注2）　早期抗原の産生を50％抑制する濃度。低いほど抑制活性が強い

は抗がん剤シスプラチンとの組み合わせ効果についてそれぞれ報告した[11]。さらに最近，ゼルンボンはマウス肺がんモデルにおいても顕著な抑制作用を示した[12]。また，Aggarwalらのグループは，乳がん細胞の移植による破骨細胞の発現や活性化，さらには乳がんの進展に対してゼルンボンが抑制作用を持つことを見出している[13]。

4.4 作用メカニズム

上述した動物発がんの抑制メカニズムは完全に解明されているわけではないが，いくつかの興味深い知見も得られている。Keap 1-Nrf 2タンパク質複合体は魚類以上の脊椎動物に普遍的に存在する生体防御システムである。Keap 1タンパク質には反応性の高いシステイン残基があり，細胞が活性酸素や求電子性物質に晒されるとシステインの酸化によりKeap 1からのNrf 2の遊離が起こる（図2）。次いでNrf 2は核内へ移行し，その標的遺伝子の転写を誘導する。これらの遺伝子には抗酸化酵素や解毒酵素などが含まれることから，Nrf 2の活性化は生体防御機構を増強させるという意味において鍵となるプロセスである。ブロッコリーなどのアブラナ科植物に含まれるスルフォラファン（sulforaphane）という含硫化合物がNrf 2の活性化によって動物モデルにおける抗発がん作用を示すことは良く知られている。

Nakamuraらは，ラット肝臓細胞RL 34を用いて，ゼルンボンがNrf 2を活性化することにより，第二相解毒酵素および抗酸化酵素群を誘導することを報告した[14]。重要なことに，第二相解毒酵素群特異的に誘導能を示す特性はマウス皮膚における塗布投与実験でも再現されている[9]。第二相解毒酵素群は活性化発がん物質の解毒に関与することから，多段階発がん機構におけるイ

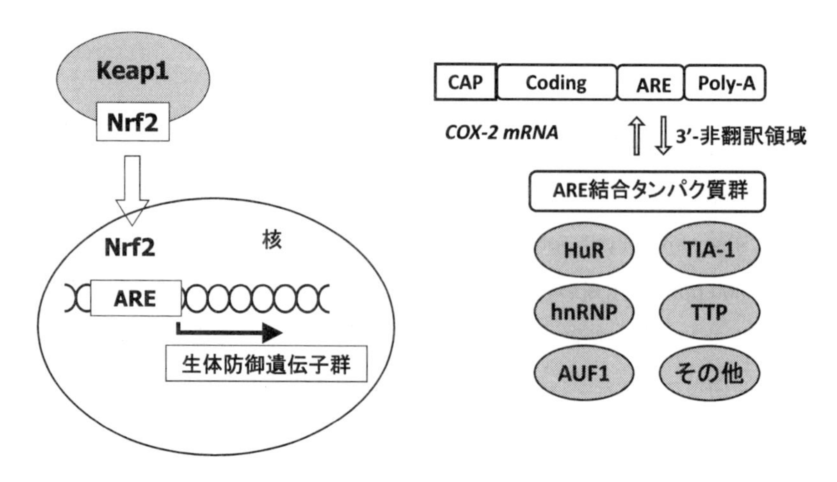

図2　ゼルンボンの作用メカニズム（灰色で塗ったタンパク質がゼルンボンの標的分子の候補）
左：Keap 1-Nrf 2の活性化機構（ARE：anti-oxidant response element）
右：COX-2の転写後調節機構（ARE：AU-rich element）

ニシエーション期のゼルンボンの発がん抑制機構としてNrf 2の活性化が強く示唆される。

ゼルンボンには特徴的なα, β-不飽和カルボニル基が存在するが，興味深いことにそれを欠いたα-フムレン（α-humulene）や還元体のゼルンボール（zerumbol）(図1）は種々の評価系では不活性である[2]。したがって，活性発現には求電子反応性の高い本官能基が関与している可能性が高い。上述したように，Keap 1には反応性の高いチオール基を有するシステイン残基が存在するが，ゼルンボンがこれに付加することによってNrf 2を活性化すると考えるのが妥当であろう（図2）。

我々は最近，このメカニズムを証明するために，ゼルンボン誘導体を固定化したセファロースゲルを調製し，マクロファージの細胞抽出液に対してpull-down アッセイを行った結果，*in vitro* ではあるが，実際にKeap 1へ共有結合することを報告している[15]。また，その結合が*N*-エチルマレイミド（*N*-ethylmaleimide）の事前添加によってキャンセルされたことから，ゼルンボンはシステイン残基のチオール部位に共有結合することが強く示唆された（図3）[15]。

上記の作用機構に加えて，注目されるのはシクロオキシゲナーゼ（COX)-2誘導抑制作用である。COX-2は様々な発がん部位で高発現し，細胞増殖，アポトーシス抑制，血管新生の誘導を通して発がんに寄与する。COX-2遺伝子を欠損させたマウスでは大腸発がんが抑制され，また，COX-2特異的阻害剤を大腸がんの多発家系患者に投与すると大腸ポリープの形成が抑制されたことから，COX-2の制御は発がん予防に重要である。

ゼルンボンは，リポ多糖で刺激したマクロファージにおけるCOX-2の誘導を強く抑制する[2]だけでなく，塗布投与によってマウス皮膚[9]の，また経口投与によってラット大腸粘膜においても[8]COX-2タンパク質の発現を抑制した。

COX-2の活性を制御する方法として，ゼルンボンのようにその酵素発現を抑制する食品成分が知られる一方で，セレコキシブ（celecoxib）のようなCOX-2に選択的な合成阻害剤も開発さ

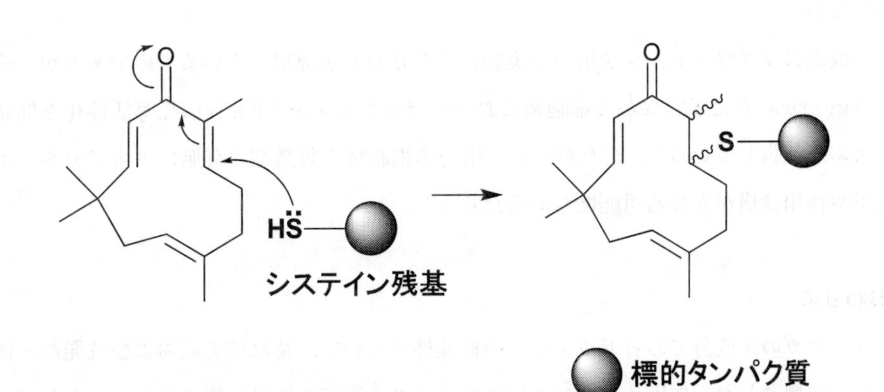

図3　標的タンパク質に対するゼルンボンの求電子付加反応

れている。COX-2 選択的阻害剤は近年になって，循環器系での副作用が報告され，その使用が懸念されているが，全く作用機構の異なるゼルンボンを組み合わせることで使用する薬剤の量が低減できるかもしれない。実際に，COX-2 と同じく炎症細胞で誘導されてくる誘導型 NO 合成酵素（inducible nitric oxide synthase）の阻害剤 L-NMMA とゼルンボンを低濃度で組み合わせた場合，顕著な相乗効果を示すことを培養細胞系で我々は報告している[16]。

ゼルンボンはどのような分子メカニズムで COX-2 の発現を抑制するのだろうか。その詳細については未だ解明されていないが，非常にユニークな側面が見出されつつある。すなわち，本物質は COX-2 mRNA の誘導を強く抑制する一方で，その転写因子である AP-1，NFκB，および CREB（cAMP-responsive element binding protein），さらにはその上流に位置する Akt や MAPK（mitogen-activated protein kinase）などのタンパク質リン酸化酵素には作用しない[17]。

こうした作用性から，ゼルンボンは転写された COX-2 mRNA に対して作用し，何らかの機構でタンパク質に翻訳させない性質を有している可能性が示唆される。実際に，COX-2 mRNA を発現させた後でゼルンボンを添加するとその分解が促進されることから，何らかの作用により mRNA の安定化機構を解除しているのかも知れない。

炎症や発がんに関与する遺伝子の mRNA はその 3'-非翻訳領域に AU-rich エレメント（ARE）という特異な配列を有している（図 2）。この領域はタンパク質への翻訳されることはないが，ARE-結合タンパク質（ARE-BP）と呼ばれる種々のタンパク質が結合し，それぞれの mRNA の寿命を決定していることが知られている。重要なことに，上で述べたセファロースゲル結合ゼルンボンを用いた実験において，ゼルンボンは ARE-BP の 1 つである HuR というタンパク質に結合することが明らかとなった[15]。したがって，本物質は HuR への結合を通して COX-2 mRNA の寿命を短縮させ，それによって COX-2 タンパク質の発現を抑制しているのかも知れない。

以上の仮説はマクロファージを用いた実験により私たちが提唱しているものであるが，それとは逆に Aggarwal らは多彩ながん細胞系においてゼルンボンが NFκB の転写活性化を抑制するメカニズムを報告している[18]。したがって，用いる細胞種や刺激剤の有無によってゼルンボンの標的分子や作用機構が異なる可能性もあるだろう。

4.5 おわりに

ハナショウガの主成分であるゼルンボンの機能性について，特に抗炎症および抗発がん作用に焦点を絞って概説した。作用メカニズムについて，ある程度の知見が集積されつつあるが，その全貌解明まではまだ時間がかかるであろう。日本人のハナショウガ摂取量はショウガやミョウガに比べると取るに足らないものであるが，その生理活性の強さや作用機構のユニークさには特筆すべきものがあり，機能性食品への応用が期待される。

生理機能性成分として，カテキンなどのポリフェノールが注目されて久しいが，私たちはゼルンボンのような脂溶性テルペン類も日常的に摂取しており，その体内動態や機能性に関する詳細な解析が待ち望まれるところである。

なお，2006年，ハナショウガやゼルンボンに関する化学，機能性，応用などについて議論するため，ハナショウガ研究会（会長：沢田誠二，京都教育大学名誉教授）が発足し，年に1回の研究会が開催されている（http://www.geocities.jp/zerumbone/index.html）。

謝辞

ここに記した私たちの研究は大東肇先生（京都大学名誉教授，現・福井県立大学），卒業生，在学生ら多くの方々との共同で行ったものです。ここに深謝いたします。

文　　献

1）Murakami A. *et al., Biosci. Biotechnol. Biochem.*, **63**, 1811 (1999)
2）Murakami A. *et al., Carcinogenesis.*, **23**, 795 (2002)
3）Abdelwahab SI, *et al. Leuk Res.*, in press
4）Xian M, *et al., Cancer Sci.*, **98**, 118 (2007)
5）Yodkeeree S, *et al., Cancer Res.*, **69**, 6581 (2009)
6）Sung B, *et al., Cancer Res.*, **68**, 8938 (2008)
7）Eguchi A, *et al., Biosci Biotechnol Biochem.*, **71**, 935 (2007)
8）Tanaka T. *et al., Life Sci.*, **69**, 1935 (2001)
9）Murakami A. *et al., Int. J. Cancer.*, **110**, 481 (2004)
10）Sulaiman MR, *et al., Fitoterapia.*, in press
11）Abdul AB, *et al., Int J Gynecol Cancer.*, **19**, 1004 (2009)
12）Kim M, *et al., Int J Cancer.*, **124**, 264 (2009)
13）Sung B, *et al., Cancer Res.*, **69**, 1477 (2009)
14）Nakamura Y. *et al., FEBS Lett.*, **572**, 245 (2004)
15）Ohnishi K, *et al., Biosci Biotechnol Biochem.*, **73**, 1905 (2009)
16）Murakami A, *et al., Mutat Res.*, 523-524, 151 (2003)
17）Murakami A, *et al., J Nutr.*, **135**(12 Suppl), 2987 S (2005)
18）Takada Y. *et al., Oncogene*, **24**, 6957 (2005)

第7章　アブラナ科植物と機能

1　概要

森光康次郎*

アブラナ科植物（*Brassicaceae*）はフウチョウソウ目（*Capparales*）に属する双子葉植物で，4枚の花弁の配置形状から十字花科（*Cruciferae*）とも呼ばれていた。全体で約350属，3,200種あると推定され，主に北半球の温帯から暖帯に広く分布している。食用とされているアブラナ科植物は，アブラナ属（*Brassica*）が主なものであり，この他に日本人には馴染みの深いダイコン属（*Raphanus*）とワサビ属（*Wasabia* もしくは *Eutrema*）がある。またアブラナ科植物は，葉菜類（キャベツ，白菜，チンゲンサイ，小松菜など）・花菜類（ブロッコリー，カリフラワーなど）・根菜類（ダイコン，カブ，ラディッシュ，ワサビなど）・種子類（マスタード，芥子など）・新芽（スプラウト）類（かいわれダイコンなど）というような食素材として分類ができ，芥子やワサビのようなスパイス類とクレソンやルッコラのようなハーブ類としても分類できる。

アブラナ科植物の大部分は特殊なミロシン細胞を持っており，酵素ミロシナーゼ（thioglucoside glucohydrolase）の働きによる加水分解によってカラシ油配糖体（グルコシノレート類）から刺激性もしくは辛味成分であるイソチオシアネート類を生じる[1,2]（図1：グルコシノレート－ミロシナーゼ系）。このイソチオシアネート類の生成が，アブラナ科食用植物の特徴として広く認識されている。グルコシノレート類の含有は，アブラナ科植物を中心として分類学上これに近いフウチョウソウ科，ワサビノキ科，モクセイソウ科などの植物や，分類学的にはアブラナ科から遠いパパイヤ科などにも認められている。しかし，マスタードやワサビのようにヒトが強くイソチオシアネート類の辛味を感じられるのは，アブラナ科食用植物のスパイスとハーブだけである。

グルコシノレート類から酵素的に生じるイソチオシアネート類は，アブラナ科植物の特徴的な香辛成分であるだけではなく，血小板凝集阻害作用や抗菌作用[3]，発がん抑制作用[4]等，様々な生理活性が報告され注目されるに至っている。特に，そのパイオニア的研究を行った米国のタラレーらにより，ブロッコリー中のイソチオシアネートであるスルフォラファンについて幅広く生

*　Yasujiro Morimitsu　お茶の水女子大学大学院　ライフサイエンス専攻　食物栄養科学領域　准教授

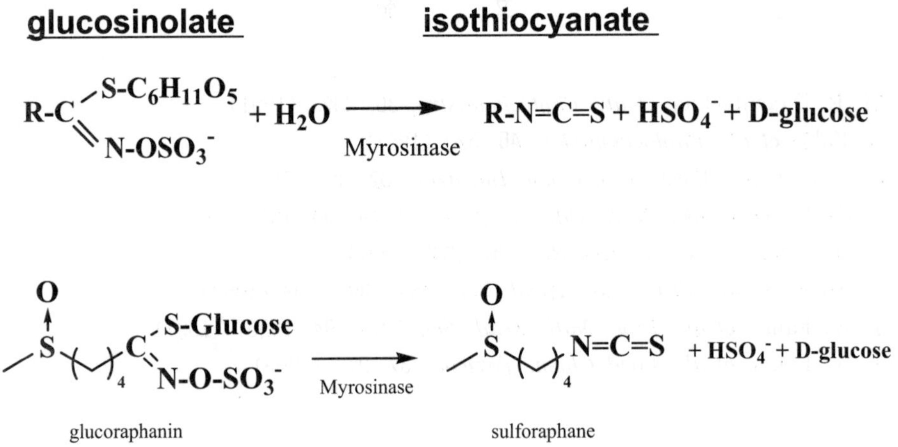

glucosinolate　　　isothiocyanate

$R\text{-}C(\text{-}S\text{-}C_6H_{11}O_5)(=N\text{-}OSO_3^-) + H_2O \xrightarrow{\text{Myrosinase}} R\text{-}N{=}C{=}S + HSO_4^- + \text{D-glucose}$

$CH_3\text{-}S(\rightarrow O)\text{-}(CH_2)_4\text{-}C(\text{-S-Glucose})(=N\text{-}O\text{-}SO_3^-) \xrightarrow{\text{Myrosinase}} CH_3\text{-}S(\rightarrow O)\text{-}(CH_2)_4\text{-}N{=}C{=}S + HSO_4^- + \text{D-glucose}$

glucoraphanin　　　sulforaphane

図１　グルコシノレート－ミロシナーゼ系から生じるイソチオシアネート

理機能性とそのメカニズムの研究が進められ，特に「化学発がん抑制効果」が報告されている[5～8]。また，クレソンやダイコン，ワサビなど，私たちの食生活に馴染みの深いアブラナ科食用植物による第二相解毒酵素群誘導，発がん抑制効果が多数報告されている。本章で取り上げているワサビとダイコンは，まさにアブラナ科食用植物のスパイスとハーブの中で，ブロッコリーに匹敵するほどの生理機能性が期待されている食素材である。ワサビはグルコシノレート類の側鎖（R基）がメチルスルフィニルヘキシル基とメチルチオヘキシル基，ダイコンは4-メチルチオ-3-ブテニル基であり，それぞれ主要なグルコシノレートを含んでいる野菜である。同じようにマスタード（洋からし）中の4-ヒドロキシルベンジル基（シナルビン）や芥子（和からし）中のアリル基（シニグリン）なども それぞれに主要なグルコシノレート類である。摂取量が決して多いとは言えないイソチオシアネート類を効率よく摂取する意味にも，辛くて主要なグルコシノレート類を含むスパイスとハーブである方が，摂取量という面からも通常のアブラナ科野菜よりは吸収効率がよいのかもしれない。

ただ，アブラナ科植物には常食している野菜類が多いことから，イソチオシアネート類やその前駆体であるグルコシノレート類を日常的に摂取していると考えられる。グルコシノレート類，もしくはイソチオシアネート類の摂取とその生理機能性への影響を検討することは，野菜摂取の意義を見直すことにもつながると考えられ，大変興味深いものがある。

文　献

1) M. E. Daxenbichler *et al.*, *Phytochemistry*, **30**, 2623 (1991)
2) N. Fable *et al.*, *Phytochemistry*, **45**, 525 (1997)
3) H. Ono *et al.*, *Biosci. Biotechnol. Biochem.*, **62**, 363 (1998)
4) J. W. Fahey *et al.*, *Proc. Natl. Acad. Sci. USA*, **99**, 7610 (2002)
5) C. Gerhauser *et al.*, *Cancer Res.*, **57**, 272 (1997)
6) Y. Zhang *et al.*, *Proc. Natl. Acad. Sci. USA*, **89**, 2399 (1992)
7) J. W. Fahey *et al.*, *Proc. Natl. Acad. Sci. USA*, **94**, 10367 (1997)
8) J. W. Fahey *et al.*, *Food Chem. Toxicol.*, **37**, 973 (1999)

2 ワサビの機能

三浦陽介*

2.1 はじめに

ワサビ（*Wasabia japonica* 別名 *Eutrema japonica*）はアブラナ科に属する日本原産の多年生草本である。ワサビに似た辛みを持つ東ヨーロッパ原産のアブラナ科植物セイヨウワサビ（*Armoracia rusticana*）と区別するために「本わさび」「沢わさび」とも呼ばれる。その歴史は古く，約1,300年前の飛鳥京時代の遺跡からワサビの利用を示唆する木簡が出土しており，ワサビが古来より日本人の食生活に深く関わってきたことがうかがえる。またワサビには殺菌作用，消化促進作用などがあることが知られ，日本最古の薬草辞典『本草和名』（918年）にもその名が記されていたことから，薬草としての一面もうかがい知ることができる。近年，ワサビの抗腫瘍作用[1]や血小板凝集抑制作用[2]などが明らかにされ，その機能本体がアブラナ科植物に含まれるイソチオシアネート類（isotiocyanates；ITCs）であることが突き止められた。本稿では，ワサビに特徴的なITCsである6-methylsulfinylhexyl isothiocyanate（6-MSITC，通称；ワサビスルフィニル®）の機能性を中心に述べる。

2.2 ワサビITCs

ワサビは他のアブラナ科植物と比較して多くの種類のITCsを含有しており，18種類のITCsが検出されている[3]。ITCsは細胞内では配糖体（グルコシノレート）として存在しており，すりおろしに伴う細胞破壊によりミロシナーゼによる加水分解を受け生成する。ワサビITCsの大半を占めるアリルイソチオシアネート（Allyl isotiocyanate；AITC）は同じアブラナ科植物であるセイヨウワサビやマスタードにも含まれており，冷刺激やアルカリ刺激の受容体TRPA 1（Transient receptor potential cation channel, member A 1）を活性化させるためツンとした辛みを感じる[4]。一方，ワサビ特有の爽やかな香りはワサビ中に微量に含まれる，側鎖の炭素数が5-7のω-メチルチオアルキルITCsにより構成される。また，ワサビはアルキル基末端の硫黄原子が酸化されたブロッコリー由来のスルフォラファン（4-methylsulfinylbuthyl isothiocyanate）（図1.A）と同属体である6-MSITC（図1.B）を特徴的に含んでいる。ブロッコリースルフォラファンはグルタチオン-S-トランスフェラーゼ（GST）やキノンレダクターゼ（QR）といった第二相解毒酵素の誘導活性作用が報告されており[5]，アメリカで発ガン予防目的の健康食品として注目されている。一方，森光らにより6-MSITCはブロッコリースルフォラファンよりも強力な第二相解毒酵素誘導活性を持つことが報告されており[6]，新たな健康食品素材と

* Yosuke Miura　金印㈱　総合企画本部　名古屋研究所

A

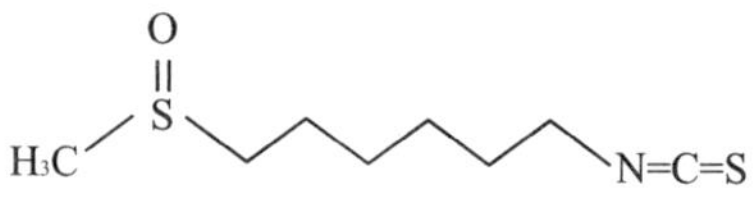

O
‖
S
H_3C　　N=C=S

6-methylsulfinylhexyl isothiocyanate
(6-MSITC，通称: ワサビスルフィニル®)
【ワサビ】

B

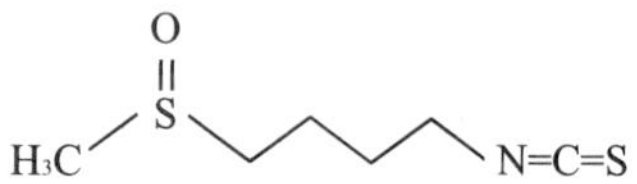

O
‖
S
H_3C　　N=C=S

4-methylsulfinylbuthylisothiocyanate
(Sulforaphane)
【ブロッコリー、キャベツ】

図1　6-MSITC と Sulforaphane の構造
【　】内は主に含んでいる野菜名

して有望視されている。

2.3　機能性

6-MSITC は様々な機能性を持つことが知られている。その代表的な機能について下記に示す。

2.3.1　抗酸化作用

（1） *in vitro* 試験

好中球などの白血球は生体防御に関わる細胞であり，体内に侵入してくる微生物に対する防御機構の最前線に位置している。細胞内における殺傷の機構は，主に NADPH オキシダーゼを介した活性酸素種（Radical oxygen species；ROS）の生産に基づいている。しかしながら，過剰な ROS の産生は遺伝子の損傷や炎症を引き起こし，体内の組織や器官を老化させる原因となる。

6-MSITC の存在下で口腔内好中球を Phorbol myristate acetate（PMA）で刺激し，ROS の産生動態を調べた。PMA 刺激後に 6-MSITC を添加したところ，0.5 mM で ROS 産生量が約 9 割抑制されたのに対し，PMA 刺激前に 6-MSITC でプレインキュベートしたところ 0.01 mM で ROS 産生量が約 9 割抑制された（図2）。このことから，6-MSITC の作用は，刺激により生成した ROS を直接消去するのではなく，口腔内好中球の ROS 産生部位に作用して，ROS の産生自体を抑制することが示唆された。このことは，パパイヤの代表的な ITC であるベンジルイソチオシアネート（benzyl isotiocyanate；BITC）を用いた研究でも報告されており[7]，BITC

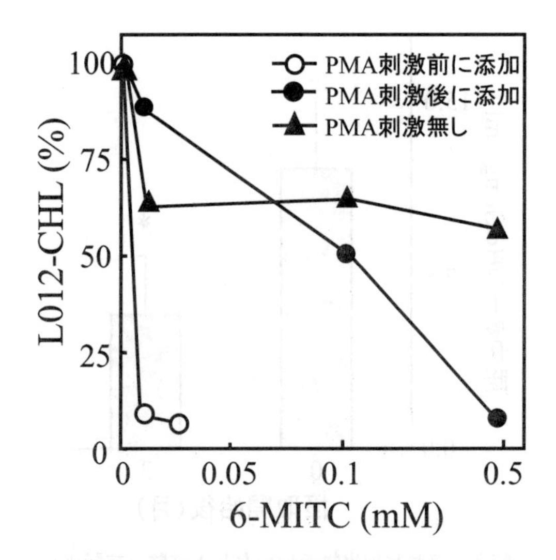

図２　ラット好中球の ROS 産生に及ぼす 6-MSITC の効果
ラット好中球を PMA にて刺激し，産生した ROS を L-012 にて補足し発光強度を測定した。6-MSITC は PMA 刺激前もしくは刺激後に加えた。

が白血球膜上の NADPH オキシダーゼ複合体のシトクロム b 558（gp 91 phox）の電子伝達系を修飾していると考えられている。また，好中球は無刺激下でも ROS を産生しており，6-MSITC の添加によりこの基礎産生量も阻害されたが，容量依存性は認められず，6-MSITC は炎症性の好中球に対して特異的に作用すると考えられた（図２）。

（２）　ワサビ抽出物を用いたヒト試験

ITCs はその反応性の高さから，生体内においては特に分解・付加体形成を起こしやすい化合物であるが，マウスを用いた動物試験により経口摂取においても血液中の ROS 産生が抑制されることが明らかになっている[8]。ヒトに対する効果はどうだろうか。筆者らは DNA の構成成分であるデオキシグアノシン（dG）が ROS により酸化され，分子内に生成する 8-OHdG（8-Hydroxydeoxyguanosine）を体内の酸化ダメージの指標としてヒト臨床試験を行った。

すりおろしたワサビから AITC を除去し 50％エタノールで抽出した乾燥物をワサビ抽出物として試験に用いた。１日の 6-MSITC 摂取量が 3.0 ～ 11 mg となるように調整し，健康な男性６名に３カ月間，１日数回に分けて摂取させたところ，尿中の 8-OHdG 量の有意な減少が認められた（図３）。

2.3.2　抗関節炎作用

（１）　*in vitro* 試験

炎症時にはシクロオキシナーゼ２（COX-2）を介してプロスタグランジンなどの炎症メディ

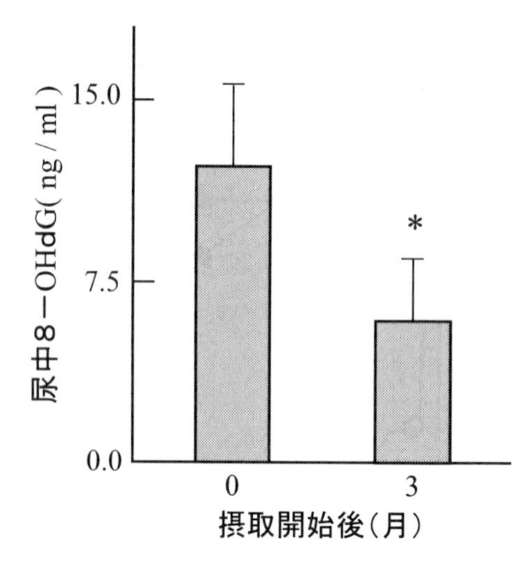

図3　ワサビ抽出物を用いたヒト試験（抗酸化）

ワサビ抽出物を3～11 mg 6-MSITC/day となるように摂取させた。摂取前と摂取後3カ月の尿中8-OhdG 量を測定した。(*p<0.05)

エーターが過剰に産生される。そのため，COX-2の活性を阻害することで炎症が抑制されることが知られている。しかしながら，アスピリンやインドメタシン，イブフロフェンなどの一般的な抗炎症薬はCOX-2と同時に，生理機能維持に重要なCOX-1の活性も阻害してしまう。一方，宇都らの研究によると6-MSITCはCOX-1の産生には影響を与えず，COX-2の産生のみを濃度依存的に抑制することが報告されている[9]。6-MSITCがCOX-2のみに特異的に作用し，COX-1の活性には影響を与えない点は非常に興味深い。

（2）　ワサビ抽出物を用いたヒト試験

2.3.1（2）と同様のワサビ抽出物を用いて6-MSITCの関節炎改善作用を検討した。

軽度の膝関節痛を有する31名の被験者にワサビ抽出物（6-MSITCとして1 mg/day，17名）とプラセボ（14名）を12週間摂取させ，立ち上がり動作時の症状をVASスコアにて評価した。その結果，立ち上がり動作時の関節の痛みが有意に緩和し，6-MSITCが関節痛を緩和する作用を持つことが示唆された（図4）。

2.3.3　抗アレルギー作用

（1）　*in vitro*試験

アレルギー性疾患において，アレルギー反応局所にヒスタミンやロイコトリエンなどの化学伝達物質が肥満細胞から遊離され，これらの物質の作用によりアレルギー反応が現れる。また，上記の化学伝達物質の作用によって好酸球，好中球，リンパ球，単球，マクロファージなどが遊走され，細胞局所においてアレルギー反応を起こすことが知られている。これらの中で好酸球は，

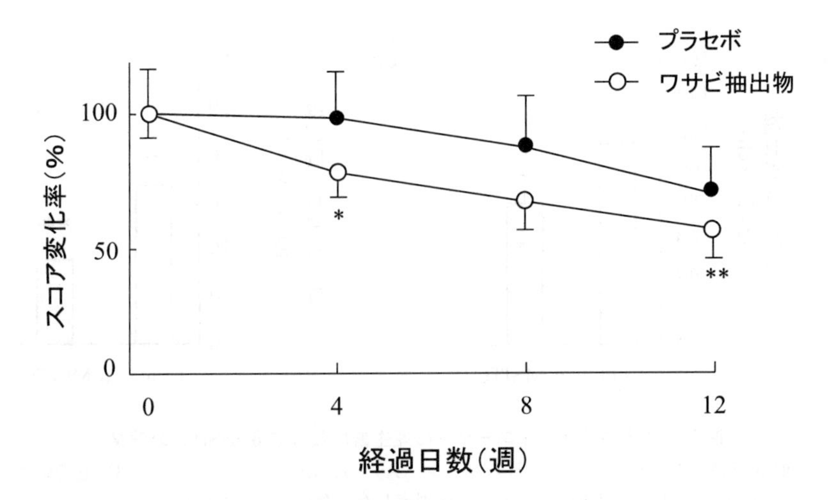

図４　ワサビ抽出物を用いたヒト試験（抗関節炎）

ワサビ抽出物を１mg 6-MSITC/day となるように摂取させた。立ち上がり動作時の関節の痛みを VAS スコアで評価した。なお，グラフは試験開始時の VAS スコアを 100 とした時のスコア変化率で示した。（$^{*}p<0.05$，$^{**}p<0.01$ vs. 摂取前）

血中および鼻汁中などにおいて高い値を示し，アトピー性皮膚炎，アレルギー性鼻炎などのアレルギー性疾患に深く関与している。そこで，肥満細胞からのヒスタミン，ロイコトリエンの産生量および好中球の移動速度に及ぼす，6-MSITC の効果を評価した。

RBL-2 H 3 細胞を用い，50 μM の 6-MSITC で前処理を行った後，特異的な IgE 抗体で細胞を刺激し，ヒスタミンおよびロイコトリエンを遊離させ，ElLISA 法により遊離量を測定した。その結果，6-MSITC の添加によりヒスタミン，ロイコトリエンの遊離量が有意に抑制された（図５）。次に，ヒト好酸球を用い，各濃度の 6-MSITC で前処理を行った後に，走化性因子 PGD 2 で好酸球を処理し，*TAXIScan*® （Effector Cell Institute,Inc.）にてテラス内に存在する細胞の軌跡を追跡し，移動速度成分（Velocity）を算出した。その結果，6-MSITC の添加により好酸球の遊走速度が有意に抑制された。以上の結果から，6-MSITC が抗アレルギー作用を持つことが示唆された（図６）。

（２）　動物試験

動物試験により 6-MSITC の抗アトピー作用を検討した。5 週齢の HR-1 雄性マウスに特殊飼料（HR-AD 用精製飼料）を給餌させ，乾燥肌（ドライスキン）・シワ様皮膚疾患を呈するモデル動物を作出した。また，同時にワサビ抽出物（6-MSITC 0.14 %含有）を５%および 10 %含有させた特殊飼料を給餌させる群，普通飼料を給餌させるコントロール群を設け，それぞれの群における掻痒行動を観察した。その結果，わさびスルフィニル摂取群の掻痒行動数が有意に減少した[10]。さらに，試験終了後に背部皮膚を採取し免疫染色により，アトピー性皮膚炎に関する指

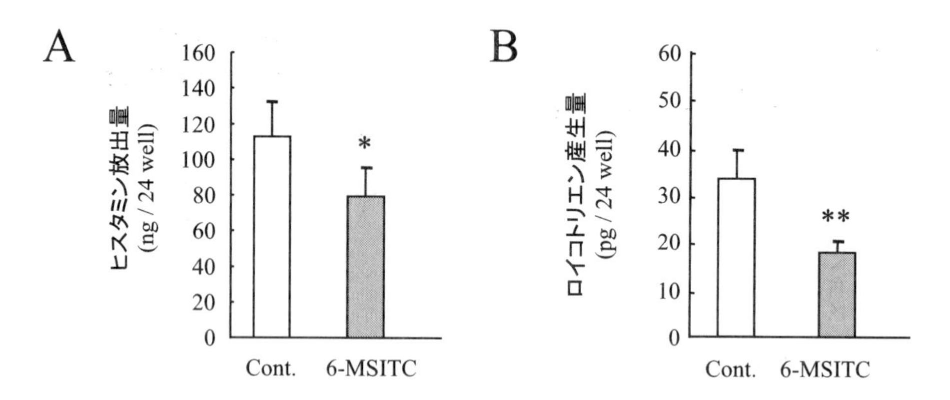

図5　ケミカルメディエーターの産生量に及ぼす 6-MSITC の効果

RBL 2 H 3 細胞に特異的 IgE を作用させヒスタミン（A）およびロイコトリエン（B）を遊離させた。ヒスタミンおよびロイコトリエンは ELISA 法により測定した。(*$p<0.05$, **$p<0.01$)

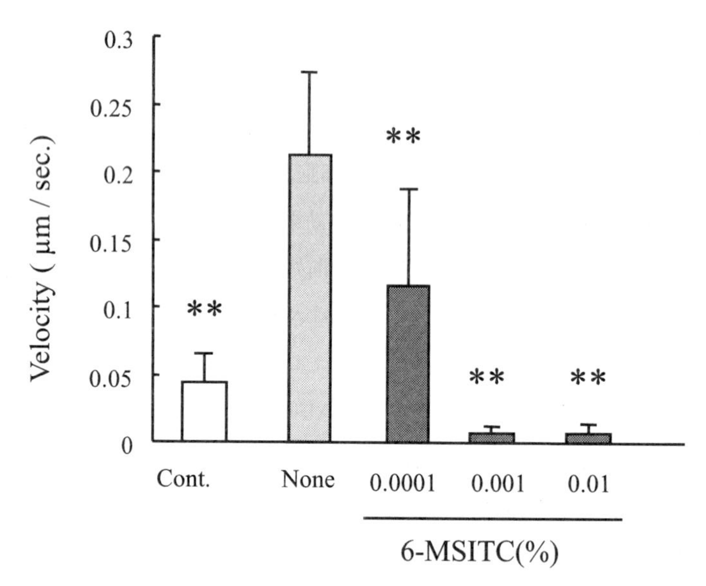

図6　好酸球の移動速度に及ぼす 6-MSITC の効果

走化性因子 PGD_2 で好酸球を処理し，*TAXIScan*®（Effector Cell Institute, Inc.）にてテラス内に存在する細胞の軌跡を追跡し，移動速度成分（Velocity）を算出した。(**$p<0.01$)

標を測定したところ，アトピー性皮膚炎の重症度を反映する TARC（Thymus and activation-regulated chemokine）を始め，IL-4，IL-5，Eotaxin，IgE，MBP (Major basic protein) などの炎症因子の濃度依存的な低下が認められた[10]。

2.4　安全性

ワサビは，古来より日本人に親しまれ，現在では世界各国で加工ワサビとして利用されている食経験の豊富な香辛野菜である。また，SD系ラットを用いた急性毒性試験の結果，6-MSITCのLD 50はAITCの4倍ほど高く，微生物を用いた変異原性試験の結果も陰性と判定されている。

ヒトを対象とした試験では，健康な成人男性6名に最大11 mg/dayの6-MSITCを含むワサビ抽出物を3カ月間毎日摂取させたが副作用は認められなかった。また，血液成分や尿成分の悪化も認められなかったことから，6-MSITCを高含有するワサビ抽出物は長期摂取しても安全であると考えられる。

2.5　おわりに

ポリフェノールやビタミンC，ビタミンEなどの化合物は自身の水素原子もしくは電子を供与することでROS消去能を有すると考えられている。一方，6-MSITCは炎症性の好中球の細胞膜に直接作用し，ROSの過剰発生を抑制するものと考えられる。加えて6-MSITCはGSTやQRといった体内の抗酸化酵素を誘導する作用も合わせ持った大変ユニークな抗酸化剤であると言える。

高齢化社会と言われる昨今，食品には「栄養機能」「嗜好機能」のほかに三次機能として「生理調整機能」が求められている。このような機能性研究をきっかけとして，日本の伝統香辛野菜であるワサビの新たな価値が見出されることを期待したい。

文　献

1）Fuke Y. *et al., Cytotechnology.*, **25**, 197-203 (1997)
2）Morimitsu Y. *et al., Mech Ageing Dev.*, **116**, 125-134 (2000)
3）Fahey JW., *Phytochemistry.*, **56**, 5-51 (2001)
4）Jordt SE. *et al., Nature.*, **427**, 260-265 (2004)
5）Zhang Y. *et al., Proc. Natl. Acad. Sci. USA.*, **89**, 2399-2403 (1992)
6）Morimitsu Y. *et al., J Biol Chem.*, **277**(5), 3456-3463 (2002)
7）Miyoshi N. *et al., Cacinogenesis.*, **25**(4) 567-575 (2004)
8）奥西勲ほか，日本食品科学工学会 第51回大会講演集，49 (2004)
9）Uto T. *et al., Oncology Reports.*, **17**, 233-238 (2007)
10）Nagai M. *et al., J Nutr Sci Vitaminol.*, **55**, 195-200 (2009)

3 ダイコンの機能

熊谷日登美[*1]，稲　成信[*2]

3.1 はじめに

ダイコン（*Raphanus sativus*）は，アブラナ科（*Brassicaceae* or *Cruciferae*）ダイコン属（*Raphanus*）に属する1年草で，日本では古事記にも記載があるほど，昔から栽培されていた植物である。日本で最も一般的に用いられているのは，白ダイコン（*Raphanus sativus* var. *longipinnatus*）で，品種は100種以上あるとされている。青首ダイコン，白首ダイコンのように，見た目で名称を付けているものもあり，日本で生産しているダイコンの約95％が，青首ダイコンである。また，宮重ダイコン，練馬ダイコン，三浦ダイコン，守口ダイコン，桜島ダイコン，聖護院ダイコン，亀戸ダイコンなど，栽培地の名称を付けて呼ぶこともある。宮重ダイコンは青首ダイコン，練馬ダイコンと三浦ダイコンは白首ダイコンである。守口ダイコンは細長いタイプのもので，一方，桜島ダイコンは胴回りが太く，聖護院ダイコンは球形に近い形をしている。亀戸ダイコンはニンジンのような形状で，40日でできるため四十日ダイコンとも呼ばれる。一方，二十日ダイコン（*Raphanus sativus* var. *radicula*）はヨーロッパから入ってきたダイコンで，別名ラディッシュとも呼ばれ，20日から40日で収穫ができる。この他，表面の黒い黒ダイコン（*Raphanus sativus* L.var. *niger Kerner*）もある。さらに，貝割れダイコンという呼び名で，ダイコンの芽を食することもある。また，野生化したハマダイコン（*Raphanus sativus* L.var. *raphanistroides*）やセイヨウノダイコン（別名：キバナダイコン，*Raphanus raphanistrum* L.）もある。ワサビダイコン（*Armoracia rusticana*）は，別名ホースラディッシュあるいはセイヨウワサビとも呼ばれるアブラナ科セイヨウワサビ属（*Armoracia*）の植物であり，ダイコン属（*Raphanus*）ではない。また，サトウダイコン（*Beta vulgaris* var. *rapa*）は，別名テンサイとも呼ばれるアカザ科（*Chenopodiaceae*）フダンソウ属（*Beta*）の植物で，アブラナ科のダイコンとは異なる科のものである。

ダイコンの細胞が破壊されると，配糖体のglucosinolateに酵素ミロシナーゼが作用し，イソチオシネート（ITC）が生成する（図1）。また酸性反応条件下では，glucosinolateはITCではなくnitrileに変化する。ダイコンに特徴的なITCとして，4-(methylthio)-3-butenyl isothiocyanate（MTBITC），4-methylsulfinyl-3-butenyl ITC（MSBITC）などが含まれている。MTBITCは別名erucin，MSBITCは，別名sulforapheneと呼ばれる。その他，allyl isothiocyanate（AITC），benzyl isothiocyanate（BeITC），phenethyl isothiocyanate（PeITC）

＊1　Hitomi Kumagai　日本大学　生物資源科学部　准教授
＊2　Shigenobu Ina　日本大学　生物資源科学部

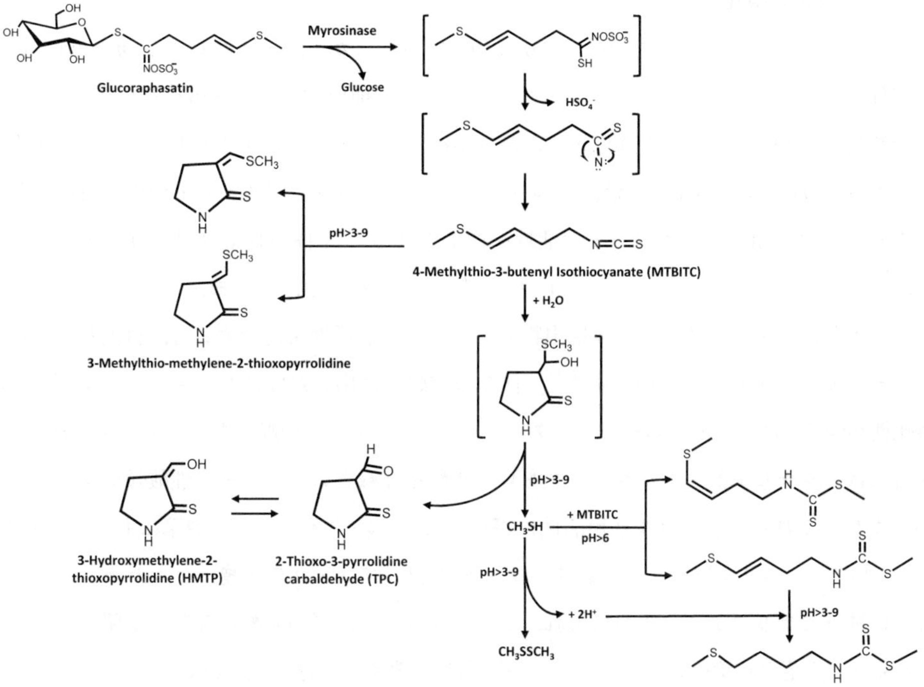

図1

なども検出されている。それぞれのITCの前駆体であるグルコシノレートの名称は，MTBITCがglucoraphasatin，MSBITCがglucoraphenin，AITCがsinigrin，BeITCがglucotropaeolin，PeITCがgluconasturtiinである。Glucorapheninはダイコンの種に多く，glucoraphasatinは成熟体の根に多く含まれる[1]。Glucoraphasatinは過酸化水素と反応するとglucorapheninに変化する。

青首ダイコン，聖護院ダイコン，桃山ダイコン，辛味ダイコン，茎ダイコン，時無ダイコンなど，異なる品種のダイコンで，glucoraphasatin含量およびglucoraphasatinからMTBITCを生成する酵素であるミロシナーゼの活性を比較すると，glucoraphasatin含量が高いほど，またミロシナーゼ活性が高いほど，MTBITCの生成量が多くなる[2]。辛味ダイコンは，glucoraphasatin含量もミロシナーゼの活性も高く，MTBITCの生成量も高い。一方，青首ダイコンや聖護院ダイコンは，どちらも低く，MTBITCの生成量も低い。また，ダイコンの中心部と表層とで比較すると，glucoraphasatin含量もミロシナーゼの活性も，ダイコンの中心部よりも表層の方が高い。

3.2 ダイコンの抗酸化作用

ダイコンのエタノール抽出画分には，*in vitro* でのラジカル消去活性および *in vivo* での胆汁流促進作用がある[3]。また，ダイコンの根のメタノール抽出物は，*in vitro* でも *in vivo* でも脂質の過酸化を抑制する[4]。この抽出物は，*in vitro* ではクメンヒドロペルオキシドの生成を抑制し，一方 *in vivo* では，脂質の過酸化によって生成するマロンジアルデヒドの生成を抑制し，還元型グルタチオン量およびカタラーゼ活性を増加させる。11種の野菜（貝割れダイコン，キャベツ，チンゲンサイ，コマツナ，シシトウガラシ，ホウレン草，マツモ，キク，アスパラガス，ニンニクの芽，ネギ）のメタノール抽出物のラジカル消去活性を比較すると，貝割れ大根がヒドロキシラジカルの生成を最も抑制する[5]。種々の溶媒で抽出した場合も，メタノール画分が最も抗酸化性が強く，次に，酢酸エチル，ブタノール，ヘキサン，水の順である。ダイコンのメタノール画分には，シナピン酸メチルやケンフェロール配糖体などのフェノール性酸類やフラボノイド類が含まれ，これらがラジカル補足活性に寄与している。ダイコンの茎や葉にも，シナピン酸，α-クマル酸，バニリン酸，シリンガ酸，フェルラ酸，プロトカテク酸，ケルセチン，ミリセチンなどの種々のポリフェノールが含まれ，ラジカル補足，脂質の過酸化抑制，金属キレート活性などを示す[6]。茎より葉の方がポリフェノール含量が高く，抗酸化性も高い。

3.3 ダイコンの抗菌作用

ダイコンの粗抽出物には，大腸菌 *Escherichia coli*，枯草菌 *Bacillus subtilis*，チフス菌（サルモネラ）*Salmonella typhi*，緑膿菌の一種である *Pseudomonas pyocyaneus* に対して抗菌性が見られる[7]。しかし，エーテル，石油エーテル，クロロホルムどの溶媒抽出物では抗菌性は見られない。また，イソプロピルアルコール，エタノールの抽出物では，大腸菌に対してのみ抗菌性がある。

ダイコンの部位別では，ダイコンの根，茎，葉から脂溶性画分を抽出し，大腸菌 *Escherichia coli*，ネズミチフス菌（サルモネラ）*Salmonella typhimurium*，腸内細菌の一種である *Enterobacter aerogenes*，*Enterococcus faecalis* や *Enterobacter cloacae*，枯草菌 *Bacillus subtilis*，黄色ブドウ球菌 *Staphylococcus aureus*，表皮ブドウ球菌 *Staphylococcus epidermidis* に対する抗菌活性を調べた場合には，アセトン抽出物においては，大腸菌を除き，根から抽出したものの方が，茎や葉からの抽出物よりも効果が高い[8]。これは，根に含まれるITC含量の方が，茎や葉に含まれるITC含量よりも高いことも一因であると考えられる。

ダイコン抽出物に含まれるITC類であるAITC，BeITC，PeITC，MTBITCの効果は，菌によって異なる。*Staphylococcus aureus*，*Staphylococcus epidermidis*，*Enterobacter aerogenes* や *Enterobacter cloacae* に対しては，AITC，BITCが高い効果を示し，*Enterococcus faecalis*

や *Salmonella typhimurium* に対しては，MTBITC が高い効果を示すという報告がある[8]。しかし，ethyl isothiocyanate（EITC），butyl isothiocyanate（BITC），AITC，MTBITC で比較すると，*Escherichia coli*，*Staphylococcus aureus*，酵母 *Saccharomyces cerevisiae*，麹菌 *Aspergillus oryzae* に対する抗菌性は，MTBITC が最も高い[9]。

MTBITC は，さらに様々な化合物に変化する[10]。MTBITC は，水溶液中では methane thiol（CH_3SH）が外れ，3-hydroxymethylene-2-thioxopyrrolidine（HMTP）あるいは 2-thioxo-3-pyrrolidinecarbaldehyde（TPC）となる。一方 MTBITC は，pH 3-9 では（*Z*)-3-(methylthio) methylene-2-thioxopyrrolidine および（*E*)-3-(methylthio)methylene-2-thioxopyrrolidine にも変化する。また MTBITC は，pH 6 以上では，methane thiol と反応し，(*Z*)-methyl 4-methylthiobutenyldithiocarbamate（*Z*-MTBDC）および（*E*)-methyl 4-methylthiobutenyl-dithiocarbamate（*E*-MTBDC）となる。methane thiol が 2 分子縮合し，dimethyldisulfide が生成する際に遊離するプロトンにより，(*E*)-methyl 4-methylthiobutenyldithiocarbamate は，(*E*)-methyl 4-methylthiobutyldithiocarbamate に変化する。これらのうち，TPC は，グラム陽性菌である *Bacillus subtilis*，*Staphylococcus epidermidis*，*Staphylococcus aureus*，グラム陰性菌である *Escherichia coli*，尋常変形菌 *Proteus vulgaris*，カビの一種である *Alternaria helianthi*，*Aspergillus candidus*，*Penicillium martensii*，植物病原性菌（汚斑病菌）である *Cladosporium colocasiae* や工業材料汚染菌である *Eurotium chevalieri* に対して抗菌性を示す[10〜12]。また，*Z*-MTBDC および *E*-MTBDC も，*Cladosporium colocasiae* や *Eurotium chevalieri* に対して，やや抗菌性を示す[10]。しかしこれらの抗菌性は，MTBITC には及ばない。

ITC の前駆体であるグルコシノレートおよびそのミロシナーゼ反応生成物の赤カビ病菌 *Fusarium culmorum* に対する抗菌性では，グルコシノレートには抗菌活性はないが，ミロシナーゼによる反応生成物では，BeITC，4-(methylthio)butyl isothiocyanate（glucoerucin からの生成物），3-(methylsulfinyl)propyl isothiocyanate（glucoiberin からの生成物），3-(methylsulfonyl)propyl isothiocyanate（glucocheirolin からの生成物）に抗菌性が認められる。MSBITC，AITC，(2 S)-2-hydroxy-3-butenyl isothiocyanate（epiprogoitrin からの生成物）の本菌に対する抗菌性は弱い[13]。

ITC ばかりでなく，ペプチドにも抗菌活性を有するものがある。ダイコンの種から精製して得られる 6 kDa のペプチドは，無胞子酵母 *Candida albicans*，出芽酵母 *Saccharomyces cerevisiae*，灰色カビ病菌（病原性糸状菌）*Botrytis cinerea* に対して抗菌性を示す[14]。

3.4 ダイコンの抗変異原性・抗癌作用

青首ダイコン，聖護院ダイコン，ねずみダイコン，茎ダイコン，時無ダイコン，桃山ダイコン，辛味ダイコンなど，いくつかの品種で比較すると，MTBITC の含量と抗変異原活性は相関があり，MTBITC の含量が多いものほど抗変異原活性は高い[15]。また，おろしダイコンでは，おろしてから 30 分までは MTBITC 生成量が増加し，その後は少しずつ減少する。一方，カットダイコンでは，MTBITC はほとんど生成しない。

ダイコンからのメタノール抽出物を，さらにヘキサン，クロロホルム，酢酸エチル，水で分画したものを比較すると，ヘキサン抽出物が，紫外線照射に対する抗変異原性が最も高い[15]。ダイコンを根，茎，葉に分け，それぞれをメタノール，アセトン，酢酸エチル，クロロホルム，ヘキサンで抽出し，様々な癌細胞に対するアポトーシス誘導作用を調べると，根のヘキサン抽出物に最も活性が見られる[16]。これは，MTBITC が根のヘキサン抽出画分に最も多く含まれるためと考えられる。一方，ダイコンスプラウトのメタノール抽出物を，ヘキサン，ジクロロメタン，酢酸エチル，ブタノールおよび水で分画すると，ジクロロメタン画分が，第二相解毒酵素であるキノンレダクターゼ（QR）の活性を最も誘導する[17]。第二相解毒酵素は，第一相解毒酵素により活性化した発癌物質を解毒する働きがあるため，第二相解毒酵素の誘導は，イニシエーション段階の発癌の抑制につながる。このジクロロメタン画分は，肝癌細胞の増殖抑制活性が最も高い。ダイコンのエタノール抽出画分には，大腸癌細胞のアポトーシス誘導作用がある[18]。黒ダイコンの水抽出物にも，第二相解毒酵素である QR，ヘムオキシゲナーゼ 1，チオレドキシン還元酵素の誘導活性がある[19]。黒ダイコン抽出物中の主なグルコシノレートである glucoraphasatin には活性がなく，これにミロシナーゼを作用させることにより生成する MTBITC に活性がある。

MTBITC は，フザリウム属のカビが産生するカビ毒のゼアラレノン（zearalenone）による染色体異常や DNA 断片化を抑制する[20]。ゼアラレノンはエストロゲン様の作用を示し，餌に混入すると，家畜の繁殖障害等を引き起こす。ゼアラレノンには，食道癌を誘発する可能性も指摘されている。MTBITC から methane thiol（CH_3SH）が外れて生成する物質の一つである 3-hydroxymethylene-2-thioxopyrrolidine（HMTP）には，変異原性物質の活性化抑制作用が見られる[21]。

ダイコンには，ペラルゴニジンをアグリコン（アントシアニジン）とする配糖体のアントシアニンが含まれている。このアントシアニン抽出物は，大腸癌の増殖抑制効果を示す[22]。

3.5 ダイコンの肝障害抑制作用

若いダイコンの葉からのメタノール抽出画分には，肝障害の抑制作用がある。四塩化炭素により肝障害を誘導した後，葉のメタノール抽出物を摂取させると，酸化ストレス（TBARS）が抑制され，第二相解毒酵素であるQRやグルタチオンSトランスフェラーゼ（GST）の誘導が高まり，肝障害が抑制される[23]。

3.6 ダイコンの血糖値上昇抑制作用

有効成分は特定されていないが，ダイコンスプラウト抽出物の糖尿病抑制作用について報告がある。ダイコンの凍結乾燥物を5％含む餌を，ノーマルラットおよびストレプトゾトシン誘発2型糖尿病モデルラットに21日間摂取させた場合に，ノーマルラットと2型糖尿病モデルラットのいずれにおいても，摂取6時間後の血糖値，インスリン値，血液中のタンパク質の糖との反応物であるフラクトサミン値が，ダイコンスプラウト抽出物を摂取させていないノーマル群の値に比べて低い[24]。また，ダイコンスプラウト抽出物を水溶性画分と脂溶性画分に分けて同様の試験をした場合には，ノーマルラットに対しては明確な結果が得られないが，2型糖尿病モデルラットに対しては，水溶性画分において，血糖値，フラクトサミン値，糖化アルブミン値の値がコントロールラットに比べて低下する[25]。しかし，インスリン値については，ほとんど変化がない。

3.7 ダイコンの抗尿路結石作用

黒ダイコンの水溶性画分の乾燥物を40～140 mg/kg body weight摂取させ，尿路結石を誘発させた場合には，ダイコン水溶性画分の摂取量の増加に伴い，尿路結石重量が低下し，尿排出量が増加する[26]。この有効成分は明らかではないが，恐らく成分の利尿作用により，尿路結石の排出が促進されるためと推察される。

文　　献

1） J. Barillari *et al*., *J. Agric. Food Chem*., **53**, 9890 (2005)
2） Y. Nakamura *et al*., *J. Agric. Food Chem*., **56**, 2702-2707 (2008)
3） J. Barillari *et al*., *J. Agric. Food Chem*., **54**, 9773 (2006)
4） P. Chaturvedi, *Evid.-Based Compl. Altern. Med*., **5**, 55 (2008)
5） Y. Takaya *et al*., *J. Agric. Food Chem*., **51**, 8061 (2003)
6） S. S. Beevi *et al*., *Plant. Food Hum. Nutr*., **65**, 8 (2010)
7） I. A. Abdou *et al*., *Qual. Plant. Mater. Veg*., **22**, 29 (1972)
8） S. Beevi *et al*., *Foodborne Pathog. Dis*., **6**, 129 (2009)
9） 江崎秀男ほか，栄養と食糧，**35**，207 (1982)
10） H. Matsuoka *et al*., *Biosci. Biotechnol. Biochem*., **61**, 2109 (1997)

11) H. Matsuoka *et al.*, *Food Sci. Technol. Int. Tokyo*, **3**, 353 (1997)
12) Y. Uda *et al.*, *Nippon Shokuhin Kogyo Gakkaishi*, **40**, 801 (1993)
13) M. Manici *et al.*, *J. Agric. Food Chem.*, **45**, 2768 (1997)
14) P. Jong-Heum *et al.*, *J. Microbiol. Biotechnol.*, **11**, 337 (2001)
15) Y, Nakamura *et al.*, *J. Agric. Food Chem.*, **49**, 5755 (2001)
16) S. S. Beevi *et al.*, *Plant. Food Hum. Nutr.*, **65**, 200 (2010)
17) S.-O. Lee *et al.*, *J. Food Sci.*, **71**, S 144 (2006)
18) J. Barillari *et al.*, *J. Agric. Food Chem.*, **56**, 7823 (2008)
19) P. R. Hanlon *et al.*, *J. Agric. Food Chem.*, **55**, 6439 (2007)
20) J. Ben Salah-Abbes *et al.*, *Mutat. Res.-Gen. Tox. En.*, **677**, 59 (2009)
21) Y. Uda *et al.*, *Lebensm.-Wiss. u.-Technol.*, **33**, 37 (2000)
22) P. Jing *et al.*, *J. Agric. Food Chem.*, **56**, 9391 (2008)
23) S.-H Baek *et al.*, *Biosci. Biotechnol. Biochem.*, **72**, 1176 (2008)
24) H. Taniguchi *et al.*, *Phytother. Res.*, **20**, 274 (2006)
25) H. Taniguchi *et al.*, *J. Nutr. Sci. Vitaminol.*, **53**, 261 (2007)
26) R. Vargas *et al.*, *J. Ethnopharmacol.*, **68**, 335 (1999)

第8章　フトモモ科植物と機能

菊﨑泰枝*

1　フトモモ科に属するスパイス・ハーブ

フトモモ科（Myrtaceae）は，被子植物門，双子葉類綱，フトモモ目に属し，130～150属，3,000種以上の植物から成っており，その大部分が熱帯・亜熱帯に分布している。ユーカリや熱帯果実として知られているグアバ，フェイジョア，バンジロウもフトモモ科に属する。これら以外に多くのフトモモ科植物の果実が食用として利用されている一方で，香辛料として利用記載のあるフトモモ科植物は，クローブ，オールスパイス，マメアデク（葉をサラムリーフと呼び月桂樹の代用として使用），コウシュンツゲ（若葉，花序を香辛料として利用），ペルーキンバイカ（ペルーで果実を香辛料として利用）などわずか数種類である[1]。このなかで世界的に知られているポピュラーな香辛料はクローブとオールスパイスであり，また成分や機能性に関する研究報告もほとんどこれら2種の香辛料に絞られるので，本章ではクローブとオールスパイスの機能および機能成分について述べる。

1.1　クローブ

クローブ（*Syzygium aromaticum*，別名 *Eugenia caryophyllata*）はインドネシア，モルッカ諸島が原産地の常緑樹である。香辛料として用いられるのは開花前の花蕾の部分で，その形が釘に似ていることから，フランス語の釘を意味するクルウ（clou）が語源となり，クローブ（clove）と名付けられた。中国でも名の由来は同様で，釘を表す「丁」を使って，丁子（チョウジ）や丁香と呼ばれている。紀元1世紀ごろのインドでは治療薬として利用され，中国でも漢時代，宮廷で口腔内の清めや矯臭に用いられていた。正倉院の御物のなかにチョウジがあることから，日本にも奈良時代にはすでに伝来しており，貴族社会で薫香，防かびなどに用いられていたようである。8世紀ごろには全ヨーロッパにも広まり，当時は香辛料や薬としてたいへん高価な貴重品であった。大航海時代を経て，17世紀にはオランダがモルッカ諸島におけるクローブ栽培の実権を一手に握ったが，18世紀にフランス人が東アフリカ諸島にひそかに移植し，現在ではインドネシアと東アフリカのマダガスカルやタンザニアが主要生産地となっている。

＊ Hiroe Kikuzaki　奈良女子大学　生活環境学部　食物栄養学科　教授

クローブの香気はきわめて強く矯臭，賦香作用があるので香辛料として肉料理におもに用いられるが，甘い芳香が焼き菓子やリキュールなどにも利用されている。このクローブの強い香気のもとは乾燥した花蕾から15～20％の収率で得られる精油であり，オイゲノール（**1**）が精油の70～90％を占める。ついでオイゲニルアセテートとβ-カリオフィレンの含量が多い[2]。

クローブはインドネシアの民間伝承薬ジャムウ，中国の中药，和漢薬などに配合され，鎮痛，鎮吐，駆風などの効能があるとされている。また，口腔清涼剤，タバコ，香粧品などにも利用されている。

1.2 オールスパイス

オールスパイス（*Pimenta dioica*）は西インド諸島，メキシコ，中米が原産地の常緑樹で，その未熟果を乾燥したものを香辛料として利用する。外観が黒コショウに似ており，学名の*Pimenta*はスペイン語のpimienta（コショウの実の意）に由来する。16世紀末にスペインの探検家フェルナンデスによって発見され，ヨーロッパに伝わった。オールスパイスの名はクローブ，ナツメグ，シナモンを合わせたような香味をもっていることに由来し，中国では三香子（サンシャンツ），日本では百味胡椒と呼ばれている。さわやかな甘い芳香は肉料理，マリネ，ピクルス，菓子類によく合う。オールスパイスの乾燥果実には3～5％の精油が含まれ，その主要成分はクローブと同様，オイゲノール（精油の50～80％）である。その他，メチルオイゲノール（3～28％），ミルセン（1～9％），β-カリオフィレン（4～6％）などを含む。

オールスパイスは原産地の熱帯アメリカでは伝承的に民間薬として利用されてきた歴史があり，消化不良，神経痛，リュウマチ，風邪，胃痛などの治療に処方されてきた。17～19世紀には，長距離航海中に肉や魚の保存のためにオールスパイスが利用されていた[3]。

このようにクローブ，オールスパイスは歴史的にみて，香辛料としてだけでなく，種々の生理・薬理機能を有する植物素材であることがわかる。以下，機能性ごとにこれまでに得られているいくつかの科学的知見を紹介する。

2 抗菌性

香辛料が微生物に対して静菌あるいは殺菌効果を有することは古くから知られており，経験的に様々な場面で利用されてきた。香辛料の抗菌性に関する科学的研究は19世紀末に始まり，クローブの精油に強い効力が報告されている。以来，クローブの抗菌性に関して数多くの研究がなされてきた。Tajkarimiらは2010年の“Antimicrobial herb and spice compounds in food”という総説で1999年以降の10年間に発表されたスパイスおよびハーブの精油あるいは精油成分の

表1　クローブ精油あるいはオイゲノールが抗菌性を示した微生物
(1999～2009年に発表された論文による)[4]

グラム陽性菌	グラム陰性菌
Bacillus cereus	*Aeromonas hydrophila*
Bacillus subtilis	*Campylobacter jejuni*
Clostridium perfringens	*Escherichia coli*
Enterococcus faecalis	*Klebsiella pneumonia*
Listeria monocytogenes	*Pseudomonas aeruginosa*
Micrococcus luteus	*Salmonella enteritidis*
Mycobacterium smegmatis	*Shigella flexneri*
Staphylococcus aureus	*Shigella sonnei*
Streptococcus thermophilus	*Vibrio parahaemolyticus*
カビ	*Aspergillus flavus*
	Aspergillus niger
酵母	*Candida albicans*

抗菌性に関する論文を紹介しているが，その中でクローブの精油およびその主要精油成分であるオイゲノールが抗菌性を示した微生物を表1にまとめた[4]。

最近，Deviらは，腸チフス菌*Salmonella typhi*に対するオイゲノールの抗菌性の発現機構について報告している。菌体内タンパクの溶出をSDS-PAGE，膜の破壊を赤外吸収分光法と電子顕微鏡で形態学的に観測した結果，オイゲノールは，その脂溶性の性質のため菌細胞膜と親和性が高く，それが原因で膜を破壊し菌体内タンパクを溶出させることにより抗菌性を示すものと推定している[5]。

クローブの抗菌成分としてはオイゲノールのほかに，Takechiらによりeugeniinというエラジタンニンが抗単純ヘルペスウイルス活性成分として報告されている[6]。

オールスパイスに関しても，*Bacillus subtilis*，*Clostridium botulinum*，*Escherichia coli*，*Listeria monocytogenes*，*Salmonella tyhimurium*，*Staphylococcus aureus*に対する抗菌性が報告されているが，活性はやはり主要精油成分であるオイゲノールに起因するものと考えられている[4]。また，Zabkaらは，植物病原菌の*Fusarium oxysporum*, *F. verticillioides*, *Penicillium brevicompactum*，*P. expansum*，牛の感染症の原因菌である*Aspergillus flavus*, *A. fumigatus*に対して25種の植物精油の抗カビ性を測定したところ，オールスパイスの精油の活性が最も強く，6種すべてのカビに対してほぼ同等の強い抗カビ性を示したと報告している[7]。

3　抗酸化性

香辛料は経験的に油脂や脂質含有食品に対して酸化抑制効果を示すことが知られていたが，科学的研究は1950年ごろからはじまった。Chipaultらの報告をはじめいくつかの研究結果から，香辛料のなかでシソ科のローズマリーとセージなどとともにクローブやオールスパイスが強い抗酸化性を示すことがわかった。ローズマリーやセージが油脂（油均一系）に対して抜群の効力を発揮するのに対して，クローブやオールスパイスは乳化系の油脂に強い効力を示し，加熱した肉やクッキーに対しても酸化抑制効果が認められている。

クローブの抗酸化成分として，Kramer は，オイゲノールと没食子酸（**4**）を同定している[8]。また，Lee らはクローブ精油とオイゲノール，オイゲニルアセテートのヘキサナール酸化抑制，タラ肝油のマロンジアルデヒド生成抑制効果を調べ，オイゲノールの強い酸化抑制効果を報告している[9]。Gülçin らはクローブの水およびエタノール抽出物が強いラジカル捕捉効果，鉄イオン還元力，スーパーオキシドアニオン捕捉効果，金属キレート能を示し，ポリフェノール類がこれらの活性に関与していると推定した[10]。最近では Kong らが 13 種のスパイスのエタノール抽出物の抗酸化性を検討しており，その中でクローブは総ポリフェノール含量，DPPH ラジカル捕捉効果，鉄イオン還元力が最も高かったと報告している。一方，クローブ抽出物のリポソームに対する酸化抑制効果や金属キレート能はそれほど高いものではなく，ポリフェノール含量との関連性が低いと指摘している。Kong らはさらに加熱したポークパテを 4 ℃で保存したときの酸化抑制効果を調べた。クローブ抽出物は，0.05 %添加でローズマリーやカシア抽出物および合成抗酸化剤の BHA に匹敵する酸化抑制効果を示し，オフフレーバの生成抑制や，肉の変色に対しても効果のあることがわかった[11]。

オールスパイスの抗酸化成分に関しては精油成分のオイゲノールが知られていただけであったので，筆者らはオールスパイスの抗酸化成分の探索を行った。その結果，9 種の新規化合物を含む 7 種のフェニルプロパノイド，2 種のリグナン，バニリン，5 種のフェノール性カルボン酸，13 種のフラボノイド，1 種のシナピン酸配糖体，8 種の没食子酸配糖体を単離，構造決定した[12~15]。おもな単離化合物の構造を図 1 に示す。単離化合物のラジカル捕捉活性，油脂に対する抗酸化性，人工リポソーム膜に対する抗酸化性評価を行ったところ，DPPH ラジカル捕捉活性（DPPH 最終濃度 100 μM，室温 3 時間反応）は，ケルセチン（**5**），ミリセチン（**10**）およびそれらをアグリコンとする配糖体（**6**～**9**，**11** など）で IC_{50} が 6.8～15.1 μM，没食子酸配糖体（**13**～**17** など）で 8.1～11.6 μM の強い活性を示した。このように 3,4-dihydroxyphenyl 基および 3,4,5-trihydroxyphenyl 基を有する化合物が強い DPPH ラジカル捕捉活性を有していたが，3-methoxy-4-hydroxyphenyl 基を有する化合物（1～3 など）の活性は弱かった。スーパーオキシドアニオンの捕捉効果はケルセチン関連化合物で IC_{50} が 50.6～63.5 μM，ミリセチン関連化合物で 29.0～35.3 μM，没食子酸配糖体で 23.1～60.2 μM の範囲であり，3,4-dihydroxyphenyl 基よりも 3,4,5-trihydroxypheyl 基の寄与の方が大きいものと考えられる。40 ℃保存した乳化系リノール酸に対してはケルセチン関連化合物（**6**，**9**）や没食子酸配糖体（**13**,

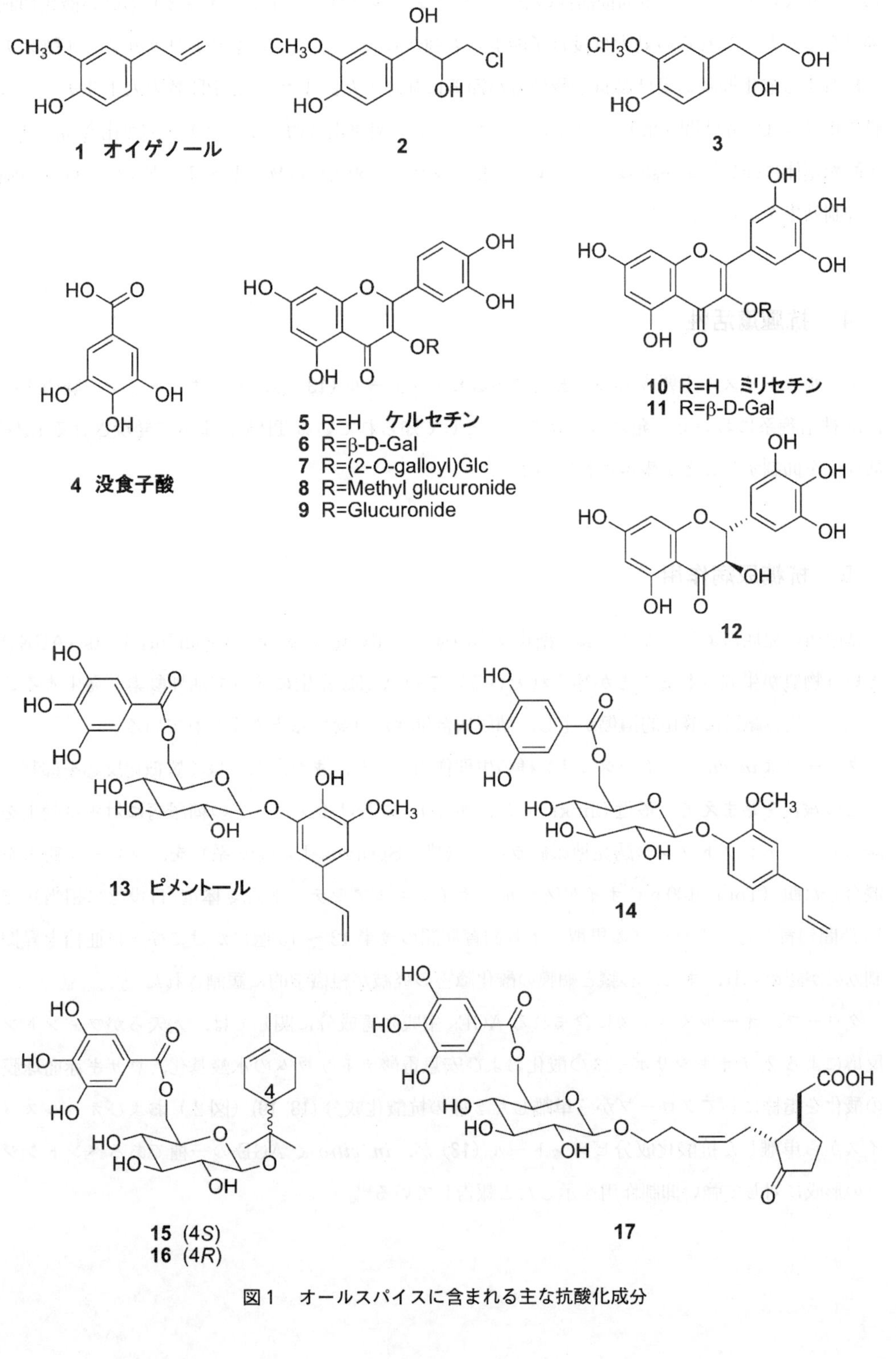

1　オイゲノール

2

3

4　没食子酸

5　R=H　ケルセチン
6　R=β-D-Gal
7　R=(2-*O*-galloyl)Glc
8　R=Methyl glucuronide
9　R=Glucuronide

10　R=H　ミリセチン
11　R=β-D-Gal

12

13　ピメントール

14

15 (4*S*)
16 (4*R*)

17

図1　オールスパイスに含まれる主な抗酸化成分

15）のみならず，ラジカル捕捉活性の弱かったフェニルプロパノイド（1～3）も強い酸化抑制効果を示した。これらの効力は没食子酸よりも強かった。一方，90℃におけるリノール酸メチルに対する酸化抑制効果は没食子酸の方が顕著に強かった。また，AAPH誘導人工リポソーム膜酸化（37℃，6時間反応）に対しては，ケルセチン関連化合物，ミリセチン関連化合物，没食子酸配糖体に抑制効果が認められ，なかでもケルセチン関連化合物（5～7）が78～95％の強い抑制効果を示した。

4　抗腫瘍活性

オールスパイスの主要成分のひとつであるピメントール(13)は，バーキットリンパ腫由来のRaji株培養系において，発ガンプロモータとして知られているTPAによって発現されるEBV活性化を抑制することが報告されている[16)]。

5　抗糖尿病作用

糖尿病の発症によりたんぱく質の糖化反応が進み，advanced glycation endproducts (AGEs)という物質が生成されることが知られている。このAGEs産生に伴って活性酸素が発生することから，生体組織に酸化的損傷が生じ，糖尿病合併症が併発すると考えられている。

クローブは*in vitro*でインシュリン様の生理作用を示し，また，たんぱく質糖化反応を抑制するとの報告を踏まえて，最近Shukriらは，*in vivo*におけるクローブの糖尿病に対する効果を調べた。ストレプトゾシン誘発糖尿病ラット（雄，Sprague-Dawley系）を，クローブ粉末を混合した餌（Total 100 mg オイゲノール＋オイゲニルアセテート/kg体重/日投与に相当）で15週間飼育した。クローブの摂取により飼育期間の後半12～15週にかけて徐々に血糖上昇抑制効果が認められ，また，心臓と網膜の酸化障害の軽減が組織学的に観測された[17)]。

クローブ，オールスパイスに含まれるAGEs生成阻害成分に関しては，大矢らがフェントン反応による2-デオキシリボースの酸化および安息香酸ナトリウムの水酸基化，ウサギ赤血球膜の酸化を指標にしてクローブから単離した2種の抗酸化成分(18, 19)（図2）およびオールスパイスから単離した抗酸化成分ピメントール(13)が，*in vitro*でAGEの一種であるペントシジンの形成に対して強い抑制作用を示したと報告している[18)]。

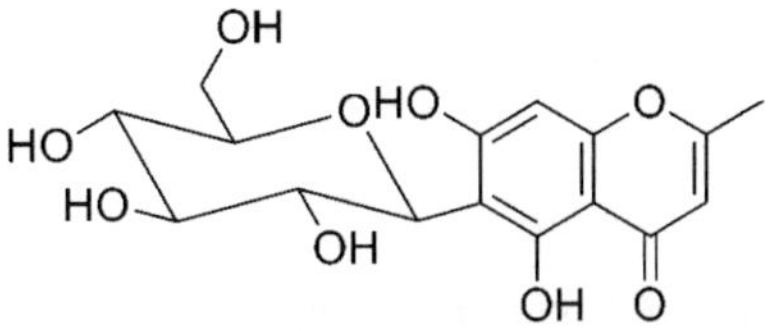

18 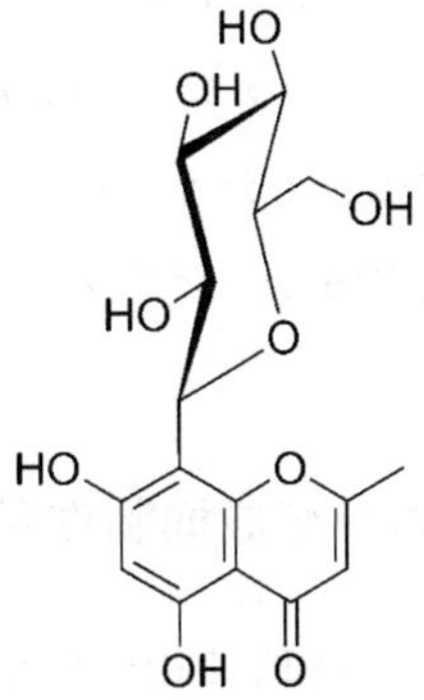　　**19**

図2　クローブから単離されたAGEs生成抑制成分

6　ヒスチジン脱炭酸酵素阻害作用

ヒスチジン脱炭酸酵素はヒスチジンから生理活性物質であるヒスタミンを生成する酵素である。ヒスタミンは主に肥満細胞や好塩基球細胞に存在するヒスチジン脱炭酸酵素により産生されるため，ヒスチジン脱炭酸酵素の作用を抑制することができれば，過剰のヒスタミン産生の制御，すなわちヒスタミンが関与する種々の薬理作用の制御が可能となる。大下らは，21種の香辛料の水抽出物およびエタノール抽出物のヒスチジン脱炭酸酵素阻害活性を測定し，クローブおよびオールスパイスの両抽出物に強い阻害活性を見出した[19]。筆者らはオールスパイスから得られた成分のヒスチジン脱炭酸酵素阻害作用を検討した。食用植物に幅広く分布しているファイトケミカル

表2　オールスパイス成分のヒスチジン脱炭酸酵素阻害活性

化合物	阻害率（%）［濃度1 mM］
1	<1
4	<1
5	<1
6	28±1
7	55±6
8	64±7
9	<1
12	20±6
13	7±1
14	<1
15	19±2
16	21±6
エピガロカテキンガレート	75±3

(カテキン類，フラボノイド，コーヒー酸関連化合物など）のなかではエピカテキンガレートおよびエピガロカテキンガレートのみが強い阻害作用を示した[20]ことから，エピガロカテキンガレートと阻害活性を比較したところ，ケルセチン配糖体である**7**および**8**がエピガロカテキンガレートに匹敵する活性を示した[21]（表2）。

7　メラニン形成抑制作用

メラノーマB16細胞を用いた実験で，クローブのアルコール抽出物にメラニン形成抑制効果が認められている。阻害効果を指標にクローブの成分の分画，精製を行ったところ，活性画分からオイゲノールとオイゲニルアセテートが得られた。細胞毒性の認められない濃度範囲でメラニン形成抑制を調べたところ，両者ともに活性が認められ，とくにオイゲノールの活性が強いことがわかった[22]。

8　オイゲノールの各種細胞損傷と回復に対する作用

Mahapatraらは，ネズミの腹膜マクロファージのニコチン誘導酸化損傷に対して，オイゲノールが回復効果を示したと報告している。ニコチン投与により上昇したスーパーオキシドアニオンおよびマロンジアルデヒドのレベルはオイゲノール添加（0.09 nM）により有意に低下し，還元型グルタチオンや抗酸化酵素の減少を回復させた。さらに，たんぱく質の酸化，DNAの断片化に対しても抑制効果が認められた[23]。

一方で，Slamňeováらは，ヒト肝ガン細胞HepG 2，ヒト結腸ガン由来細胞caco-2，ヒト線維芽細胞VH 10に対するオイゲノールのDNA損傷および回復効果を調べている。トリパンブルー染色法を用いて細胞毒性を調べたところ，オイゲノールのIC_{50}はHepG 2に対して700 μM，caco-2に対して1000 μM，VH 10に対して700 μMであった。そこで，細胞毒性が生じない600 μMまでの濃度でオイゲノールの各細胞DNAに対する影響をみると，VH 10に有意なDNA損傷が観測された。一方，caco-2には中程度の損傷が認められ，HepG 2にはDNA損傷が認められなかった。これらの細胞に対する感受性の差は解毒酵素の有無が関与しているものと推察している。また，過酸化水素によって誘導されたDNA損傷に対してオイゲノールは回復効果を示さず，VH 10ではむしろDNA損傷を促進する傾向が認められた[24]。

このように，対象となる細胞の種類，添加濃度などの違いによりオイゲノールの作用が大きく異なることが示唆された。

文　　献

1） 熱帯植物研究会編，熱帯植物要覧，p.335，養賢堂（1984）
2） 日本香料協会編，香りの百科，p.165，朝倉出版（1985）
3） 日本香料協会編，香りの百科，p.68，朝倉出版（1985）
4） M. M. Tajkarimi *et al., Food Control*, **21**, 1199（2010）
5） K. P. Devi *et al., Journal of Ethnopharmacology*, **130**, 107（2010）
6） M. Takechi *et al., Planta medica*, **42**, 69（1981）
7） M. Zabka *et al., Industrial Crops and Products*, **30**, 250（2009）
8） R. E. Kramer, *JAOCS*, **62**, 111（1985）
9） K.-G. Lee *et al., Food Chemistry*, **74**, 443（2001）
10） I. Gülçin *et al., Food Chemistry*, **87**, 393（2004）
11） B. Kong *et al., Meat Science*, **85**, 772（2010）
12） H. Kikuzaki *et al., Phytochemistry*, **52**, 1307（1999）
13） H. Kikuzaki *et al., J. Nat. Prod.*, **63**, 749（2000）
14） Y. Miyajima *et al., BioFactors*, **22**, 301（2004）
15） H. Kikuzaki *et al., J. Nat. Prod*, **71**, 861（2008）
16） 松本明子ほか，日本公開特許公報，04041499（Feb. 12, 1992）
17） R. Shukri *et al., Food Chemistry*, **122**, 1116（2010）
18） T. Oya *et al., Biosci. Biotech. Biochem.*, **61**, 263（1997）
19） 大下樹里ほか，日本家政学会誌，**58**, 17（2007）
20） Y. Nitta *et al., J. Agric. Food Chem.*, **55**, 299（2007）
21） Y. Nitta *et al., Food Chemistry*, **113**, 445（2009）
22） E. T. Arung *et al., Fitoterapia*, in press（2011）
23） S. K. Mahapatra *et al., European Journal of Pharmacology*, **623**, 132（2009）
24） D. Slamňeová *et al., Mutation Research*, **677**, 46（2009）

第９章　ネギ科植物と機能

1　概要

有賀豊彦*

1.1　はじめに

ネギ科植物の多くは古くより野菜として珍重されてきている。和風の煮物や熱もののスープなどの夕げの香りには，ネギ，タマネギ，ニンニクなどのネギ属野菜が発するものが含まれている。また，カレーのベースとなるタマネギの甘さ，餃子の具のニンニクの香りと味，などなど私達の食生活を味と香りの両面から豊かにしてくれている香味野菜でもある。

1.2　新しい科「ネギ科」

表題のネギ科という分類上の名称は，ユリ科に代わって登場した分類学上大変新しい科である。それまでは，ネギの類はユリ科ネギ属ということになっていたものが，ネギ科ネギ属となったわけである。そこで，少し分類に触れてみたい。植物の分類は花の構造を中心にした形態をたよりに行われ，ネギはユリに近似するものとして，1980年以前の新エングラー体系，その後のクロンキスト体系では，どちらもユリ目ユリ科に分類されていた[1]。1980年代の後半になって単子葉植物の分類学者ダールグレン（Rolf Dahlgren，1932-1987，デンマーク）は初めてユリ科とネギ科とを区分するとともに，前者はユリ目に，後者はクサスギカズラ目（Asparagales，ラテン語でアスパラガス目）の中にそれぞれ位置づけた[2]。1990年代になって植物分類学会（Linnean Society of London）の中に，遺伝子（主に葉緑体タンパクの遺伝子）による分類を目指すワークショップ，Angiosperm Phylogeny Group（APG，被子植物の系統分類研究班）が発足した。ネギ科は，このAPG植物分類体系によると，先のダールグレンの分類にほぼ一致して，クサスギカズラ目ネギ科であり，ユリ目には属さないことが明確にされた（APGⅡ，2003）[3]。最近は，アスパラガスをアスパラというほど一般に浸透しているので，この辺でクサスギカズラ目を改めてアスパラガス目と呼称したらいかがであろうか。臭過ぎ蔓（かずら）にならないように。

さて，ネギ科（Alliacea）である。当科に属す植物の大部分はネギ属（genus *Allium*）である。その他，イフェイオン属（genus *Ipheion*）ツルバギア属（genus *Tulbaghia*）など主に観賞用の可憐な花をつける幾つかの属を含んでいる。種の数は600に及ぶ。すべてがネギ臭やニン

*　Toyohiko Ariga　日本大学　生物資源科学部　生命化学科　教授

ニク臭を発するわけではないと思うが，少なくとも上記の3属には，においが確認されている[4,5]。

1.3　ネギ科植物の成分上の特徴

ネギ科植物の食品機能は，植物体が自らを護るために備えているスルフィニル化合物（一般名，アリシン）産生機能に負うところが大きい（図1）。この化合物は植物体にとって致命的な動物による捕食や傷害に遭わないように，カビや細菌に対しては，それらを殺菌するように，防御的，攻撃的能力を発揮するものである。もちろん植物体にとっても有害であることは間違いなく，平常時には不活性なアミノ化合物（一般名，アリイン）として葉や鱗茎内の細胞内に存在している。細胞がひとたび傷害を受けると，そこから漏れ出てきて，維管束の細胞内に発現している酵素アリイナーゼに触れることによってアリインの-C-S-間で切断され（よってこの酵素はC-S-lyaseとも呼ばれる），活性体のアリシンが生成される[6]。

図1はニンニクに特有なアリル基（2-プロペニル基）を示しているが，種によってプロピル基，メチル基，エチル基などと構造を異にするため，においはもとより機能にも差異を生じる。表1は，ネギ科植物が作り出すにおい成分の硫黄に付いている側鎖構造の違いを示している。表中のニンニクからラッキョウまでの4種はネギ属の野菜で，ハナニラはイフェイオン属，ツルバギアはツルバギア属で鑑賞用の植物種である。

アリル基（allyl group）は，2-プロペニル基（2-propenyl group）の慣用名である。化学反応性に富み，生理活性の強い反応基である。種子繁殖能力の劣るニンニクが，栄養繁殖のための生体防御物質として，自身にとって細胞毒性が強く危険ではあるが切れ味の鋭い武器として選択

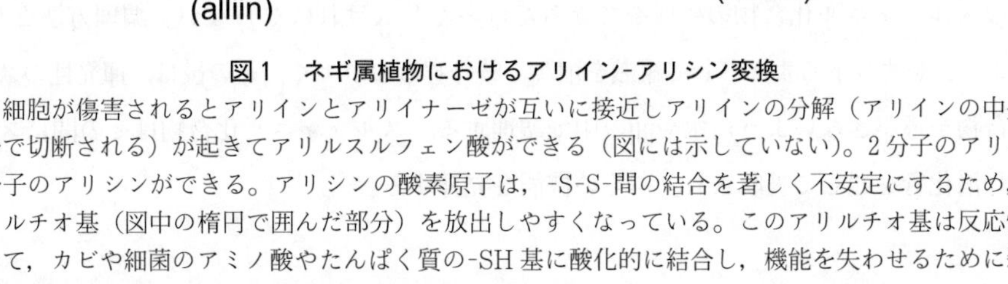

図1　ネギ属植物におけるアリイン-アリシン変換

植物の細胞が傷害されるとアリインとアリイナーゼが互いに接近しアリインの分解（アリインの中央の点線部分で切断される）が起きてアリルスルフェン酸ができる（図には示していない）。2分子のアリインから1分子のアリシンができる。アリシンの酸素原子は，-S-S-間の結合を著しく不安定にするため，側鎖のアリルチオ基（図中の楕円で囲んだ部分）を放出しやすくなっている。このアリルチオ基は反応性に富んでいて，カビや細菌のアミノ酸やたんぱく質の-SH基に酸化的に結合し，機能を失わせるために殺菌効果が現れる[7]。

表1　ネギ科植物のにおい成分を構成する硫黄の側鎖構造

	アリインまたはアリシンを構成する化学基			
	アリル基	プロピル基	エチル基	メチル基
ニンニク	＋＋＋＋	−	−	−
タマネギ	−	＋＋	−	−
ネギ	−	＋	−	＋＋
ラッキョウ	−	−	−	＋＋＋
ハナニラ	−	−	＋＋	＋
ツルバギア	−	−	−	＋

したのがこのアリル基ではなかったかと推察する。事実，硫化アリルと硫化プロピルをそれぞれμM濃度で動物細胞に添加すると，硫化アリルだけが細胞周期を停止させ，アポトーシスを誘導する[8,9]。タマネギ，ネギ，ラッキョウは完全花をつけて種子繁殖を行うので，アリル基を含まないばかりか，防御成分であるプロピル基やメチル基含有の硫黄成分濃度も極めて微量である。種子繁殖には，雑種強制という力が働いて絶えず生存強化が図られているのであるが，栄養繁殖に依存しているニンニクにはその力が働かない。結果的にニンニクを好む線虫による喰害や，さび病菌に犯されやすく，栽培上の脆弱性は否めない[10]（本稿では，この点に関しては言及しない）。

1.4　ネギ科植物の食品機能性

ネギ科で最も多く利用されているタマネギについて，カロリー源としては炭水化物のフルクトオリゴ糖が，ビタミン類はβ-カロテン，ビタミンB1，ビタミンCなどが含まれている。ここでいう食品機能性成分としてはフラボノイドの一種で抗酸化作用を示すケルセチンと抗血栓作用などで知られる含硫化合物を挙げることができる。ことに，後者の含硫化合物については，機能性研究が進んでいるため，以下本章で詳しく述べられるはずである。

近年の，ネギ属野菜の機能性研究の功績は，さまざまな生理効果とそれを演じる成分との関係を明らかにした点である[11]。

大まかにまとめると図2のようになる。効率よく機能性に富んだスルフィド類をとるためには図中央のスルフィニル化合物の生成をできるだけ多くしなければならない。調理方法としては，生のニンニクをすり下ろすなどして組織を細かく破砕するのがよく，その後は，揮発性のスルフィニル化合物を逃がさないように水や油の中で調理する。スルフィニル化合物はその間にスルフィドとなり消化管を通して吸収され，多くの機能を発揮する。

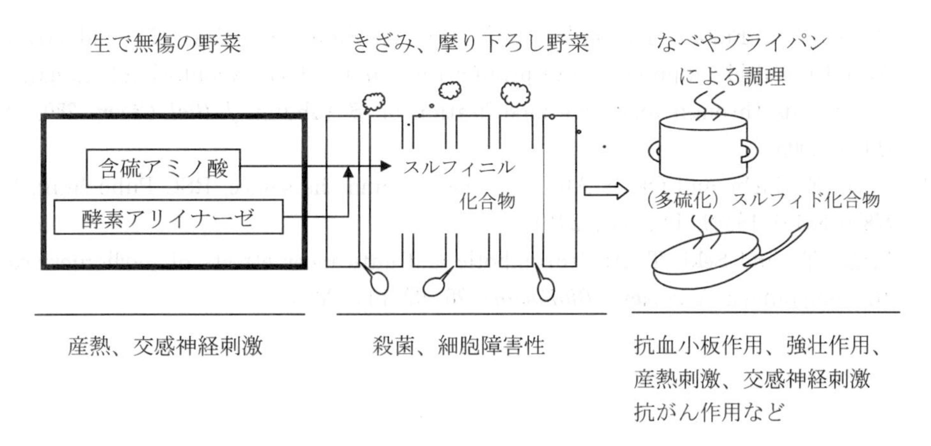

図2　ネギ科野菜の機能成分と調理による変化

文　献

1）Cronquist, A. The Evolution and Classification of Frowering Plants. 2 nd ed. Pp. viii ＋556, New York Botanical Garden, 1988

2）Dahlgren, R.M.T, Clifford, H.T., and Yeo, P.F. The Families of the Monocotyledons. 520 pp. Springer-Verlag, Berlin, 1985

3）APG [Angiosperm Phylogeny Group] II, An update of the Angiosperm Phylogeny Group classification for the oders and families of flowering plants: APG II. *Bot. J. inn. Soc.* **141**, 399-346, 2003

4）Fujiwara, M., Yoshimura, M., Tsuno, S., and Murakami, F. "Allithiamine" A newly found derivative of vitamin B 1: IV. On the alliin homologues in the vegetables. *J. Biochem.* **45**, 141-149, 1958

5）Kubec, R., Velisek, J., and Musah, R.A. The amino acid precursors and odor formation in society garlic (Tulbaghia violacea Harv.). *Phytochemistry* **60**, 21-25, 2002

6）Ariga, T., and Seki, T. Functional foods from garlic and onion. pp. 433-489, In: Asian Functional Foods, eds: Shi, J., Hoo, C-T, and Shahidi, F., CRC Press, USA, 2005

7）Fujisawa, H., Watanebe, K., Suma, K., Origuchi, K., Matsufuji H., Seki T., and Ariga, T. Antibacterial potential of garlic-derived allicin and its cancellation by sulfhydryl compounds. *Biosci. Biotechnol. Biochem.* **73**, 1948-1955, 2009

8）Fukao, T., Hosono, T., Misawa, S. Seki, T., and Ariga, T. The effects of allyl sulfides on the induction of phase II detoxification enzymes and liver injury by carbon tetrachloride. *Food Chem. Toxicol.* **42**, 743-749, 2004

9) Hosono, T., Fukao, T., Ogihara, J., Ito, Y., Shiba, H., Seki, T., and Ariga, T. Diallyl trisulfide suppresses the proliferation and induces apoptosis of human colon cancer cells through oxidative modification of β-tubulin. *J. Biol. Chem.* **280**, 41487-41493, 2005
10) Block, E. Garlic and Other Alliums, The lore and the sience. RSC Publishing, ISBN: 978-0-85404-190-9. Pp. 454, 2010
11) Ariga, T., and Seki, T. Antithrombotic and anticancer effects of garlic-derived sulfur compounds: A review. *BioFactors* **26**, 93-103, 2006

2 タマネギの機能

西村弘行*

2.1 タマネギの成分的特性

タマネギには，整腸作用のある食物繊維やオリゴ糖の他にも，独特の香りや苦み成分でも知られるイオウ化合物が多く含まれている。ネギ科ネギ属植物の特徴は，多量の含硫アミノ酸 S-alk (en) yl-L-cysteine sulfoxides を含み，室温でのカット処理によって内在性の酵素 C-S リアーゼ（アリナーゼ）との反応で，各種の脂溶性含硫化合物を生成する。タマネギの場合には，図1に示すような酵素反応と熱化学反応で，各種の機能を持った含硫化合物が生成される。

またタマネギは，含硫化合物以外に，主要成分としてケルセチン配糖体などのフラボノイド類を多量に含み，生体内で抗酸化作用や血圧上昇抑制作用を示す。その他，γ-L-グルタミル含硫アミノ酸ペプチド類や調理・加工で化学的に生成されるシクロアリインも知られている。

2.2 抗酸化作用

近年，活性酸素（スーパーオキシドアニオン $O_2^{-\cdot}$，ヒドロキシラジカル・OH，一重項酸素 $^1O_2$，ヒドロパーオキシラジカル・OOH，過酸化水素 H_2O_2 等）が原因で動脈硬化系疾患（脳梗塞，心筋梗塞），アルツハイマー，癌などの各種の生活習慣病を発症すると言われている。特に，メタボリック症候群で知られる動脈硬化系虚血性疾患による死亡率は，およそ 28 %で，癌による死

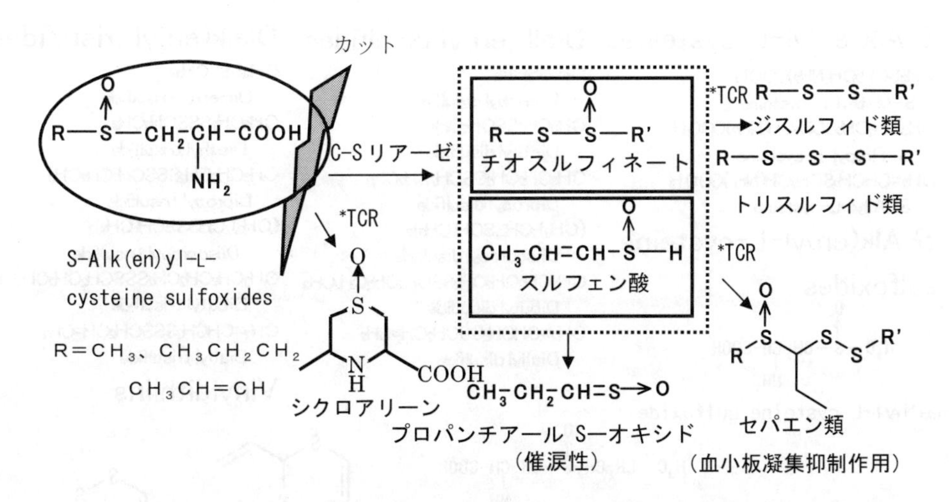

図1 タマネギのカット処理および熱処理によって生成される含硫化合物
*TCR：thermo-chemical reaction，熱化学反応

---

* Hiroyuki Nishimura 東海大学 生物理工学部 教授

亡率（30％）に次いで高い比率になっている。

動脈硬化の発症メカニズムは複雑であるが，動脈硬化巣（プラーク）の形成からまず始まる。プラークの形成は，高脂血症，糖尿病，高血圧症，喫煙などの動脈硬化危険因子により炎症反応や血管壁へのコレステロールエステルの蓄積によりプラークが形成される。さらに，内皮細胞の機能に酸化低比重リポタンパク質（酸化LDL）が重要な役割を果たしていることが明らかとなっている。そして動脈硬化のプロセスは，血管内腔の悪玉コレステロールのLDLが体内過剰の活性酸素で酸化LDLに変換され，単球から分化した免疫細胞マクロファージが酸化LDLを貪食して泡沫細胞となり，プラーク内にコレステロールエステルを蓄積する[1]。

さて，生体内で抗酸化作用を持つと考えられているタマネギ中の主要成分は，ケルセチンやその配糖体（図2）ならびに含硫化合物（図1）である。すなわち，ポリフェノールの一種である

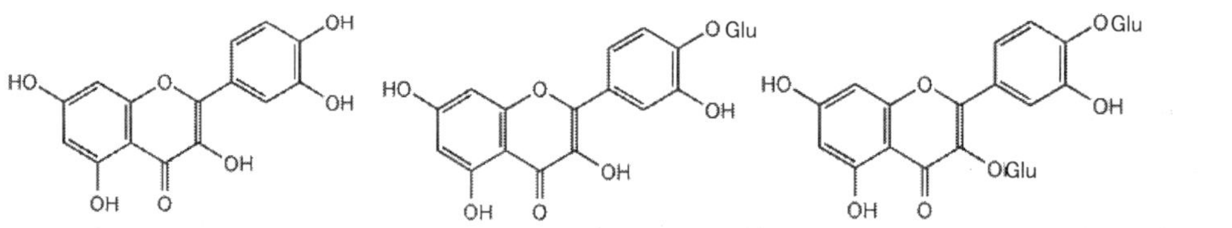

ケルセチン　ケルセチン-4´-*O*-グルコシド　ケルセチン-3,4´-*O*-ジグルコシド

図2　タマネギ中のケルセチンおよびその配糖体

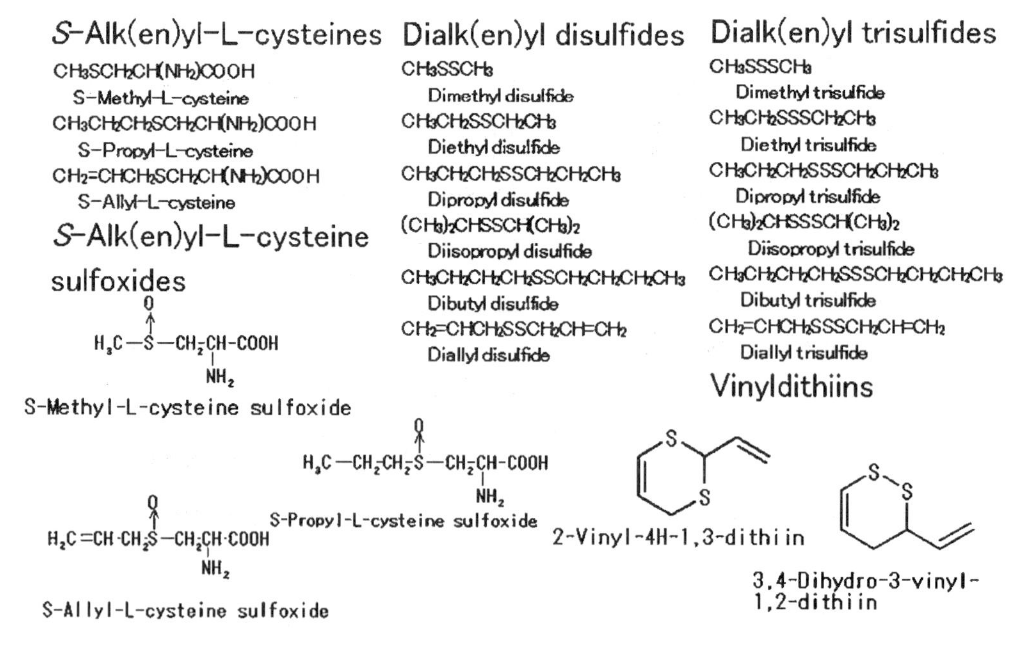

図3　ネギ属含硫化合物および関連物質

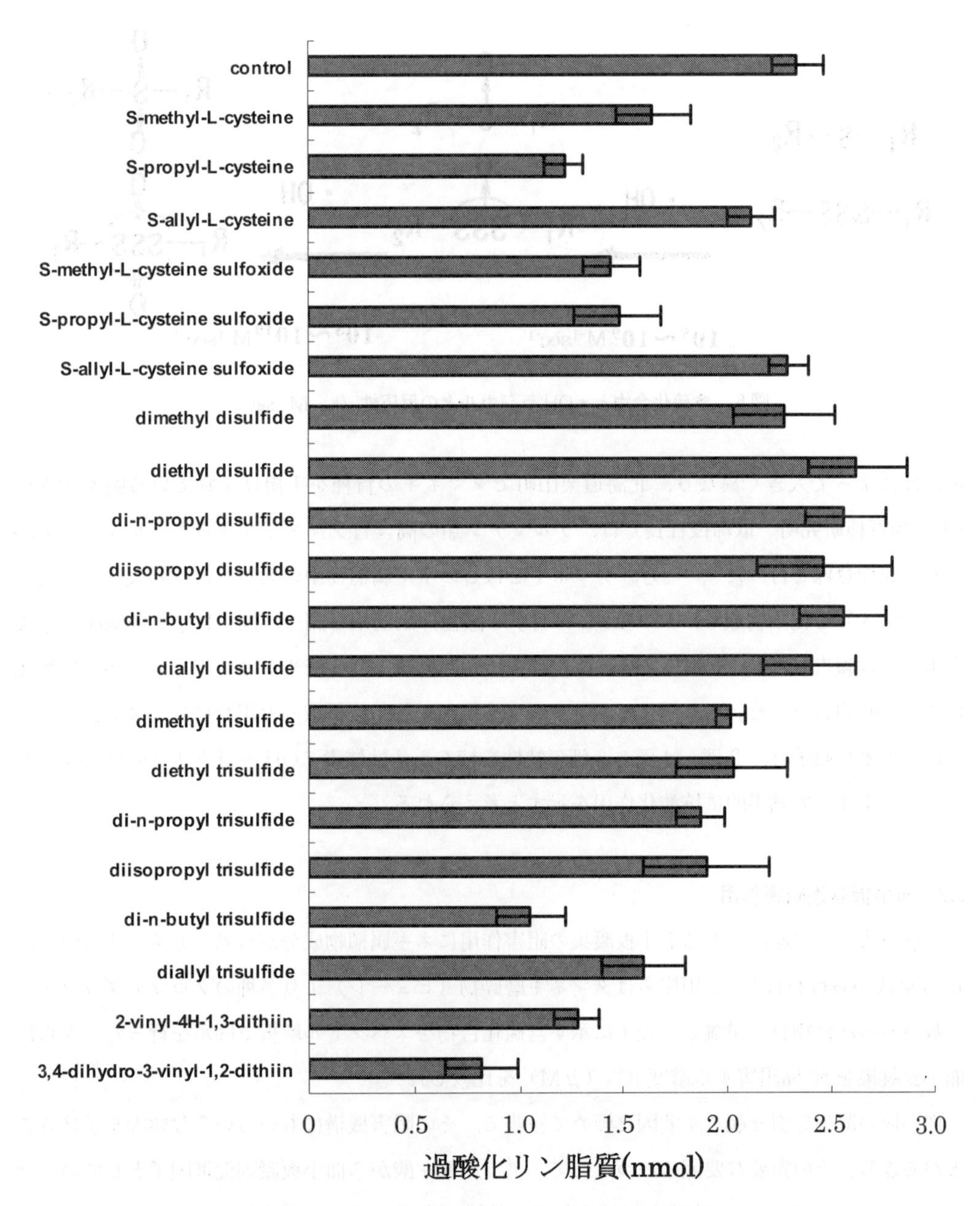

図4　ネギ属含硫化合物のヒトLDL酸化抑制効果
各サンプル濃度：50 μM

ケルセチンは黄色色素としてタマネギ外皮の主成分で，その配糖体は可食部に存在する。ケルセチンおよびその配糖体は小腸上皮細胞を通過後，グルクロン酸胞合や硫酸胞合されるものの生体内ではいずれも抗酸化作用を示すと推定される[2]。また，これらの機能性成分の含有量はタマネ

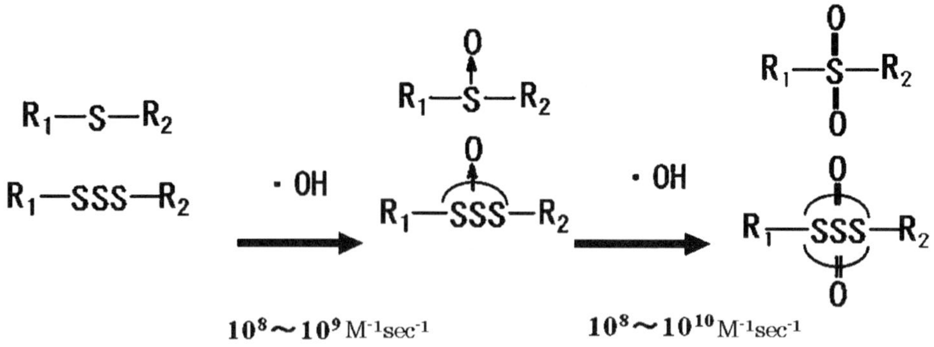

図5　含硫化合物と・OHラジカルとの反応性（k, $M^{-1}sec^{-1}$）

ギ品種によって大きく異なり，北海道栗山町でタマネギの育種を手掛けられている岡本大作氏（㈲植物育種研究所　取締役社長）は，ケルセチン類の高含有タマネギ「さらさらレッド」を開発し，商標登録を行った[3]。一方，タマネギをはじめネギ属植物中の天然および非天然の含硫化合物（図3）を化学合成し，ヒトLDLに対する酸化抑制効果を調べ，図4に示す興味深い結果を筆者らは報告した[4]。不飽和アルケニル基を持った含硫アミノ酸やトリスルフィド類に抗酸化作用が比較的高かった。したがって，タマネギを調理・加工後摂取した場合には，図5に示すように，イオウ原子は，2価，4価，6価の特性を持ち，活性酸素・OHラジカルとの反応性も高いため，生体内で効果的に抗酸化作用を示すと考えられる[5]。

2.3　血小板凝集阻害作用

血栓形成の主要原因である血小板凝集の阻害作用にネギ属植物成分が有効であるとする研究が1970年代から行われた[11]。川岸らはタマネギ磨砕物（ピューレ）より各種のクロマトグラフィーで数種類の活性物質を単離し，表1に示す含硫化合物をスペクトル解析で同定を行った。さらに血小板凝集を50％阻害する濃度IC_{50}（μM）を比較した[6]。

血小板の凝集を引き起こす要因は極めて複雑で，その阻害機構にもいろいろな要因を挙げることができる。その重要な要因の一つとして，アラキドン酸から血小板凝固促進因子としてのトロンボキサンA_2（TXA_2）の生成が挙げられる。前述，表1に示した含硫化合物が環状ペルオキシドの生成に関与するシクロオキシゲナーゼを阻害することによりTXA_2の生成が抑制され，血小板凝集阻害作用を示すと推定されている[7]。

表 1　タマネギ中の血小板凝集阻害物質と活性の比較

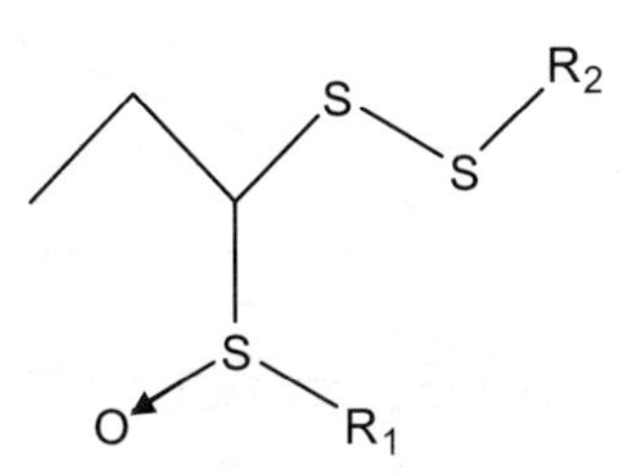

R1	R2	IC50 (μM)
1a Me	Me	67.6
1b Me	Me	18.4
2 Me	n-propyl	12.8
3a Me	1-propenyl (E)	48.9
3a Me	1-propenyl (E)	11.7
4a Me	1-propenyl (Z)	6.1
4a Me	1-propenyl (Z)	1.4
5a Me	1-methoxypropyl	26.4
5b Me	1-methoxypropyl	13.1
5c Me	1-methoxypropyl	13.1

a，b，c はそれぞれジアステレオマーを示す

2.4　血圧上昇抑制作用

高血圧の原因には，遺伝因子と環境因子が関与している。前者は，レニン－アンジオテンシン系遺伝子の作用が知られ，後者は食塩摂取や飲酒環境によるとされている。今日重視されているのがレニン－アンジオテンシン系のコントロールである。図 6 に血圧上昇に関わる関連ペプチド

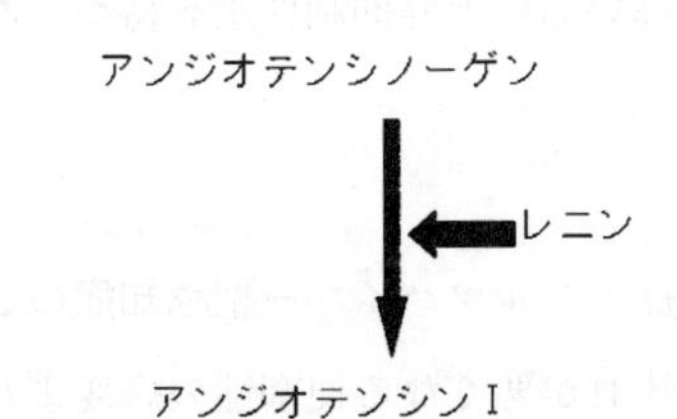

(Asp-Arg-Val-Tyr-Ile-His-Pro-Phe-His-Leu)

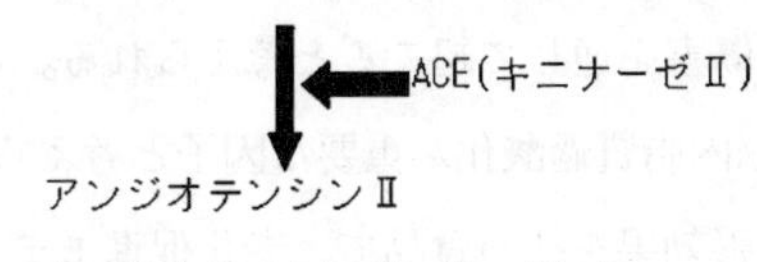

(Asp-Arg-Val-Tyr-Ile-His-Pro-Phe)

血管収縮

図 6　血圧調節機構レニン－アンジオテンシン系

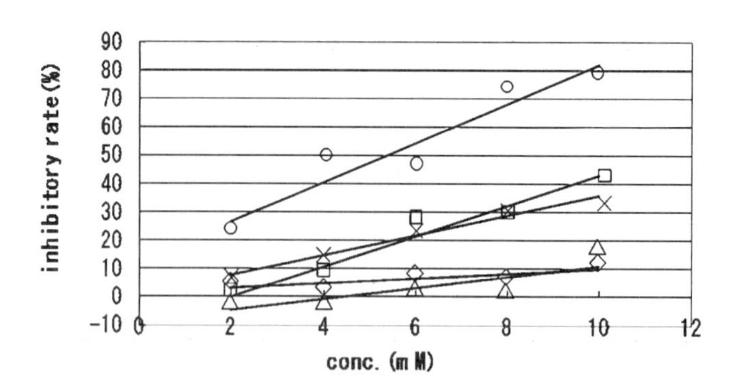

図7　ケルセチンと各種配糖体のアンジオテンシンⅠ変換酵素（ACE）阻害作用
◇グルコース，□ケルセチン，△ケルセチン-3-*O*-グルコシド，
×ケルセチン-4′-*O*-グルコシド，○ケルセチン-3,4′-*O*-ジグルコシド

とその経路を示した。アンジオテンシンⅠ（AⅠ）はアンジオテンシンⅠ変換酵素（ACE）により活性型のアンジオテンシンⅡ（AⅡ）に変換され血圧が上昇する。このような生体内での血圧上昇メカニズムからACE阻害作用を持つ食品の探索が活発に行われている。

タマネギの摂取は血圧上昇を抑制する。その活性物質は主要成分のケルセチンおよびその配糖体（図2）である。タマネギ以外のレタスやキャベツ中のポリフェノールとして知られているのはケルセチン－3－*O*－グルコシドで，図2に示す3種のケルセチン類と比較してACE阻害作用を比較した。その結果をコントロール物質としてグルコースを入れて図7に示す。それぞれ濃度依存的にACE阻害作用を示し，ケルセチン－3－*O*－グルコシドに比べ，タマネギ中のケルセチン類3種とも血圧上昇抑制作用が高かった。特に，タマネギ中含有量の多いケルセチン－3,4′－*O*－ジグルコシドが最も高い活性を持っていることは，これらの物質が熱安定性を持っていることを考えると，タマネギ加工品にも高い血圧上昇抑制作用を持つであろうと思われる。

2.5　記憶障害改善効果

認知症には大別して脳血管性認知症とアルツハイマー型認知症の2つがある。前者は，脳の血管がつまったり，狭くなって血液の流れが悪くなる梗塞性の病変または血管が破れる出血性病変を通して脳細胞が傷害されることによって発症し，後者は，加齢と老化に伴って，神経細胞の消失と老人斑，繊維芽細胞の傷害を通じて起こると考えられる。いずれにしても。生体内活性酸素（フリーラジカル）による脳内脂質過酸化が重要な因子と考えられる[9～10]。

これまでに，記憶障害改善効果を持つ食品で，老化促進モデルマウス（SAMP 8）を用いた実験結果として，ニンニク抽出液[11]，赤ピーマン[12]およびイチョウ葉[13,14]などが挙げられるが，最近，タマネギからの成分にSAMP 8に対する学習記憶障害改善効果が見出された[15]。

老化促進モデルマウス（SAMP 8）の学習記憶障害は，空間認知学習におけるモリス水迷路学習試験（脳の海馬が関与）で加齢依存性の学習障害を示している[16,17]。SAMP 8 は海馬における過酸化リン脂質の増加が認められている。図 8 に示すモリス水迷路学習試験[18]は，マウスが水を嫌い，水から逃れようとする習性を利用した空間知能力を見る試験である。プールには水を 13 cm の深さに張り，水温を 23 ℃に保ち，図 8（側面図）のように，水面下約 1 cm に円形（直径 12 cm）の透明なアクリル製プラットフォームをマウスから見えないように設置した。試験は，図 8（平面図）のような 3 カ所（A，B，C）のスタート位置のうち 1 カ所から，マウスにプラットフォームの位置が見えないように，マウスをプールの壁に向けそっと水に入れて実施した。試験開始のスタート位置はランダムな組み合わせで，前日の最終スタート位置と次の日の最初のスタート位置が同じにならないようにして，1 日に 3 カ所からマウスを水中に入れ，プラットフォームに到着するまでの時間（秒）と距離（cm）を連続 5 日間計測した。

タマネギを室温でカットし，およそ 1 時間放置して全量をエタノールで抽出した。エタノール抽出物（25 mg/kg/日）を 6 カ月齢の雄性 SAMP 8 マウスに 8 週間連続経口投与した。投与後，図 8 に示すモリス水迷路学習試験で，タマネギ抽出物の非投与コントロール SAMP 8 と比較して遊泳時間と遊泳距離を計測して学習記憶障害改善効果を評価した。その結果を図 9 に示す。コントロール（エタノール抽出物のかわりに同容量の水）マウス SAMP 8（白丸）に対し，タマネギ抽出物を与えたマウス SAMP 8 は 3 日目以後に有意に遊泳時間（秒）（図 9 A）および遊泳距離（cm）（図 9 B）が減少した。

タマネギのエタノール抽出物中の，含硫アミノ酸や糖質等を含む水溶性部分とエーテルに溶解する脂溶性部分を分配し，モリス水迷路学習試験で記憶障害改善効果を比較したところ，その中からジプロピルトリスルフィド（DPTS）が単離・同定された[15]。

まず 25 mg/kg/日のジプロピルトリスルフィド（DPTS）を連続 8 週間，老化促進モデルマ

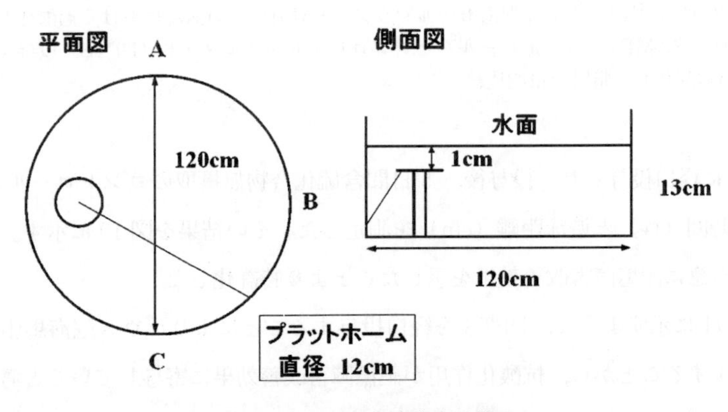

図 8　モリスの水迷路実験装置

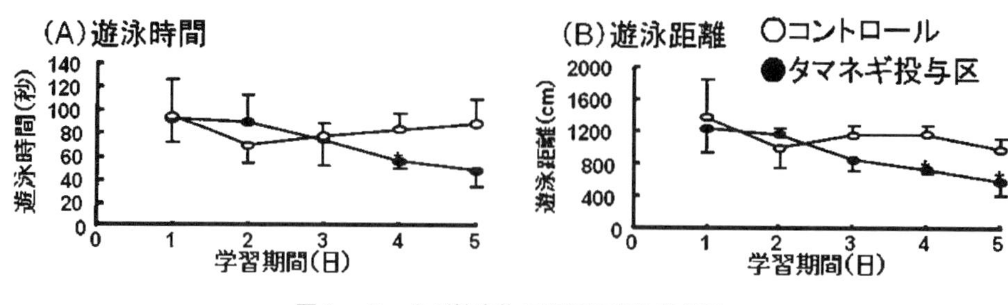

図9　タマネギ抽出物の記憶障害改善効果

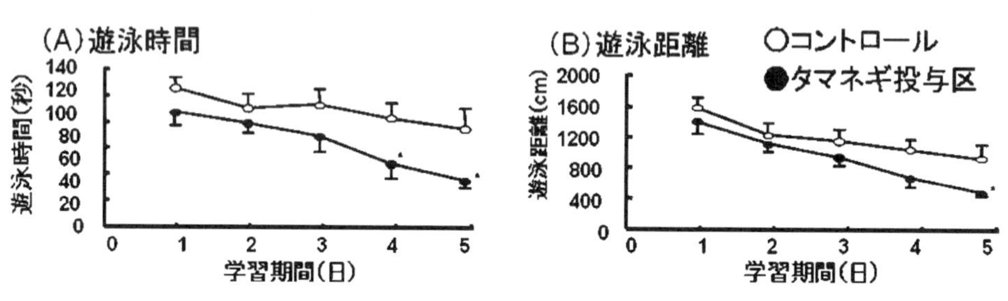

図10　タマネギ由来のジプロピルトリスルフィドの記憶障害改善効果

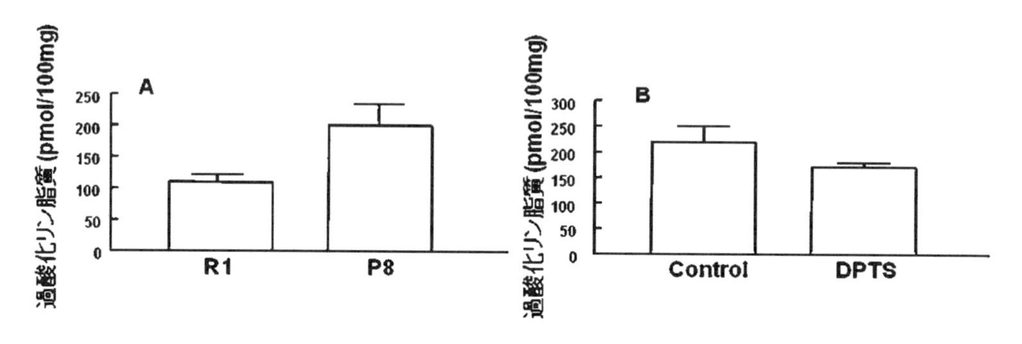

図11　マウス脳海馬中の過酸化リン脂質の量とジプロピルトリスルフィド(DPTS)投与による抗酸化活性
(A) 正常マウス (SAMR 1) と老化促進モデルマウス (SAMP 8) の海馬における過酸化リン脂質の量的比較, (B) マウスSAMP 8 (コントロール) とジプロピルトリスルフィド (DPTS) 投与マウスSAMP 8の海馬における過酸化リン脂質の量的比較

ウスSAMP 8に経口投与した。投与後, 5日間含硫化合物無摂取のコントロールSAMP 8と比較して, 遊泳時間（秒）と遊泳距離（cm）を測定した。その結果を図10に示す。DPTSは両者共に減少し, 有意に記憶障害改善効果を示したことより特許化した[19]。

さらに, 図11に示すように, DPTSを経口投与することによりマウス脳海馬中の過酸化リン脂質の量が減少することから, 抗酸化作用が記憶障害改善効果に寄与していると考えられる。

2.6　テストステロン（男性ホルモン）誘導活性

最近，ストレス社会の中で，中・高年男性の男性ホルモンが減少し，「いらいら」，「うつ病」，「性的機能低下（少子化問題）」，さらには「メタボリック症候群系の疾病」を発症させていることが，帝京大学医学部の堀江重郎教授によって指摘されている。男性ホルモンは筋力の維持や活動性，性欲などをつかさどる。20 歳代に最も分泌され，その後，加齢とともに徐々に分泌が減っていく。ストレスなどが原因でその分泌量が平均以上に減ることで，意欲の減退や，動機息切れ，勃起障害が起きる。これは，LOH 症候群（加齢男性性腺機能低下症候群系）とも呼ばれ，加齢に伴う臨床的・生化学的症候群で，血中テストステロン低下に特徴付けられており，潜在患者数はおよそ 240 万人，低テストステロンの人も約 520 万人とも推定されている。

食品の中でも古くから知られる強精野菜ネギ属に注目し，血清中の男性ホルモンであるテストステロン誘導物質を解明し，さらに有効な加工技術を確立した[20]。タマネギ抽出物のテストステロン誘導活性について，老化促進モデルマウス SAMP 1（6 カ月齢，平均体重 31 g）を用いて実験を行った。タマネギ濃縮エキス（70 %エタノール抽出物）30 mg/ml 水溶液を 4 カ月間自由飲水させ，マウス血清中の総テストステロン量を非投与群（コントロール）と比較した結果，図 12 に示すように，タマネギ成分にテストステロン誘導活性を持つことが明らかになった。さらに，各種クロマトグラフィーで分画した所，含硫アミノ酸 S-propyl-L-cysteine sulfoxide や S-(*trans*-1-propenyl)-L-cysteine sulfoxide が単離・同定された。ニンニクやギョウジャニンニク中の主要な含硫アミノ酸 S-allyl-L-cysteine sulfoxide と共に顕著なテストステロン誘導活性を示した[20]。

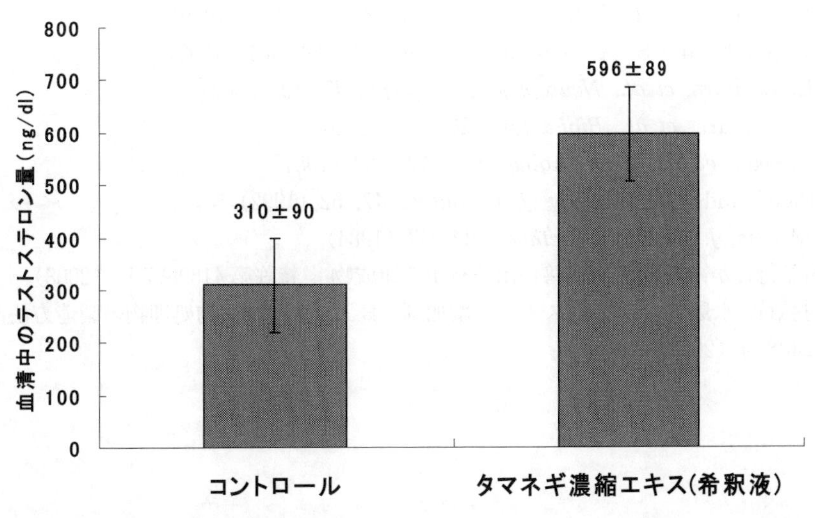

図12　タマネギ濃縮エキスの老化促進モデルマウス SAMP 1 への投与による血清総テストステロン量。30 mg/ml 水溶液を 4 カ月間自由飲水。

2.7 おわりに

これまで，タマネギには血糖上昇抑制効果や，抗発がん作用が知られているが，科学的研究はこれからであることから省略する。以上タマネギの機能について述べたが，調理・加工法によって成分が異なるため機能も異なる。今後，タマネギを活用した機能性食品には加工技術が重要になろう。

文　　献

1）岡芳知ほか，生活習慣病：分子メカニズムと治療，中山書店，P 54（2001）
2）K. Murota *et al., J. Med. Invest.*, **54**, 370（2007）; M. Shirai et al., *Free Radic. Res.*, **40**(10), 1047（2006）
3）岡本大作，食品と開発（臨時増刊），**45**(3)，2（2010）
4）O. Higuchi, K. Tateshita and H. Nishimura, *J. Agric. Food Chem.*, **51**, 7208（2003）
5）H. Nishimura, *et al.*, *BioFactors*, **13**, 257（2000）
6）Y. Morimitsu and S. Kawakishi, *Phytochem.*, **29**, 3435（1990）
7）川岸舜明（岩井・中谷編），香辛料成分の食品機能，光生館，第 6 章，P 193（1989）
8）R. A. Floyd, *Science*, **254**, 1597（1991）
9）C. D. Smith *et al., Proc. Natl. Aced. Sci.*, **88**, 10540（1991）
10）D. A. Butterfield *et al., Ann., N. Y. Acad. Sci*, **854**, 448（1998）
11）T. Moriguchi *et al., Biol. Pharm. Bill.* **17**, 1589（1994）
12）H. Suganuma *et al., J. Nutri. Sci. Vitsminol.*, **45**, 143（1999）
13）A. Gajewshi and S. A. Hensch, *Psychol Rep.*, **84**, 481（1999）
14）P. L. Le Bars, *et al., Neuropsycholobiology.*, **45**, 19（2002）
15）H. Nishimura, *et al., BioFactors*, **26**, 135（2006）
16）T. Takeda, *et al., Mech. Aging Dev.*, **17**, 183（1981）
17）J. Flood and J. E. Morley, *J. Gerontol.*, **47**, 52（1992）
18）R. Morris, *J. Neurosci. Methods*, **11**, 47（1984）
19）西村弘行ほか，「記憶障害改善作用を有する組成物」，特許第 4139677 号（2008）
20）西村弘行，水島豊，「テストステロン増加剤，およびネギ属植物処理物の製造方法」，特許第 4172488 号（2008）

3　タマネギの催涙成分

今井真介*

「タマネギから連想される特徴は何か」と質問すると，多くの人が「催涙性」と答える。また，「催涙性のある野菜として思い浮かぶものは何？」と聞けば，やはり多くの人は「タマネギ」と答える。このように，タマネギの催涙性は人々に広く認知されており，半世紀以上前から，色々な研究が行われてきた。そこで，本稿ではタマネギの催涙成分（Lachrymatory Factor：以下LF）に注目し，3.1 LFの構造と生成機構に関する研究，3.2 LFの生理的な意義と活性に関する研究，3.3 LFの少ないタマネギの作出研究について順次説明する。

3.1　LFの構造とその生成機構

3.1.1　LFとその前駆体の構造

タマネギを切った時に発生する揮発性のガスには，催涙性だけでなく抗菌や創傷治癒など，有用な作用もあることが知られていたため，このガス中の成分への関心も高まった。1947年になると，タマネギの揮発性成分についての論文が，Kohmanによって発表された。この論文の中で彼らは，タマネギのLFは不安定な化合物であることや，LFには約43％の硫黄が含まれていること，タマネギの揮発性成分から催涙性のないpropionaldehydeが生成することなどを示し，タマネギのLFは，propanethial (**1**) ではないかと推定した[1]。これが，タマネギのLFの構造に関する最初の研究論文であったと考えられている。その後タマネギの揮発性成分を質量分析計で分析したNiegischらは，1956年タマネギのLFの分子量は90であり，分子式はC_3H_6SOであると報告し，LFが**1**である可能性を否定した。さらに彼らは8つの化合物を合成し，タマネギLFの構造として最も可能性が高い化合物は，3-hydroxythiopropanal (**2**) であったと報告した[2]。1961年になるとコーネル大学の学生だったWilkiensは，タマネギのLFにはS＝Oの部分構造があるものの，逆に-SH，-OH，C＝Cといった部分構造はないことをLFの赤外吸収スペクトルを詳細に解析することによって明らかにし，LFの構造は**2**ではなく，propanethial *S*-oxide (**3**) であろうと推測した[3]。

一方，タマネギのLFが不安定な化合物であることがLFの構造決定の障害になっていると考えたヘルシンキ大学のノーベル賞受賞者であるVirtanenらは，「不揮発性で安定な前駆体（Lachrymatory Precursor：LP）が酵素的に分解されることによってタマネギのLFは生成する」という仮説（図1）を立て，タマネギの酵素画分と混合した時に催涙性成分が生成すること

＊　Shinsuke Imai　ハウス食品㈱　ソマテックセンター　スパイス研究室　研究主幹

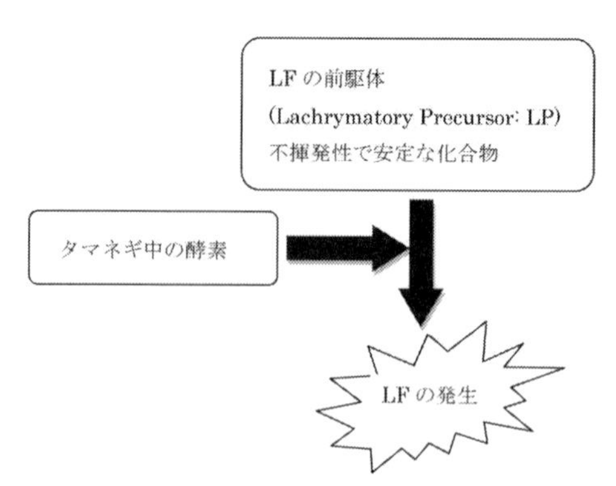

図1　Virtanen らが推測した LF の生成機構

Virtanen らは，LF の発生を指標に LP を単離し，(+)-*S*-1-(propenyl)-L-cysteine sulfoxide (**5**) であると同定した。次に，精製した **5** とタマネギ中の酵素を反応させて誘導した LF を分析して LF の構造を **4** であると推定した。

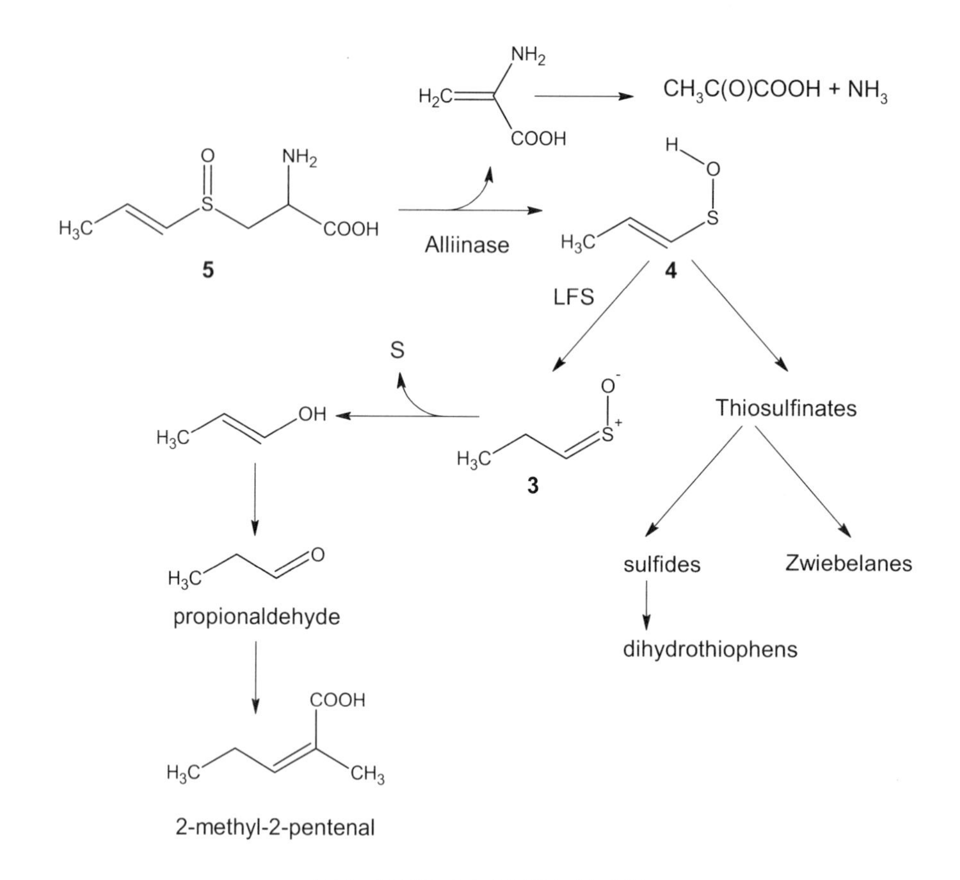

図2　LF (3) の生成経路と分解経路

3 は，前駆体である **5** から Alliinase と LFS の作用によって生成し，水中では脱硫し propionaldehyde を経て 2-methyl-2-pentenal になる。LFS が存在しない場合は，**4** は非酵素的に thiosulfinates となり sulfides などの成分が増加する。

を指標にして，LPの単離を試みた。その結果，1961年にはLPが（+）-*S*-1-(propenyl)-L-cysteine sulfoxide (**5**) であることや，**5**はalliinaseによって分解されることを明らかにした[4,5)]。さらに，Virtanenのグループの Spareらは1963年，凍結した**5**と酵素液を混合した後，ゆっくり昇温させて生成させたLFをMS分析し，Niegischが報告したようにLFの分子量は90で分子式はC_3H_6OSであること，Kohman がタマネギ揮発成分中に確認したpropionaldehydeは，LFの非酵素的分解によって生成し，さらに2-methyl-2-pentenalへ変化することなどを明らかにした（図2）。彼らは，上記の結果や，重水中に置かれたLFは分子量が91に変化することなどの情報から，LFは，1-propenyl sulfenic acid (**4**) であろうと推測した[5)]。

このように1960年代には，Wilkiensが推測した**3**とVirtanenらが推測した**4**のどちらが正しいLFの構造であるかは特定できていなかった。その後sulfinyl chrorideを脱塩化水素化してthial *S*-oxideを合成する方法が開発され，1971年には，Brodnitzらが**3**の合成に成功した。合成された**3**には催涙性があり，赤外，^{1}H NMR，MSの各スペクトルも，タマネギLFのスペクトルと一致することが判明したことによって，タマネギのLFは，propanethial *S*-oxide (**3**) であると同定された[6)]。

なお，ネギ，ラッキョウ，エレファントガーリック，リーキから発生する催涙成分も，タマネギ

表1　タマネギ催涙成分（LF）の構造として報告された化合物

推定されたLFの構造	名称	報告年度	報告者
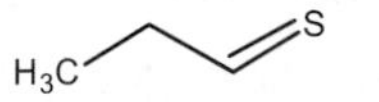 H_3C, S **1**	propanethial	1947年	E. F. Kohman
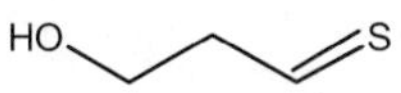 HO, S **2**	3-hydroxythiopropanal	1956年	W. D. Niegisch *et al.*
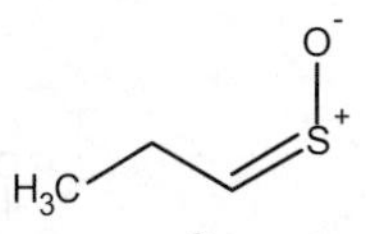 H_3C, O^-, S^+ **3**	propanethial *S*-oxide	1961年	W. F. Wilkens
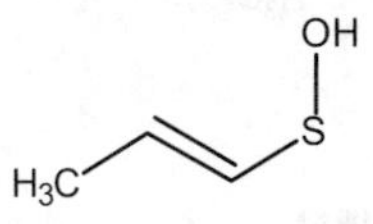 H_3C, OH, S **4**	1-propenyl sulfenic acid	1963年	A. I. Virtanen *et al.*

合成による確認で，LFは，propanethial *S*-oxide (**3**) であることが確認された。

と同じ propanethial *S*-oxide であるが，*Allium siculum* については，butanethial *S*-oxide が催涙成分であることが報告されている[7]。

3.1.2 LF の生成機構について

LP (**5**) を Alliinase で処理した場合に生成する **4** から LF (**3**) への変換機構は，Block らによって解析された。彼らは，マイクロウェーブを使った実験で，重水中で交換された **4** の重水素が分子内で転移する現象から，図 3 に示す分子内転移反応機構を提唱した[8]。しかし，この分子内転移反応が酵素的に起きるのか，非酵素的に起きるのかの議論は全くされることはなく暗黙のうちに非酵素的に起きると信じられてきた。なぜそう考えられたのかは不明だが，**5** をタマネギ由来の粗精製の Alliinase で処理すると **3** が発生したという報告が複数あったことから，高度に精製したタマネギ由来の Alliinase で **5** を処理しても，**3** は発生するに違いないと思い込んでしまったためだと考えられる。

しかし，筆者らはタマネギペーストとニンニクペーストを混合した時に生成する緑変現象の機構解明を行う研究の過程で，**5** はニンニク由来の Alliinase で分解されるが，LF は全く生成して来ないことに気づいた。そこで，粗精製のタマネギ由来 Alliinase を電気泳動的に単一にまで精製した後，再度 **5** を分解させたところ，ニンニク由来の Alliinase の時と同様，LF は全く生成しないことを確認した。

以上のような結果から，**5** から **3** を生成させるためには，Alliinase 以外の成分が必要であり，その成分は，粗精製のタマネギ Alliinase 溶液中に含まれているはずだと推測し，この成分を探索した。その結果，**4** を **3** へ変換する酵素 Lachrymatory Factor Synthase (LFS) を発見し，精製して遺伝子もクローニングした。さらに，**3** の発生には，**5** と Alliinase と LFS の三者が必須であり，いずれか一つでも欠けると LF は生成しなくなることも示した（図 4）[10]。なお，LFS はタマネギ以外の催涙性のあるネギ属植物である，ネギ，リーキ，シャロット，ラッキョウ，エレファントガーリック中にも存在することは正村らによって確認された[11]。

このようにして，タマネギの LF の構造と，その前駆体である LP の構造，さらに LF 生成に関

図 3　1-propenyl sulfenic acid (4) から LF (3) への変換機構

4 の交換性プロトンは，重水中で D 化された後，2 位へ転移する[8]。タマネギ粉砕物中の LF の多くは Z 体 (**3**) で，E 体と Z 体の比は，19：1 である[9]。

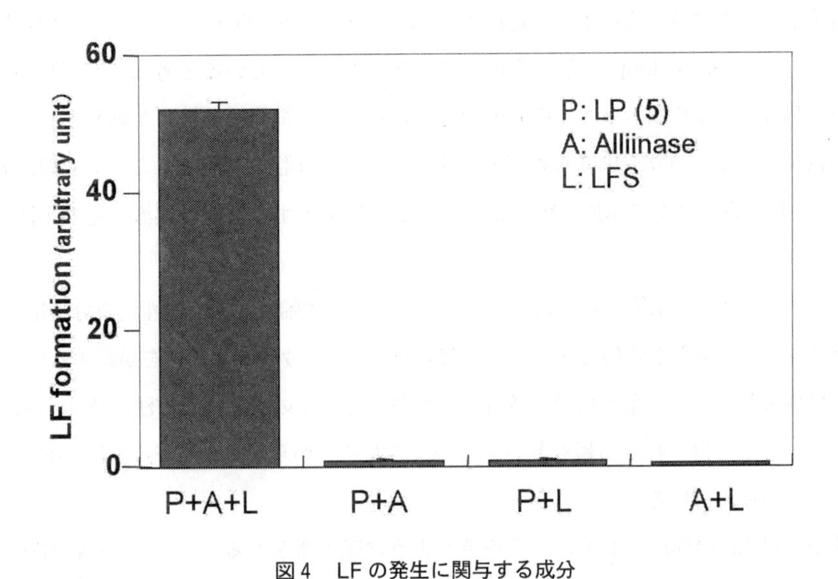

図 4　LF の発生に関与する成分
LP (5) と Alliinase と LFS の 3 成分が存在する時にだけ生成し，3 成分のうちどれか 1 つでも欠けると LF は生成されなくなる。（文献 10 を改変）

与する 2 つの酵素が特定され，LF の生成経路の全容が明らかにされた（図 2 ）。LF の構造推定に関する論文が初めて発表された 1947 年から LFS が発見されるまでには，なんと 55 年の長い期間がかかったが，そこにはこの研究に係わった多数の研究者の熱意と工夫が詰まっている。

3.2　LF の生理的な役割

タマネギが LF を生成する生理的な理由は，明らかになっていない。しかし，LF は細胞が破壊された時に生成することから，外敵に対して身を守る役割の一部は果たしているのではないかと推測される。では，タマネギにとっての外敵とは何かと考えると，動物（人間を含めた哺乳類），微生物，原生生物，昆虫などが予想される。そこで，ここでは動物とその他の外敵に対する LF の作用について紹介する。

3.2.1　LF の動物に対する作用

LF の動物に対する作用といえば，なんと言っても催涙作用である。そこで，まず LF の涙液分泌促進作用の機構について紹介する。LF は揮発性が非常に高い化合物であるため，タマネギ切断面などで生成した LF は，容易に気化して周囲にいる人の目や鼻腔に到達する。LF の鼻腔への刺激も，目への刺激と同様，催涙性へ関与している可能性も考えられるが，合成した LF を経鼻へだけ暴露しても涙液は分泌されない。また，LF の刺激を軽減するため，角膜を覆うようなソフトコンタクトレンズを装着すると，LF の刺激を感じるまでの時間は延長し，点眼麻酔すると刺激を感じるまでの時間はさらに延長され，涙液分泌作用も低下する。このような結果から，LF は主として，Reflex loop を介して涙液分泌を引き起こしていると考えられている[12]。すなわち，目に到達した LF によって，眼表面の知覚神経（三叉神経第一枝）が刺激されると，その刺激は中枢神経へと伝わり，副交感神経を経由して涙腺の細胞を刺激することで涙液が分泌される（図 5）。刺激物質である LF で痛みを感じたことに由来する反射性涙液分泌が LF の涙液分泌のメカニズムである。

東原らは，タマネギの LF を眼に暴露することにより，加齢による反射性涙液分泌量の減少や，角膜知覚神経の応答低下を評価できることを明らかにした。タマネギ LF を暴露する検査方法は，濾紙を瞼に挟んだり，細い糸を角膜に接触させたりする従来の眼の検査方法に比べ，患者への負担も少なく，しかも得られる情報も多い。このようなことから，タマネギの LF を眼の検査法へ利用する研究が進んでいる[13]。

催涙性以外の LF の作用としては，舌を焼くような味刺激がある[14]。こうした刺激味は催涙性と共に，動物に対してタマネギがいかに危険なものであるかを警告する役割を果たしているのではないかと考えられる。

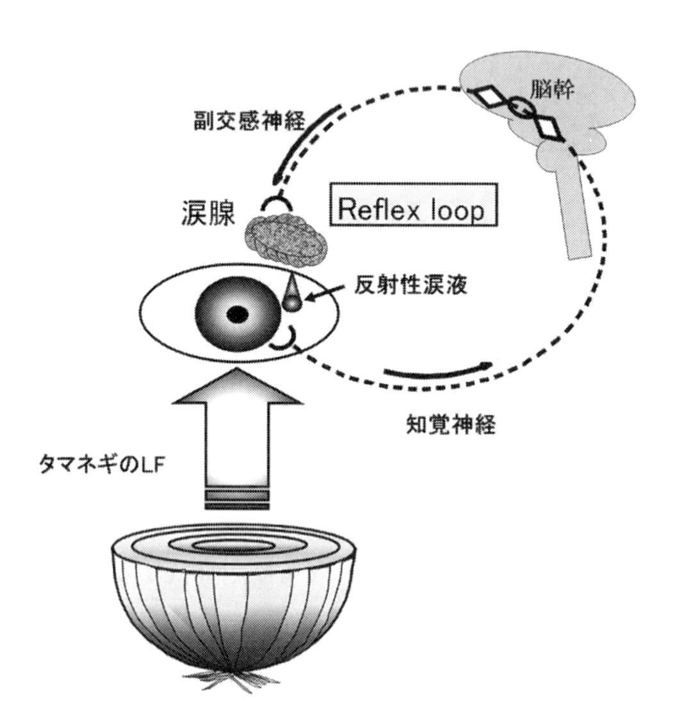

図 5　LF による涙液分泌機構
（眼のサイエンス　視覚の不思議，p 35（文光堂）を改変）

3.2.2　LF の抗菌，抗原生動物，防虫活性

タマネギを粉砕した時の揮発成分には，微生物や原生動物に対する強い殺菌作用があることは1940年代までにすでに明らかにされ，タマネギペーストから生じた揮発性ガスで，化膿した炎症性外傷部位を暴露して治癒の効果を検討する実験も行われた[1]。しかし，合成または精製したLFを使って実施した研究報告はあまり多くない。タマネギの揮発成分には，LF以外の成分も含まれているため，微生物や原生動物に対する強い殺菌作用の本体がLFであるか否かは不明な点が多い。そこで，LFを使って行われた抗カビと抗菌活性についての研究を以下に紹介する。

Sharmaらは1981年，アフラトキシン生産株である*Aspergillus parasticus*の胞子や発芽胞子に対する殺菌効果を，水蒸気蒸留したタマネギオイル，タマネギのエーテル抽出物，精製したLFの3つの試料で評価し，①3種の試料いずれにも活性はあること，②胞子より発芽胞子の方が感受性は高いこと，③発芽胞子に対する最も強い活性はLFにあることなどを報告した[15]。このように，LFにはカビに対する殺菌効果があることが報告されている。しかし，Sharmanらが実験に使用したLFが本当に**3**であったのかについては，疑問が持たれている。それは，彼らが参考にしたLFをTLCで精製するという論文[16]の間違いが後に指摘されたからである[17]。

一方，LFのバクテリアに対する抗菌活性については，2006年中山らによって報告されている。中山らは，*Bacillus coagulance*の胞子を分散させた培地を密封容器に入れた後，容器内のヘッドスペース部分へ合成したLF (**3**) を導入して，胞子を含む培地がLFガスと接する時間と抗菌作用との関係を調べた。その結果，LF暴露時間が5分以上であれば抗菌活性があることを明らかにした。さらに，*B. coagulance*だけでなく*B. subtilis*の胞子に対してもLFは抗菌活性があることを示した。LFはタマネギ由来で，惣菜などで特に問題となるグラム陽性芽胞菌に対し抗菌活性があることから，密封包装された惣菜などの抗菌ガス剤として利用できないか検討されている[18]。

3.3　催涙性の少ないタマネギ，無いタマネギの開発

タマネギのLFの発生量を少なくできれば，料理をする人が涙を流さなくても済むだけでなく，刺激味も減るため，生でも食べ易くなる。そのため，所謂「スイートタマネギ」が開発され，欧米を中心に市場は拡大してきている。タマネギのLFの量を減らす方法は，その生成機構から見て大きく3通りある（図2）。1つ目はLFの前駆体である**5**の量が少ないタマネギを作る方法であり，2つ目は，**5**の分解酵素であるAlliinaseの活性が低いタマネギを作る方法，そして3つ目は，**4**をLFへ異性化する酵素であるLFSの活性が低いタマネギを作る方法である。

まず，1つ目の**5**の含有量が低いタマネギは，米国や英国だけでなく，日本でもすでに多種類が市販されている。この種のタマネギの多くは，硫黄の含有量は低く，水分の含有量は高いタマ

ネギの品種を，硫黄の施肥料を少なく抑えて栽培することによって生産されている[14,19]。しかし，タマネギの風味に関係する含硫化合物のほとんどは，**5**のアリイナーゼ分解物に由来しているため，**5**の含有量が少ないタマネギでは，どうしても風味が不足しがちになる。そしてこの課題は，2つ目のalliinaseの活性が低いタマネギについても当てはまる。アンチセンス法を使い，alliinase遺伝子の発現を抑制したタマネギは，2004年にEadyらによって報告されたが，実用化はされていない[20]。

3つ目のLFS活性が低いタマネギについては，RNAi法を使い，LFS遺伝子の発現を抑制したタマネギが，2008年Eadyらによって報告された。作出されたタマネギのLFS酵素活性は通常のタマネギの約1/1,500，破砕した時に発生するLF量は約1/60に減少しており，破砕しても催涙性は感じられなかった（図6）。また**4**からLFができなくなった分，**4**からから生成したと考えられるチオスルフィネートの量は増加し，通常のタマネギの約60倍になっていることもわかった[21,22]。このように，たった1つの酵素の活性をコントロールするだけで，タマネギ中の含硫化合物のプロファイルが大きく変化することは非常に興味深い。

タマネギには数多くの含硫化合物が見つかっているが，その中にはLFS活性が低いタマネギ中で増加したチオスルフィネートやそれに由来するスルフィドなど，生理活性のある有用な成分も多い。しかし，含硫化合物は非常に複雑な反応をするため，生成機構については，未だ充分には解明されていない。LFS遺伝子の発現を抑制することによって作出された新しい涙の出ない

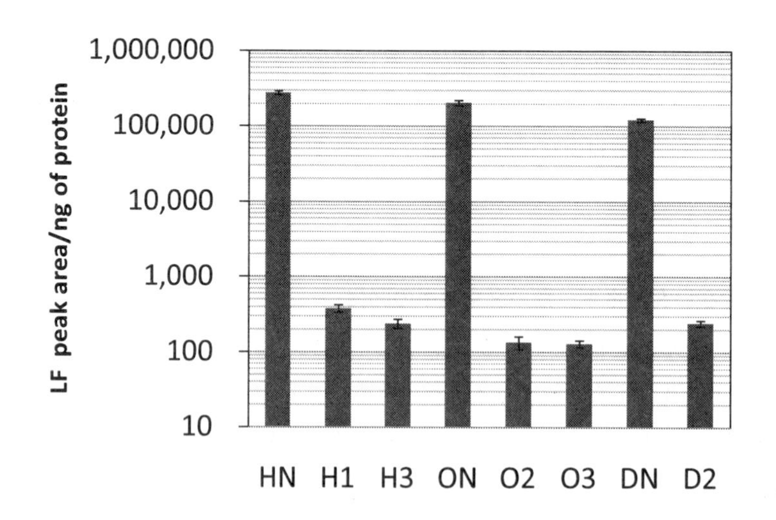

図6　通常のタマネギとLFS抑制タマネギのLFS酵素活性

品種の異なる3つのタマネギ（N，O，D）でLFS抑制タマネギを作成した。通常のタマネギ（HN，ON，DN）に比べ，LFS抑制タマネギ（H1，H3，O2，O3，D2）ではLFS酵素活性は約1,500分の1に低下した。（文献22を改変）

タマネギで起きている，成分や生理活性の変化を詳細に検討することによって，有用成分の生成機構を解明できる可能性がある。今後は，こうした研究によって得られた知見が食品の加工や調理法に利用され，有用成分量を高めた美味しいタマネギ加工食品の開発に繋がることを期待したい。

文　献

1）E. F. Kohman, *Science*, **26**, 625 (1947)
2）W. D. Niegisch *et al., J. Food Sci.*, **21**, 657 (1956)
3）W. F. Wilkens, Ph. D. Thesis, Cornell University, Ithaca, N. Y. (1961)
4）A. I. Virtanen *et al., Suomen Kemistil., B*, **34**, 72 (1961)
5）C. G. Spare *et al., Acta Chem. Scand.*, **17**, 641 (1063)
6）M. H. Brondnitz *et al., J. Agric. Food Chem.*, **17**, 760 (1969)
7）R. Kubec *et al., J. Agric. Food Chem.*, **58**, 1121 (2010)
8）E. Block *et al., J. Am. Chem. Soc.*, **101**, 2200 (1979)
9）E. Block *et al., Tetrahedron Letters*, **21**, 1277 (1980)
10）S. Imai *et al., Nature*, **419**, 685 (2002)
11）正村典也ほか，特開 WO 2003/074706
12）H. Higashihara *et al., Invest Ophthalmol Vis. Sci.*, **45**, E-Abstract 3896 (2004)
13）H. Higashihara *et al., Jpn. J. Ophthalmol*, **54**, 215 (2010)
14）W. M. Randle *et al., J. Agric. Food Chem.*, **42**, 2085 (1994)
15）A. Sharma *et al., J. Food Sci.*, **46**, 741 (1981)
16）C. Bandyopadhyay *et al., J. Agric. Food Chem.*, **21**, 952 (1973)
17）R. Kubec *et al., J. Agric. Food Chem.*, **52**, 5089 (2004)
18）中山英樹ほか，特開 2007-267639
19）W. M. Randle *et al., Hort Sci.*, **37**, 118 (2002)
20）C. C. Eady *et al., Acta Hortic.*, **688**, 181 (2004)
21）C. C. Eady *et al., Plant Physiol.*, **147**, 2096 (2008)
22）T. Kamoi, Ph. D. Thesis, Lincoln university, Christchurch, N. Z. (2008)

4　ニンニクの機能

関 泰一郎[*1]，細野　崇[*2]，有賀豊彦[*3]

4.1　はじめに

ニンニク（*Allium sativum* L.）はネギ科ネギ属に属する食用植物であり独特の香味を有する。ニンニクは，他のネギ属植物と比較しても多量の硫黄を含有することが特徴である。硫黄は，ニンニク中ではアミノ酸の形で貯蔵されており，調理などによる細胞の損傷により酵素的に香気成分へと変換され，これらの代謝産物がニンニク特有の香気を形成する。ニンニクの食品としての機能性についてみてみると，独特の香気は食欲増進などの2次機能を示し，さらに香気成分やその関連硫黄化合物は強壮，抗血栓，脂質異常改善，血糖低下作用をはじめとした3次機能を有し，これらが総合的に健康増進に機能すると考えられている。

ここでは，ニンニクにおける硫黄代謝と香気成分の生成機構，これらの代謝産物の機能性などについて解説する。

4.2　ニンニクの硫黄代謝と香気成分生成機構

ニンニクの香気成分は，通常無臭の前駆物質として植物組織に存在する。前駆物質として(+)-*S*-allyl-L-cysteine sulfoxide（alliin）が主に含まれ，(+)-*S*-methyl- および (+)-*S*-propyl-L-cysteine sulfoxide も含まれている。これらのにおい前駆体は鱗茎細胞内に貯蔵されている。一方，維管束細胞内には alliinase（EC 4.4.1.4）が存在する。調理による細切や磨砕，害虫などの攻撃により鱗片構成細胞が損傷すると，alliinase が2分子の alliin に作用し，allicin (diallyl thiosulfinate）とピルビン酸，アンモニアを生じる。Allicin は強力な抗菌作用を有するが，速やかな非酵素反応により diallyl trisulfide（DATS），diallyl disulfide（DADS），methyl allyl trisulfide（MATS），methyl allyl disulfide（MADS）などの alk (en) yl sulfides へと変換される（図1）。これらはニンニク特有の香気成分であり，ニンニクのホモジネートを水蒸気蒸留することにより得られるニンニク油（garlic oil）の主要な構成成分でもある。

4.3　ニンニク由来化合物の機能性

心血管系疾患や血栓性疾患は，先進国の死因の中でも上位を占めている。ニンニクの摂取は以下のような様々なメカニズムによりこれらの疾患を予防することが推察されている。

＊1　Taiichiro Seki　日本大学　生物資源科学部　生命化学科　准教授
＊2　Takashi Hosono　日本大学　生物資源科学部　生命化学科　助手
＊3　Toyohiko Ariga　日本大学　生物資源科学部　生命化学科　教授

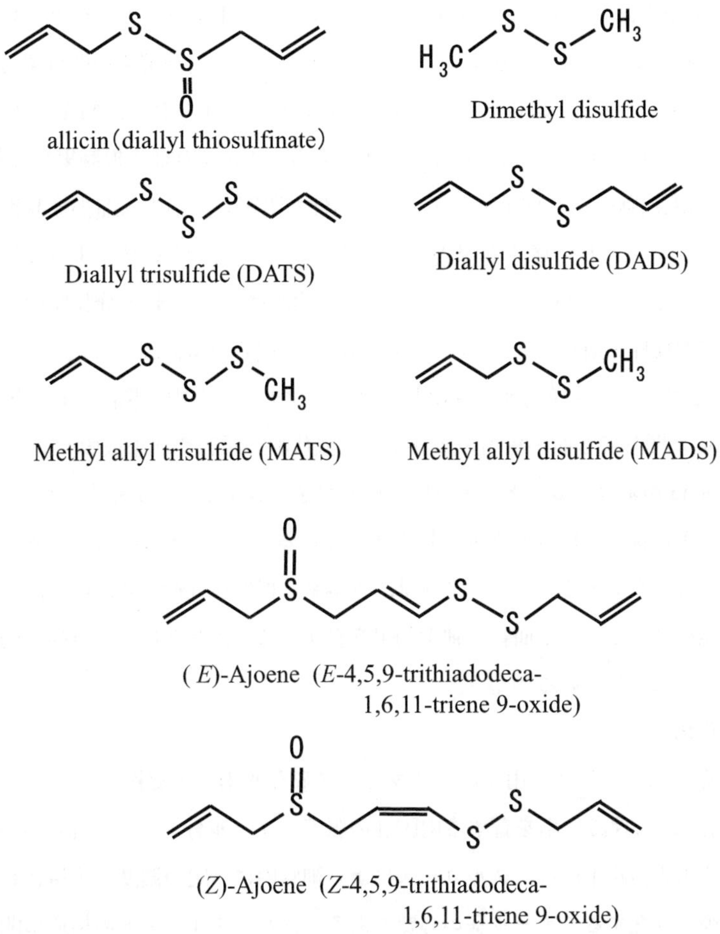

allicin (diallyl thiosulfinate)

Dimethyl disulfide

Diallyl trisulfide (DATS)

Diallyl disulfide (DADS)

Methyl allyl trisulfide (MATS)

Methyl allyl disulfide (MADS)

(*E*)-Ajoene (*E*-4,5,9-trithiadodeca-1,6,11-triene 9-oxide)

(*Z*)-Ajoene (*Z*-4,5,9-trithiadodeca-1,6,11-triene 9-oxide)

図1　ニンニク由来の主要な alk(en)yl sulfides と ajoenes の構造

4.3.1　抗血小板作用

血小板凝集の抑制はニンニクの摂取により見られる最も顕著な効果のひとつである。血小板は血流中に存在する無核の細胞であり，血管内皮に近い層流を循環し血管の健全性の維持に機能している。動脈硬化などによる血管の脆弱化に加えて，高血圧や炎症性のストレスなどにより血管内皮細胞が損傷を受けて基底膜が露呈されると，血小板はその部位に粘着，凝集し止血栓を形成する。古くは，Bordia と Bansal（1973）がニンニクやニンニク油が血小板凝集を抑制することをヒトを用いた研究で明らかにした[1]。筆者らのグループは，ニンニク油中の抗血小板作用物質として methyl allyl trisulfide（MATS）を単離した。MATS はコラーゲン，アラキドン酸，トロンビン，エピネフリン，ADP などほとんど全ての既知の血小板凝集惹起物質による凝集を強力に抑制する[2]。血小板凝集のシグナルとして，アラキドン酸代謝産物が重要な役割を担っており，MATSが血小板内アラキドン酸カスケードのシクロオキシゲナーゼとトロンボキサン合成酵素の間に位置するプロスタグランジンエンドペルオキシド合成酵素の関与する反応を阻害することにより，血小板凝集を抑制することを明らかにした。すなわち，MATSは強力な血小板凝集作用を有するトロンボキサンA_2の産生を阻害することにより血小板凝集を抑制する。一方，MATSは血管内皮細胞のシクロオキシゲナーゼ活性も阻害し，強力な血小板凝集抑制作用を有するプロスタグランジンI_2の産生も阻害した。このことから，MATSによる血管内皮の抗血栓性機能の低下が懸念されたが，MATSはレーザーを用いたラット動・静脈血栓形成モデルにおいても内皮の抗血栓性を損なうことなく，血栓の形成を明らかに抑制した[3]。

Ajoeneは，生ニンニクを植物油で抽出したオイルマセレート中に見出された抗血小板成分である[4]。Ajoeneに関しても血小板内のアラキドン酸代謝の阻害や血小板膜Gタンパク質による情報伝達をajoeneが阻害することにより血小板凝集を抑制することが報告されている[5~7]。

ニンニク油による線溶系機能の亢進も報告されている[8]。線溶系は血管内に形成された血栓の分解除去を担う酵素系である。ニンニク油は，線溶系の機能を亢進させ，血管内に形成された血栓の分解除去能を高めることや血管の弛緩効果を有することがヒトによる試験や動物を用いた実験において明らかにされている[8,9]。

4.3.2　心保護作用

近年，ヒト赤血球がニンニク由来のスルフィドを硫化水素へと変換することが明らかにされた[10]。硫化水素は，心保護作用を有する内因性の脈管シグナル分子として注目されている[11]。赤血球による硫化水素の産生には，グルコースにより細胞内に一定の濃度で維持されているグルタチオンと細胞膜に存在するチオール基が必要である。また，スルフィドの構造に関しては，アリル基を有すること，分子内の硫黄の数に比例して硫化水素の産生量が増加することが明らかにされた。アリル基を有するスルフィドは，アリル基のα炭素に求核置換反応が起きやすく，硫化水素合成過程における反応中間体ヒドロポリスルフィド（RS(n)H）を容易に形成し，ポリスルフィド（RSnR'；n>2）は，硫黄原子が求核置換反応を起こして，RS(n)HとH_2Sを生成する。大動脈リングを用いた実験においても，ニンニク由来のスルフィドが代謝されて硫化水素を遊離することが明らかにされた。さらに，血管弛緩反応は硫化水素の遊離と同調していたことから，ニンニクによる弛緩反応は硫化水素の産生を介して起こっていることが考えられた。

新鮮ニンニク抽出物の心保護効果はMukherjeeらによって報告された[12]。ニンニクを30日間投与したラットの心臓を30分間虚血後，2時間再灌流したところ，ニンニク非投与の対照ラットに比べて，抗アポトーシス作用を有するERK 1/2のリン酸化の亢進，Bax/Bcl-2比の減少，アポトーシス促進作用を有するp-38 MAPKとJNKのリン酸化の減少が観察された。さらに，ニンニク投与ラットの心臓ではAkt-FoxO 1などの生存シグナルの有意な増加が観察された。

これらの心保護効果においても硫化水素の関与が考えられるが，具体的な作用メカニズムは示されていない。

Lei ら（2010）は酸化 LDL による内皮型一酸化窒素合成酵素（eNOS）の活性化に及ぼすアリルスルフィドの影響について検討した。一酸化窒素（NO）も硫化水素同様，血管拡張，高血圧，心筋梗塞などにおいて重要な機能を担う内因性のシグナル分子である。Diallyl sulfide（DAS），DATS は，酸化 LDL により惹起される eNOS Ser[1177]の脱リン酸化を抑制し，また，酸化 LDL による cGMP と NO の合成阻害を抑制した。これらの効果は，細胞膜中の caveolin-1 と eNOS の相互作用の増強，酸化 LDL により亢進するキモトリプシン様プロテアソームによる eNOS の分解機構の抑制などがメカニズムとして考察されている[13]。

4.3.3　血漿脂質に対する抗酸化作用

DAS, DADS, *S*-allyl cysteine（SAC），*S*-ethyl cysteine, *S*-methyl cysteine, *S*-propyl cysteine の抗酸化作用がヒトの低密度リポタンパク質（LDL）を用いて研究されている[14]。2型糖尿病患者から調製された，部分的に酸化と糖化を受けた LDL と血漿を用いて検討したところ，DAS と DADS は上記の他の4種類の有機硫黄化合物より強力な抗酸化作用を示した。一方，LDL の糖化に関しては，4種のシステイン化合物の方が DAS や DADS と比較して強力な抑制作用を示した。さらに上記の6種の化合物は，血漿中のカタラーゼとグルタチオンペルオキシダーゼ活性の低下を抑制し，LDL のαトコフェロール保持能力を増加させた。ニンニク由来の硫黄化合物は，部分的に酸化や糖化を受けた LDL，血漿の更なる酸化や糖化を防止して，糖尿病に関連した血管疾患に対して一定の効果が期待できるものと考えられた。

4.3.4　脂質異常改善効果

血中コレステロール濃度の低下作用をはじめとしたニンニクの脂質異常改善効果に関しては多くの報告がある。いくつかのニンニク由来の化合物が試験されており，動物実験では体重1kg あたり1日0.1-0.2mg のアリルスルフィド，1g のガーリック，もしくは4mg の有機溶媒抽出物が投与されている。SAC，γ-glutamyl-*S*-methyl cysteine による血中脂質低下作用は小腸吸収後に発生する分解産物の効果によるものと考えられる[15,16]。ニンニクのホモジネートのラットへの経口投与は，小腸でのトリグリセリド輸送タンパク質（MTP）の mRNA レベルを低下させる[17]。MTP は小腸でのキロミクロンの生成と循環血液中への分泌に関与しているので，ニンニクによる MTP の発現低下は，血液中の脂質濃度の低下に関与することが考えられる。これまでのいくつかの試験の結果から，鱗片半分から1個の日常的な摂取は，全コレステロール濃度を5-9％，ニンニク抽出物もしくは乾燥ニンニク粉末の摂取は血液中のコレステロール濃度を2-6％低下させることが報告されている[18~21]。これらの動物を用いた検討結果に反して，中程度の高コレステロール血症患者を対象に行った試験では，効果は見られなかった[22]。この試験では，生ニンニク，同量のニンニク粉末サプリメント，ニンニク抽出物サプリメントをプラセボとともに6カ月以上投与した。一方，最近の試験を分析したメタ解析では，ニンニクは，全コレステロールとトリグリセリドを有意に減少させるが，LDLやHDLには影響を及ぼさなかった[23]。

4.3.5 血糖改善，抗糖尿病効果

ニンニク由来の化合物には，インスリンの産生を刺激したり，半減期を延長させたりする効果が知られていた。特に半減期の延長に関しては，SH-基を保護することにより，システインやグルタチオン，アルブミンによる不活化を阻害する効果が考えられている[24]。Alliinは，アロキサン誘導糖尿病ラットにおいて血糖を改善する。これはalliinによる膵臓の再生によることが考察されている[25,26]。

ニンニク油（100 mg/kg体重），DATS（40 mg/kg体重）を1日おきに3週間ストレプトゾトシン誘導糖尿病ラットに投与したところ，血中インスリン濃度は増加した。また，経口糖負荷試験の成績も改善し，ヒラメ筋におけるグリコーゲン合成能も改善した。これらの結果は，ニンニク油やDATSがインスリンの分泌能やインスリンに対する感受性を改善することによると考えられている[27]。また，同様にニンニク油とDADS（40, 80 mg/kg体重）を1日おきに16週間投与した実験では，DADSは空腹時血糖値や腎機能には影響を及ぼさなかったが，ニンニク油の投与はタンパク尿を有意に改善した[28,29]。遺伝的糖尿病マウスKK-A (y)に0.02-0.05 %のajoene添加食を8週間給餌すると，飲水量の増加が抑制され，0.05 %添加食では血糖値や血漿トリグリセリド濃度も有意に低下した[30]。

実験的糖尿病ラットを用いて実施したニンニクの抗糖尿病効果に関する研究論文のメタアナリシスでは，*S*-allyl cysteine sulfoxide, *S*-methyl cysteine sulfoxide，DATSが体重や血糖値に対して有意な効果を示したが，ニンニク抽出物の効果は認められなかった[31]。

4.3.6 抗がん作用，抗菌作用

ニンニクの摂取は，がんの予防に効果があると評価されている。いくつかの疫学データに加えて，新鮮ニンニク抽出物，パウダー，ニンニク油，DATS，SACをはじめとした有機硫黄化合物については，動物モデルや細胞レベルでの試験に関して多くの報告がある。また，古来よりニンニクは強力な抗菌作用を示すことが知られているが，これは主にallicinによる。これらのニンニクの抗がん[32~39]，抗菌作用[40~42]の詳細に関しては誌面の都合で詳細は省略するが，筆者らの他著をご参照いただければ幸いである。

4.4 まとめ

ニンニク由来の硫黄化合物は，脂質異常改善，血糖低下，心血管保護作用，抗血栓作用などを有する。これらの機能性は，動脈硬化の進展を総合的に抑制することから，ニンニクの摂取は心

血管系疾患，循環器系疾患を予防することが推察される。

文　　献

1）A. Bordia *et al.*, *Lancet*, **2**(7844), 1491-2 (1973)
2）T. Ariga *et al.*, T, *Lancet*, **1**(8212), 150-1 (1981)
3）T. Ariga *et al.*, *Biofactors*, **13**(1-4), 251-5 (2000)
4）R. Apitz-Castro *et al.*, *Thromb Res*, **32**(2), 155-69 (1983)
5）R. Apitz-Castro *et al.*, *Thromb Res*, **42**(3), 303-11 (1986)
6）R. Apitz-Castro *et al.*, *Biochem Biophys Res Commun*, **141**(1), 145-50 (1986)
7）R. Apitz-Castro *et al.*, *Arzneimittelforschung*, **38**(7), 901-904 (1988)
8）S. Kim-Park *et al.*, *Clin Exp Pharmacol Physiol*, **27**(10), 780-6 (2000)
9）AK. Bordia *et al.*, *Atherosclerosis*, **28**(2), 155-9 (1977)
10）GA. Benavides *et al.*, *Proc Natl Acad Sci USA*, **104**(46), 17977-82 (2007)
11）JW. Calvert *et al.*, *Antioxid Redox Signal*, **12**(10), 1203-17 (2010)
12）S. Mukherjee *et al.*, *J Agric Food Chem*, **57**(15), 7137-44 (2009)
13）YP. Lei *et al.*, *Mol Nutr Food Res*, **54**(Suppl 1), S 42-52 (2010)
14）CN. Huang *et al.*, *J Agric Food Chem*, **52**(11), 3674-8 (2004)
15）RK. Agarwal *et al.*, *Atherosclerosis*, **27**(3), 347-51 (1977)
16）Y. Oi *et al.*, *J Nutr*, **129**(2), 336-42 (1999)
17）MC. Lin *et al.*, *J Nutr*, **132**(6), 1165-8 (2002)
18）C. Stevinson *et al.*, *Ann Intern Med*, **133**, 420-429 (2000)
19）WJ. Craig, *Am J Clin Nutr*, **70**, 491 S-499 S (1999)
20）LC. Tapsell *et al.*, *Med J Aust*, **185** (4 Suppl), S 4-24 (2006)
21）RT. Ackermann *et al.*, *Arch Intern Med*, **161**(6), 813-24 (2001)
22）CD. Gardner *et al.*, *Arch Intern Med*, **167**(4), 346-53 (2007)
23）KM. Reinhart *et al.*, *Nutr Res Rev*, **22**(1), 39-48 (2009)
24）PT. Mathew. *Indian J Biochem Biophys*, **10**(3), 209-12 (1973)
25）CG. Sheela *et al.*, *Indian J Exp Biol*, **30**(6), 523-6 (1992)
26）CG. Sheela *et al.*, *Planta Med*, **61**(4), 356-7 (1995)
27）CT. Liu *et al.*, *Eur J Pharmacol*, **516**(2), 165-73 (2005)
28）CT. Liu *et al.*, *Food Chem Toxicol*, **44**(8), 1377-84 (2006)
29）CT. Liu *et al.*, *Mol Nutr Food Res*, **51**(11), 1353-64 (2007)
30）A. Hattori *et al.*, *J Nutr Sci Vitaminol* (Tokyo), **51**(5), 382-4 (2005)
31）S. Kook *et al.*, *J Med Food*, **12**(3), 552-60 (2009)
32）T. Seki *et al.*, "Asian Functional Foods" (Editors, John Shi, Chi-Tang Ho, Fereidoon Shahidi), p 433-490, CRC Press, New York, USA. (2005)

33) T. Hosono-Fukao *et al.*, *J Nutr*, **139**(12), 2252-6 (2009)
34) T. Hosono *et al.*, *Carcinogenesis*, **29**(7), 1400-6 (2008)
35) T. Seki *et al.*, *Asia Pac J Clin Nutr*, **17**(S 1), 249-252 (2008)
36) T. Hosono *et al.*, *J Biol Chem*, **280**(50), 41487-93 (2005)
37) 関 泰一郎ほか, 化学と生物（日本農芸化学会誌), **44**(5), 287-289 (2006)
38) 関 泰一郎ほか, バイオサイエンスとインダストリー, **64**(11), 609-613 (2006)
39) Y. Iitsuka *et al*, *Oncology Research*, **19**, 577-582, (2010)
40) H. Fujisawa *et al.*, *Biosci Biotechnol Biochem*, **73**(9), 1948-55 (2009)
41) H. Fujisawa *et al.*, *Biosci Biotechnol Biochem*, **72**(11), 2877-83 (2008)
42) H. Fujisawa *et al.*, *J Agric Food Chem*, **56**(11), 4229-35 (2008)

第10章　ナス科植物（トウガラシ属）と機能

1　概要

渡辺達夫*1，佐藤　努*2

1.1　トウガラシについて

ナス科（Solanaceae）の多機能スパイスとしては，トウガラシ（*Capsicum*）があげられる。

トウガラシの属する *Capsicum* 属には，少なくとも25種の野生種と，5種の栽培品種がある[1)]。栽培品種には，*C. annuum*，*C. frutescens*，*C. baccatum*，*C. pubescens*，*C. chinense* があるが，日本で栽培されている品種のほとんどは *C. annuum* である。タカノツメ，三鷹（さんたか），八房（やつぶさ），シシトウ，伏見辛，伏見甘，万願寺，いわゆるピーマンやパプリカ，外国産のものではハラペーニョ，セラノ，カイエンなどいずれも *C. annuum* である[2)]。沖縄ではこのほかに *C. frutescens* に属する島トウガラシが栽培されている。これは，タバスコソースに用いられるトウガラシであるタバスコと同じ品種である。アフリカやアジアで bird pepper と呼ばれるものも *C. frutescens* である。近年の激辛ブームで日本でも栽培されるようになったハバネロは，*C. chinense* である。アヒと呼ばれるトウガラシの多くは *C. baccatum* に属する。南米アンデスのロコトは *C. pubescens* である。*C. pubescens* は，葉が細かい軟毛で覆われ，種子は黒色で，花は紫色という特徴を有する。ちなみに英語の pubescent とは軟毛に覆われた，という意味である。大半のトウガラシは，種子は黄色，花は白色である。

トウガラシ属は中南米が原産で，7千年以上の歴史がある。現在，世界中で幅広く用いられているが，世界に伝播したのは，コロンブスの新大陸到達以降と考えられている。

FAO の2005～2007年のデータに基づく統計によると，世界全体のトウガラシ（生）の生産量は2,700万トンで，中国が52％，メキシコが7％，トルコが6％，インドネシアとスペインが4％ずつ，アメリカとナイジェリアが3％ずつとなっている。トウガラシ（乾燥）の世界生産は280万トンと生の10分の1で，インドが43％，中国が9％，パキスタンとバングラデシュがそれぞれ6％，ナイジェリアが5％，エチオピアが4％，ガーナ，ベトナム，モロッコがそれぞれ3％ずつとなっている。

＊1　Tatsuo Watanabe　静岡県立大学　食品栄養科学部　教授

＊2　Tsutomu Sato　静岡県立大学　食品栄養科学部　助教

1.2　辛味成分カプサイシン

カプサイシンは，トウガラシ属に特有の辛味物質で，食品に含まれる辛味成分としては最も辛味度が強い。バニリルアミンと脂肪酸（8メチルノナ-トランス6-エン酸）がアミド結合した化学構造のアルカロイドである。脂肪酸部分（アシル基）の異なる類縁体が種々存在し，総称してカプサイシノイドと呼ばれている（図1）。カプサイシノイドでは，カプサイシンの含量が最も

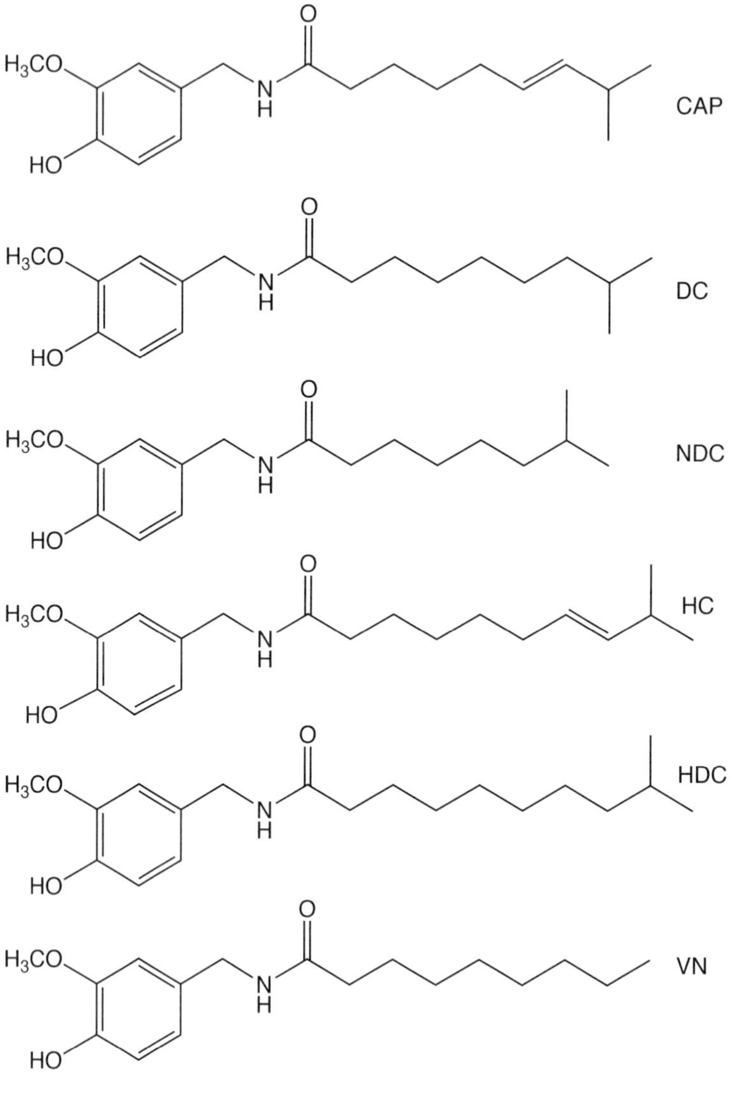

図1　カプサイシノイドの化学構造

CAP, capsacin; DC, dihydrocapsaicin; NDC, nordihydrocapsaicin; HC, homocapsaicin; HDC, homodihydrocapsaicin; VN, *N*-vanillylnonanamide

高く，次いでジヒドロカプサイシン，ノルジヒドロカプサイシンの順で含まれる。カプサイシノイド含有比率により品種を特定する試みがあったが，必ずしも成功はしていない[3]。

トウガラシの辛味強度は，カプサイシン（カプサイシノイド）含量に比例する。すなわち，強辛味のトウガラシはカプサイシノイド含量が高く（乾燥果実で重量の0.3～2％程度），低辛味のものはカプサイシノイド含量が低いか，全く含まない。なお，カプサイシノイド低含有の品種を甘味種と呼び，中でも肉厚のものを日本ではピーマンと俗称している。

1.3　カプサイシンの生理機能[4]

口腔内でカプサイシン受容体TRPV 1（2.2参照）を活性化すると，発汗を引き起こす[5]。この際の発汗は上半身に限られ，個人によって発汗する部位が異なる。湯を摂取しても発汗は認められないが，足部を湯で温めた際に起こる発汗と同一の部位である。

カプサイシン溶液により唾液分泌は亢進する[6,7]。

胃酸分泌に対しては，少量のカプサイシンは分泌を抑制するが[8]，著しく多量のカプサイシンを摂取すると分泌は亢進される[9]。

消化管運動に対しては，ヒトでは，カプサイシンにより食道の通過時間は短くなるが，胃での滞留時間は長くなり，小腸では，速やかに通過する。健常人では，カプサイシン摂取による体内通過時間はトータルでは変化しない[10]。

高脂肪食にカプサイシンを添加すると，齧歯類の体脂肪の蓄積が抑制される[11]。これは，消化管内や血管内皮などのTRPV 1への作用を介して，エネルギー消費が高められることによると考えられる[12]。

1.4　色素

トウガラシ果実が未熟であるときは，果実は緑色であるが，これはクロロフィルによる。果実が成熟するにしたがって，カロテノイド色素が増えるとともにクロロフィルが減少し，一般的なトウガラシでは褐色を経て赤色を示す。赤色色素はトウガラシに特有のカプサンチンやカプソルビンである。これらは比較的安定性の高い色素で，強い抗酸化活性を有し，実験的皮膚がんに対して抑制効果を示す。

また，品種によっては成熟時の果色が黄色や橙色・紫色のものもあるが，黄色から橙色は，α-カロテン，β-カロテン，ゼアキサンチン，ルテインやβ-クリプトキサンチンによるものである[12]。紫色を示す化合物はまだ明らかではないようである[13]。

1.5 その他の成分

アスコルビン酸（ビタミンC）は，生のトウガラシに60～250 mg/100 gと高濃度に含まれる。また，トコフェロール含量も植物油並みに高い。ケルセチンやルテオリンなどのフラボノイドも果実に含む。

文　　献

1） P.W. Bosland and E.J. Votawa, "Peppers: Vegetable and Spice Capsicums", p. 14-39, CABI Pub. (2000)
2） 矢澤進（岩井和夫，渡辺達夫編），トウガラシの生物学，"トウガラシ－辛味の科学"，幸書房，改訂増補（2008）
3） 岩井和夫，渡辺達夫編，"トウガラシ－辛味の科学"，幸書房，改訂増補，pp.128-218（2008）
4） Y. Zewdie and P.W. Bosland, *Biochem. Syst. Ecol.*, **29**, 161 (2001)
5） T.S. Lee, *J. Physiol.*, **124**, 528 (1954)
6） M. Dunér-Engström *et al., J. Physiol.*, **373**, 87 (1986)
7） Q.W. Ding *et. al., J. Dent. Res.*, **89**, 711 (2010)
8） G. Mózsik *et al., J. Physiol. Paris*, **93**, 433 (1999)
9） T.F. Solanke, *J. Surg. Res.*, **15**, 385 (1973)
10） R. Gonzalez *et al., Dig. Dis. Sci.*, **43**, 1165 (1998)
11） K. Iwai *et al., Proc. Jpn. Acad.*, **79 B**, 207 (2003)
12） F. Kawabata *et al., Biosci. Biotechnol. Biochem.*, **73**, 2690 (2009)
13） L.R. Howard, Antioxidant vitamin and phytochemical content of fresh and processed pepper fruit (Capsicum annuum), "Handbook of Nutraceuticals and Functional Foods," ed. by R.E.C. Wildman, CRC Press (2001)

2　カプサイシンの胃粘膜保護作用

堀江俊治[*1]，田嶋公人[*2]，松本健次郎[*3]

2.1　カプサイシンの作用のアウトライン

トウガラシの辛味の本体はトウガラシ果実中に含有されるカプサイシンおよびその類縁化合物である。トウガラシを摂取した場合に引き起こされる生理作用の多くは，このカプサイシンなどによるものと考えられる。カプサイシンの刺激作用は用量に依存的であり，少量の摂取では求心性一次知覚神経を選択的に興奮させる。一方，大量の急性摂取ではこの知覚神経を機能的に麻痺させる。つまり，知覚神経機能が遮断されるという少量効果と相反する作用を持っており[1]，カプサイシンの用量作用曲線はベルシェイプ型になるという特徴を有する。さらに，カプサイシン大量の慢性摂取では，この知覚神経が退行変性してしまうほど強い効果を有している。この神経毒作用も，カプサイシン少量による知覚神経興奮と本質的に同一の作用機序に由来する。

少量のカプサイシンが末梢の求心性一次知覚神経を活性化すると，中枢神経側にある神経終末からカルシトニン遺伝子関連ペプチド（CGRP）やタキキニン（サブスタンスＰやニューロキニンA）の遊離が起こり，痛みなどの知覚情報がすみやかに脊髄・脳へと伝達される。また同時に，末梢神経系においても軸索反射という特徴的な反射経路を介して，末梢組織へ神経ペプチドを放出し生理作用を引き起こす。その結果，神経原性炎症が引き起こされたり，平滑筋収縮や神経伝達物質・ホルモン・オータコイド分泌が調節されたりする[1]。このカプサイシンにより選択的に活性化される求心性一次知覚神経（主に無髄のC線維）をカプサイシン感受性知覚神経とも呼ぶ。

2.2　辛味と高温に反応する熱刺激受容体 TRPV 1

カプサイシンのモレキュラーターゲットは，1997年に一次知覚神経細胞に存在するバニロイド受容体（カプサイシン受容体）として発見された[2]。バニロイド受容体はラットの場合838個のアミノ酸からなるタンパク質で，6回膜貫通型のカチオンチャネル構成型受容体であり，transient receptor potential（TRP）スーパーファミリーに分類されている。発見当初はvanilloid receptor subtype 1（VR 1）と名づけられたが，TRPスーパーファミリーを構成することが判明し，現在はtransient receptor potential vanilloid receptor subtype 1（TRPV 1）の呼び方が定着した[3]。

＊1　Syunji Horie　城西国際大学　薬学部　医療薬学科　教授
＊2　Kimihito Tashima　城西国際大学　薬学部　医療薬学科　講師
＊3　Kenjiro Matsumoto　城西国際大学　薬学部　医療薬学科　助手

カプサイシンがTRPV 1に結合すると，構成されている非選択的カチオンチャネルが開孔し，細胞外から細胞内にカルシウムやナトリウムイオンが流入し，これが引き金となって一次知覚神経細胞に活動電位が発生する。この活動電位が軸索を伝導すると神経終末から神経ペプチドが放出され，情報が伝達されることになる。TRPV 1は43℃を超える侵害性の熱刺激によっても活性化されるため，熱刺激受容体とも呼ばれている[4)]。

TRPV 1が活性化される43℃という温度は生体に痛みを引き起こす温度閾値でもあることから，TRPV 1は単なる高温を感受するだけでなく，侵害性熱刺激を感受する役割も有することが明らかとなっている。TRPV 1が動物体内で実際に熱感受性受容体として機能していることは，TRPV 1遺伝子を欠損したマウスにおいて熱刺激の反応性が悪いという研究結果によって確かめられた[5)]。

また，TRPV 1は痛みを惹起する酸（プロトン）によっても活性化される。たとえば，胃が荒れたときは，胃酸が胃粘液層を通過し，胃粘膜層に浸潤してくる。TRPV 1がプロトンを受けとめこの非常事態を感知すると，すみやかに脳に非常事態を伝達すると同時に，軸索反射として末梢組織へ神経ペプチドを放出し，胃粘膜防御機構を賦活化すると考えられている[1)]。

2.3 トウガラシのひりひりする痛みを伴う辛味

トウガラシの辛味を示す成分はカプサイシンである[2)]。その化学構造は脂肪酸とバニリルアミンがアミド結合したもので脂溶性であるため，細胞膜を通過しやすく組織への浸透性は高い。カプサイシンの辛味は，味覚を感じる舌の味蕾を通り抜けて，その深部にあるTRPV 1発現知覚神経で感受される。トウガラシを食べてから辛さを感じるまでにタイムラグがあるのはこのカプサイシンの浸透性に由来する。カプサイシンの一次知覚神経に対する作用は選択性が高く，他の神経や他の作用点にはあまり作用しない。この辛さ刺激は味蕾細胞で受け取っているわけではないので，辛味は味ではないといわれている所以である。

熱い温度の感覚についても，熱刺激がTRPV 1により活動電位に変換され，知覚神経を介して脳に伝えられる。高温は生命を脅かすので，その温度感覚は危険を避けるための強いシグナルになっている。約43℃以上の温度は温度感覚に加えて痛みをもたらすが，これは高温の温度感覚にプラスして痛みを加えることによって脳の対応をすばやくするためであるとされている[4)]。このような理由から，トウガラシを食べると口の中で焼けつくような熱さと辛さを感じるのは，カプサイシンによってTRPV 1が活性化されるため，侵害性熱刺激と同じ情報が知覚神経を介して脳に伝えられるからである。

料理が辛いことを英語では“hot”と表現する。海外に行って，“hot”と書かれた料理を頼むと，とても辛い料理が出てくるが，英語では，「熱い」，「辛い」，「ヒリヒリする」という感覚を同じ“hot”という一語にまとめてしまい熱痛を表現しているということに驚かされる。この方面の研究者の間ではよく知られている雑学ではあるが，この「熱い」，「辛い」，「痛い」を区別しないという英語表現は，カプサイシンの辛味刺激と侵害性熱刺激の作用点がTRPV 1であるという事実を知らされると，妙に納得できる。辛さ，熱さ，痛さがTRPV 1によって活性化された同じ知覚神経によって脳に伝達されているわけなので，「英語表現として区別しない」としても不思議ではない。

2.4　カプサイシンのTRPV 1を介した胃粘膜保護作用

チリペッパーが多量に入っている料理，たとえばタイ国料理を食べると舌が麻痺してしまい，その後は料理の味がわからなくなってしまうことを経験する。この舌の麻痺は前述のカプサイシンの大量暴露（あるいは繰り返し暴露）による知覚神経の機能的麻痺，すなわち脱感作反応によると考えられる。

興味深いことに，シンガポールにおける疫学的調査によると，普段の食事でチリペッパーの摂取量が多い人には胃潰瘍患者が少ないという報告がある[6]。また，健常人ボランティアにおいてチリペッパーをあらかじめ摂取しておくと，アスピリンによる胃・十二指腸潰瘍の発生が有意に抑制されることも報告されている[7]。これらの報告より，トウガラシは胃に対して保護的に働くということがわかっている。

実験動物ラットを用いた基礎研究からも，トウガラシ辛味成分カプサイシンが顕著に胃損傷・胃潰瘍発生を抑制することがいくつか報告されている[1]。このカプサイシンの胃粘膜保護作用は，TRPV 1遮断薬の前処置やカプサイシン感受性知覚神経の除神経処置により消失することから，カプサイシンは一次知覚神経上のTRPV 1を活性化することにより胃粘膜保護作用を示すことがわかった[8]。

カプサイシンがTRPV 1を活性化すると，軸索反射によりTRPV 1発現知覚神経終末からカルシトニン遺伝子関連ペプチド（CGRP）やタキキニンが遊離され[1]，また，別の胃粘膜防御物質であるプロスタグランジンや一酸化窒素（NO）などの産生が増大して，それらが協調しあって[9]，胃粘膜血流増加や胃粘液分泌亢進，胃酸分泌抑制など，さまざまな胃粘膜防御機構を増強することによって，胃粘膜を保護し修復すると考えられている[1]（図1）。TRPV 1発現知覚神経を介する胃粘膜血流増加作用は，胃粘膜保護だけでなく，胃損傷の修復・治癒過程においても重要であり，急性・慢性胃潰瘍の治癒にとって大きな意義を持つこともわかってきている[1,10]。トウガラシ先進国であるハンガリーでは，アスピリンやインドメタシンといった非ステロイド性抗炎症薬にトウガラシエキスを添加した製剤を開発しつつある。トウガラシエキスの添加によって非ステロイド性抗炎症薬の副作用である胃潰瘍の発生を抑制するというコンセプトの製剤である。

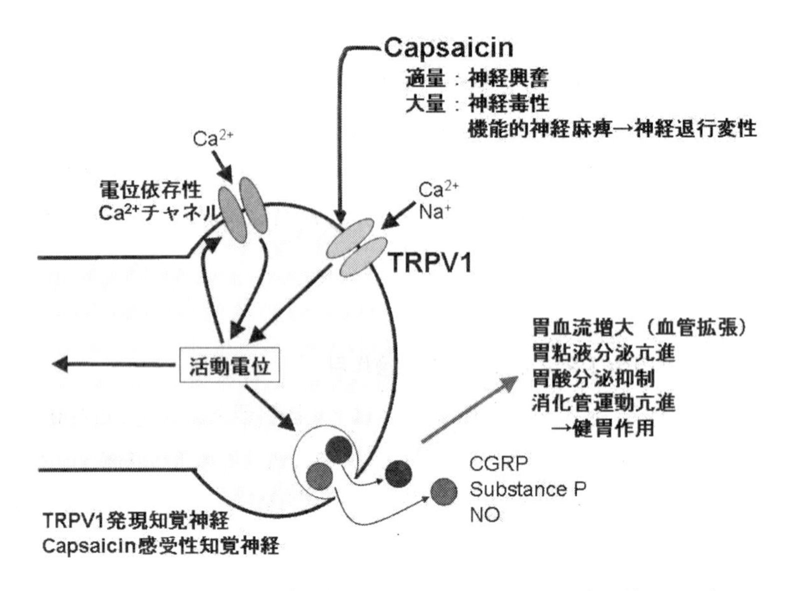

図1　カプサイシンの胃粘膜保護作用におけるTRPV 1 発現神経の役割

2.5　カプサイシンによる胃潰瘍の増悪―諸刃の刃

トウガラシの摂取には留意しなければいけないことがある。韓国では，キムチなどで子供の頃からかなりのトウガラシを摂取しているが，韓国の人々は胃潰瘍に悩むケースが多いという。実験動物を用いた検討において，カプサイシンは低用量では胃粘膜防御能を亢進させるが，多量に投与するとカプサイシン感受性神経が退行変性し，胃粘膜防御機構が脆弱化して，胃潰瘍はかえって悪化することはよく知られている[1]。

私たちも，独自に開発したラットの新規胃幽門洞潰瘍モデルを用い，胃潰瘍に対するカプサイシンの薬理作用を検討した。その結果，少量のカプサイシンは胃幽門洞潰瘍形成を抑制し，潰瘍治癒速度を速めた[10]。一方，カプサイシンの高用量（神経毒性を示す用量）を処置すると，胃幽門洞潰瘍はかえってひどく悪化することが観察された。トウガラシはその摂取量によって，胃に対して相反する薬理作用を示すと考えられる。したがって，トウガラシの胃保護作用を過信してトウガラシを食べすぎると，思わぬ事態になりかねない。

2.6　辛味健胃薬としてのトウガラシ

古くから，香辛料の摂取は胃を保護するという事実は知られている。また，トウガラシ，ショウガは薬理学の教科書にも「辛味健胃薬」として登場してくる。生薬学の教科書では蕃椒（ばんしょう）と称され，健胃作用を有すると記載されている。これまでの研究成果からも，低用量のカプサイシンはむしろ胃粘膜保護的に作用し，胃損傷の治癒を促進すると考えられる。

薬剤師は，胃潰瘍の人，胃が荒れている人は香辛料を控えるように指導する。炎症が発生している胃では，TRPV 1の発現が増大し，さらにカプサイシン感受性も亢進しているため，薬理用量のカプサイシンの摂取でも一次知覚神経の機能が抑制される可能性がある。したがって，胃が荒れている人はトウガラシの摂取を控えるに越したことがない。

動物実験データをヒトに外挿するのは乱暴ではあるが，健常人では，香辛料としての通常量よりトウガラシを多く摂ったとしても，胃損傷が引き起こされることはないと思われる。当然，大量の摂取した場合は胃損傷を引き起こす可能性がある。したがって，どの程度までの摂取が健胃作用の用量（薬理用量）で，どの程度からが有害用量（神経毒性用量）かということに関してはさらなる研究が必要である。

2.7　消化管におけるカプサイシンのターゲットTRPV 1の分布

消化管の知覚神経は大きく分けて，細胞体を筋間神経叢あるいは粘膜下神経叢に持つ内在性知覚神経と，細胞体を脊髄後根神経節あるいは節上神経節に持つ外来性知覚神経に分類される（図2）。この中で，平滑筋層，筋間神経叢，粘膜下層や粘膜層に分枝を持つような外来性知覚神経がカプサイシンに感受性であることは以前より知られていた。

近年の報告から，口から直腸にいたる消化管のほぼ全域で，壁内神経叢や筋層，粘膜下層の外

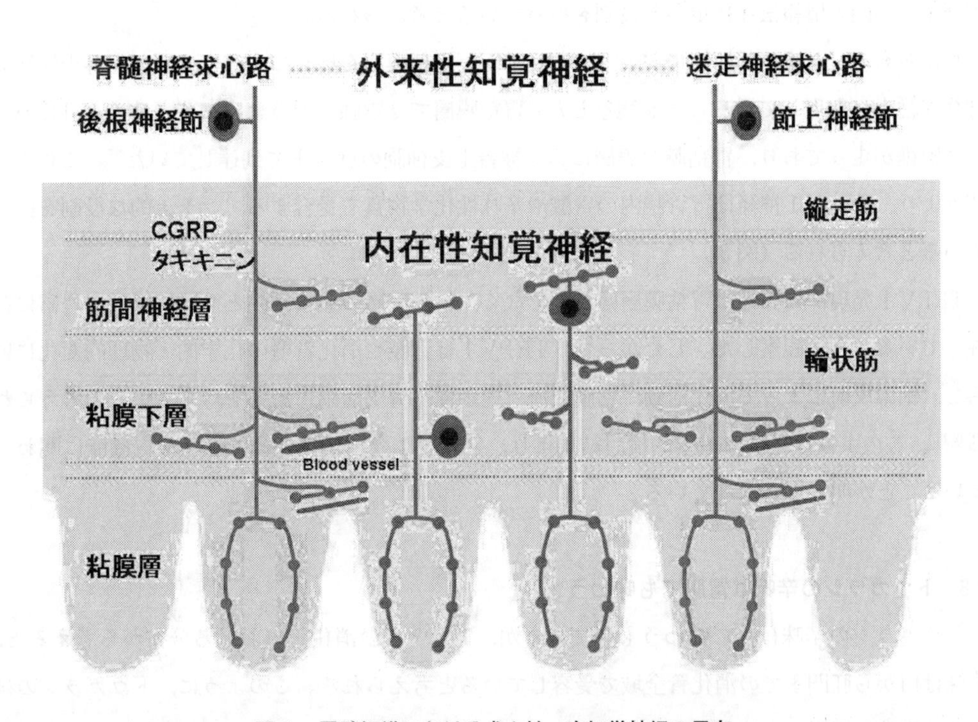

図2　胃壁組織における求心性一次知覚神経の局在

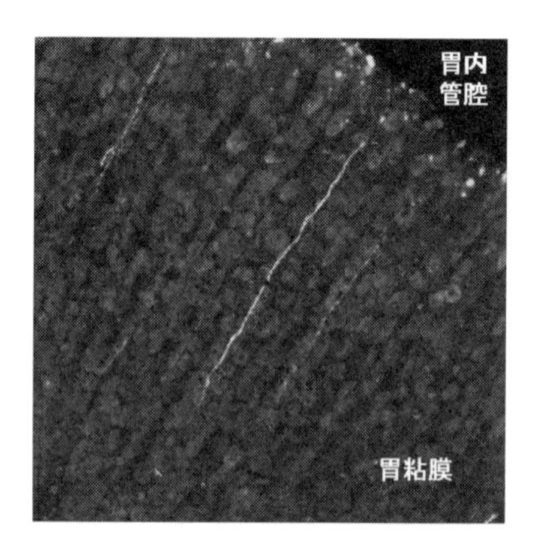

図3　アンテナのように胃内管腔側へ伸びるTRPV 1発現知覚神経
TRPV 1を免疫組織化学的手法で染色し共焦点レーザー顕微鏡にて観察した。胃粘膜におけるTRPV 1神経は胃腺に沿ってまっすぐに伸びており，胃内腔に接する被蓋上皮細胞の近くまで到達しているが，管腔へは突き抜けていない。

来性知覚神経にTRPV 1が発現していることが明らかにされている[11]。壁内神経叢ではTRPV 1発現知覚神経が内在性神経の細胞体を取り囲むような形態をとっており，末梢内在性神経と中枢神経系との間の情報伝達に重要な役割を担っていると考えられる。

私たちもラット胃体部切片において，TRPV 1が胃粘膜層をはじめすべての層で，外来性知覚神経線維上に発現していることを観察した。胃粘膜層では胃腺に沿うようにまっすぐにTRPV 1神経線維が走っており，胃粘膜の表層にある被蓋上皮細胞の近くまで到達していた[8]。これらの観察より，TRPV 1神経は胃管腔内の胃酸や辛味性化学物質を受容するアンテナ的な役割を担っていると考えられる（図3）。

TRPV 1発現神経線維は胃粘膜層ばかりでなく，粘膜下層の血管周囲と筋間神経叢に豊富に存在していることも観察した。したがって，TRPV 1は管腔や消化管壁の化学的・物理的変化に応答し，軸索反射によって消化活動，粘膜血流，運動性，分泌活動に影響を与えていると考えられる[12,13]。このような免疫組織学的検討結果より，TRPV 1発現知覚神経が様々な胃機能に関わっていることが明らかとなっている。

2.8　トウガラシの辛味は胃腸でも味わう

トウガラシの辛味は舌で味わうものであるが，TRPV 1の消化管における分布から考えると，辛味は口から肛門までの消化管全域で受容していると考えられる。このように，トウガラシのほどよい辛味は胃腸でも味わい，胃腸に対してよい影響を与えているといえる。TRPV 1はカプサイシンを受容するが，この他にコショウ，ショウガやサンショウなどの香辛料の辛味受容にも関与している。辛味摂取をうまく利用すれば，消化管機能が活性化され，健康増進につながると考えられる。

文　　献

1） P. Holzer, *Gastroenterology*, **114**, 823-839 (1998)
2） M.J. Caterina *et al., Nature*, **389**, 816-824 (1997)
3） A. Patapoutian *et al., Nat. Rev. Neurosci.*, **4**, 529-539 (2003)
4） 富永真琴, 温度受容の分子機構. 日薬理誌, **124**, 219-227 (2004)
5） M.J. Caterina, D. Julius., *Ann. Rev. Neurosci.*, **24**, 487-517 (2001)
6） Y.J. Kang *et al., Dig. Dis. Sci.* **40**, 576-579 (1995)
7） K.G. Yeoh *et al., Dig. Dis. Sci.*, **40**, 580-583 (1995)
8） S. Horie *et al., Scand. J. Gastroenterol.*, **39**, 303-312 (2004)
9） K. Takeuchi *et al., J. Pharmacol. Exp. Ther.* **304**, 1055-1062 (2003)
10） H. Yamamoto *et al., Eur. J. Pharmacol.*, **432**, 203-210 (2001)
11） S.M. Ward *et al., J. Comp. Neurol.* **465**, 121-135 (2003)
12） L. Bartho *et al., Eur. J. Pharmacol.* **500**, 143-157 (2004)
13） P. Holzer, *Auton. Neurosci.*, **125**, 70-75 (2006)

3　カプシノイドとその他の成分の機能

古旗賢二*

3.1　カプシノイド

カプシノイドには，カプサイシノイド様の様々な生理機能があり，しかもカプサイシノイドのような刺激性（辛味）を持たないという特徴がある[1]。カプシノイドの化学構造はバニリルアルコールと分枝鎖脂肪酸がエステル結合したものである（図１）[2]。一方，カプサイシノイドはバニリルアミンと分枝鎖脂肪酸がアミド結合した化合物群であり，これら二つの化合物群の化学構造上の違いは，その結合部分のみである。カプサイシノイドの生理機能には，その特異的な受容体であるTRPV１を介して発揮されるものが多いが，カプシノイドにも比較的強いTRPV１賦活作用がある（カプサイシン EC_{50} 99 nM，カプシエイト EC_{50} 290 nM）[3]。報告されているカプシノイドの機能のいくつかはTRPV１を介した作用である。天然に存在するカプシノイドには，カプシエイトの他にジヒドロカプシエイト，ノルジヒドロカプシエイトがあるが，これらは同等のTRPV１賦活能を持つことから[4]，天然型カプシノイドは同等の生理活性を持つと考えられる。カプサイシノイドによる辛味，刺激性は，感覚神経上のTRPV１が入力となっているが，TRPV１賦活能を持つカプシノイドが無辛味である理由として，カプシノイドの物理化学的な特

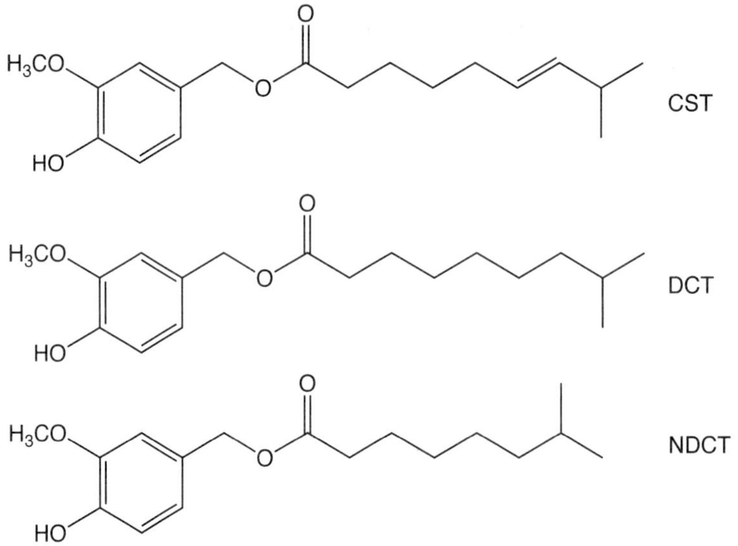

図１　主なカプシノイドの化学構造
CST, capsiate; DCT, dihydrocapsiate; NDCT, nordihydrocapsiate.

＊　Kenji Kobata　城西大学　薬学部薬科学科　准教授

性がカプサイシノイドと異なることが挙げられる。つまり，カプシノイドはカプサイシノイドに比べてかなり高い脂溶性を持つため（カプシエイト Log P 5.80，カプサイシン Log P 3.81），口腔粘膜下や皮下の感覚神経まで到達しにくいと考えられ[3]，また，カプシノイドは水やアルコールなどの極性溶媒下では非常に不安定で，生体環境では速やかに分解されると考えられるからである[5]。カプシノイドを用いた機能研究を行う場合，カプシノイドの不安定性には充分に留意する必要がある。現在，市販されているカプシノイド含有食品では，植物油に溶解したり，カプシノイドが酸性下では安定であることから pH 調整剤を添加したり，あるいは乾燥粉末状にして供給している。

カプシエイトの TRPV 1 活性化に起因する生理機能として，エネルギー代謝亢進作用が実験動物を用いて詳しく研究されている。カプシノイドは交感神経活動を活発にし，エネルギー代謝を亢進させ，酸素消費量の増大と体温上昇を引き起こす[6]。長期のカプシノイド摂取では体脂肪の蓄積を抑制する[7]。これらの効果は TRPV 1 欠損動物では見られない[8]。カプシノイドは不安定物質であり，また，体内のリパーゼやエステラーゼにより速やかに分解されると考えられ，摂取後，血中には分解代謝産物しか観測されない[9]。つまり，カプシノイド摂取によるエネルギー代謝亢進は，消化管内の TRPV 1 への作用により迷走神経を介して交感神経を活性化させることで惹起される[8]。また，カプシノイドによる交感神経の活性化は褐色脂肪組織の熱産生タンパク質である UCP 1 レベルと白色脂肪組織の UCP 2 レベルを上昇させ，エネルギー消費を亢進する[10]。ヒトにおいても，これらの効果は認められており，カプシノイドを含むトウガラシ CH-19 甘の長期摂取は，交感神経を活性化し，体脂肪の蓄積を抑制する[11]。また，カプシノイド長期摂取による腹部脂肪の減少が TRPV 1 および UCP 2 の一塩基多型（SNPs）と関連することが報告された[12]。

カプシノイドによる TRPV 1 活性化は，アドレナリン分泌を促して脂質代謝を亢進し，血清脂質，肝脂質の改善効果を発揮する[13]。また，TRPV 1 活性化による CGRP の放出は，皮膚のインスリン様成長因子-Ｉ（IGF-Ｉ）の増加をもたらし，皮膚弾性の向上の可能性を示している[14]。最近では，カプシノイドによる嚥下反射の回復作用が報告されており，これも TRPV 1 活性化に起因する[15]。カプサイシンは感覚神経上の TRPV 1 に作用して，脱感作による鎮痛作用を示すが，カプシノイドもインドメタシンに匹敵するほどの鎮痛作用を有する[16]。

TRPV 1 活性化に関与しないカプシノイドの作用として，抗酸化作用，抗酸化ストレス作用がある。カプシノイドのフェノール性水酸基が抗酸化作用を示すが，カプシノイドが水溶液中で容易に分解されて，分解産物のバニリルアルコールが抗酸化ストレス作用に寄与すると示唆され，カプシノイドはプロドラッグであると報告された[17]。一方で，カプシノイドがプロオキシダントとして作用し，ガン細胞のアポトーシスを誘導して抗ガン作用を示すという報告がある[18]。最近，カプシノイドがSrcキナーゼを直接阻害し，ガン細胞増殖につながる血管新生や血管透過性を抑制することが報告された[19]。カプシノイドによるSrcキナーゼ活性阻害と細胞内の活性酸素種ROSの抑制により，紫外線で誘発される皮膚炎症を抑制する[20]。また，カプシノイドがNF-κB活性化を抑制することにより免疫抑制作用や抗炎症作用を示すことが報告されている[21]。

カプシノイドの実験動物への経口単回投与における急性毒性試験では，5,000 mg/kg投与でも死亡例はなかった[22]。また，中期毒性あるいは長期毒性における無毒性量NOAELは，少なく見積もっても300 mg/kg/dayであり[23]，遺伝子毒性も認められないことから[24]，カプシノイドは人体にとって安全な物質であると考えられる。現在，合成ジヒドロカプシエイトが，米国食品医薬品局FDAによりGRAS（Generally Recognized As Safe）物質であると確認されており，食品添加物としての利用が可能となっている。

3.2 その他の類縁化合物

新規のカプシノイド関連化合物群として，いくつかのトウガラシ品種からカプシコニノイドが見出されている[25,26]。カプシコニノイドは，コニフェリルアルコールと分枝鎖脂肪酸がエステル結合した化合物群で，弱いながらもTRPV 1賦活能がある。

抗酸化物質として見出されたカプサイシノールは，化学構造内の脂肪酸側鎖に水酸基を有しており，カプサイシノイドの中でも高い極性を示す化合物で，弱いながらもTRPV 1賦活能とアドレナリン分泌促進作用がある[27,28]。

カプサイシンは側鎖脂肪酸の炭素鎖長が9で，この長さが最も強い辛味刺激を惹起し，これよりも炭素鎖長が長くても短くても辛味刺激は減弱する。そこで，低辛味刺激でありながらカプサイシン様の生理活性を有する非天然型カプサイシノイドとして，側鎖に長鎖脂肪酸を導入した

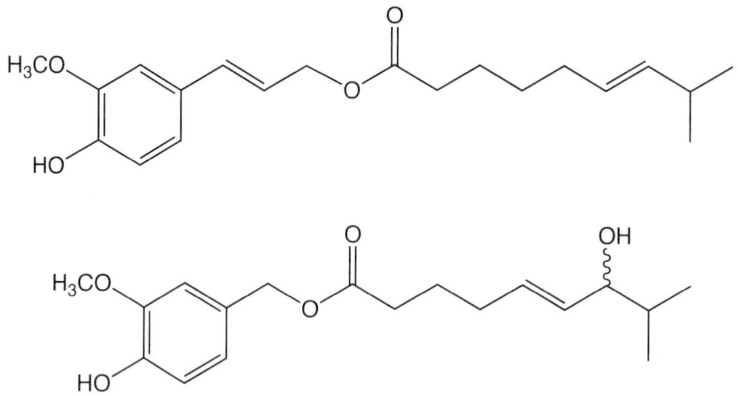

図2　Capsiconiate（上）とcapsaicinol（下）の化学構造

LCNVA（Long-chain *N*-vanillyl-acylamide）が開発されている。特にオレイン酸を側鎖に導入したLCNVAはオルバニルと呼ばれ，鎮痛作用，抗炎症作用，血管拡張作用，エネルギー代謝亢進作用などがあり，すでに臨床応用が検討されている[29]。最近，トウガラシ加工食品の原料から，オルバニルを含む数種のLCNVAが見出された[30]。これにより，LCNVAの天然食品素材としての利用に道が開けた。

以上，カプサイシノイド，カプシノイドに関連した化合物の機能について述べてきたが，トウガラシには，カプサンチン，カプソルビン，β-カロテンなどのカロテノイド類，ビタミンCが豊富に含まれており，健康維持・増進のための有用な素材としてのさらなる利用が期待される。

文　　献

1） カプシエイトの辛味はカプサイシンの1/1000である（味の素㈱調べ）。
2） K. Kobata *et al.*, *J. Agric. Food Chem.*, **46**, 1695 (1998)
3） T. Iida *et al.*, *Neuropharmacology*, **44**, 958 (2003)
4） I. Sasahara *et al.*, *Biosci. Biotechnol. Biochem.*, **74**, 274 (2010)
5） K. Sutoh *et al.*, *J. Agric. Food Chem.*, **49**, 4206 (2001)
6） K. Ohnuki *et al.*, *J. Nutr. Sci. Vitaminol.*, **47**, 295 (2001)
7） K. Ohnuki *et al.*, *Biosci. Biotechnol. Biochem.*, **65**, 2735 (2001)
8） F. Kawabata *et al.*, *Biosci. Biotechnol. Biochem.*, **73**, 2690 (2009)
9） K. Iwai *et al.*, *Proc. Jpn. Acad.*, **79 B**, 207 (2003)
10） Y. Masuda *et al.*, *J. Appl. Physiol.*, **95**, 2408 (2003)
11） F. Kawabata *et al.*, *Biosci. Biotechnol. Biochem.*, **70**, 2824 (2006)
12） S. Snitker *et al.*, *Am. J. Clin. Nutr.*, **89**, 45 (2009)
13） Y. Tani *et al.*, *J. Nutr. Sci. Vitaminol.*, **50**, 351 (2004)
14） N. Harada *et al.*, *Growth Hormone IGF Res.*, **17**, 171 (2007)
15） M. Yamasaki *et al.*, *Geriatr. Gerontol. Int.*, **10**, 107 (2010)
16） G.-J. He *et al.*, *Eur. J. Med. Chem.*, **44**, 3345 (2009)
17） A. Roza *et al.*, *J. Agric. Food Chem.*, **56**, 3546 (2008)
18） A. Macho *et al.*, *Eur. J. Nutr.*, **42**, 2 (2003)
19） B.-J. Pyun *et al.*, *Cancer Res.*, **68**, 227 (2008)
20） E.-J. Lee *et al.*, *Free Radical Biol. Med.*, **48**, 1133 (2010)
21） R. Sancho *et al.*, *Eur. J. Immunol.*, **32**, 1753 (2002)
22） E. Watanabe *et al.*, *Int. J. Toxicol.*, **27** (Suppl. 3), 73 (2008)
23） E. Watanabe *et al.*, *Int. J. Toxicol.*, **27** (Suppl. 3), 101 (2008)
24） B.K. Bernard *et al.*, *Int. J. Toxicol.*, **27** (Suppl. 3), 59 (2008)

25) K. Kobata *et al.*, *Phytochemistry*, **69**, 1179 (2008)
26) Y. Tanaka *et al.*, *J. Agric. Food Chem.*, **57**, 5407 (2009)
27) N. Nakatani *et al.*, "Medical, Biochemical and Chemical Aspects of Free Radicals" p.453, Elsevier Science Publishers (1989)
28) K. Kobata *et al.*, *Biosci. Biotechnol. Biochem.*, **70**, 1904 (2006)
29) 渡辺達夫ほか, *Foods Food Ingredients J. Jpn.*, **210**, 214 (2005)
30) K. Kobata *et al.*, *J. Agric. Food Chem.*, **58**, 3627 (2010)

第11章　コショウ科植物由来スパイス・ハーブと生体機能

松田久司*

1　はじめに

コショウ科コショウ属植物には香辛料として世界中で広く用いられているコショウ（学名 *Piper nigrum*）の他，同様の目的で用いられているナガコショウ（インドナガコショウ，ヒハツ，*P. longum*），ジャワナガコショウ（ヒハツモドキ，*P. retrofractum* = *P. chaba*），サプリメントとして用いられているカバ（*P. methysticum*），檳榔子と石灰とともに咀嚼性嗜好品として用いられているキンマ（*P. betle*）の葉などスパイス・ハーブとして有用なものが多い。本章ではコショウ，ナガコショウ，カバおよびキンマの生体機能や機能成分について概説するとともに，タイ産ジャワナガコショウの生体機能に関する筆者らの研究例を紹介する。

2　コショウ

コショウ（*P. nigrum*）は，インド南西部が原産といわれ，茎が木本化するつる性の多年生植物である。その果実は，古代から香辛料や薬用に繁用されており，紀元前5世紀ごろには，インドからアラビアを経てギリシャにもたらされている。東西貿易の初期から珍重されてきた最も重要な香辛料のひとつとして知られている。ローマ時代には，ローマ市の特権税がコショウの実で支払われるなど，コショウの果実は一種の貨幣として取り扱われていた。

未熟な果実を果皮付きのまま乾燥させたものが黒コショウ（ブラックペッパー）で，乾燥前に熱湯に通したり，まきでいぶすなどの加工調製が行われ，風味を上げる工夫がなされている。一方，成熟した果実を水に浸して黒皮（果皮）を除いたものは白コショウ（ホワイトペッパー）と呼ばれる。白コショウの方がまろやかで，テオフラストスらギリシャ時代の人々に好まれたと伝えられている。今日では黒コショウの果皮を不完全に取り除いたものが白コショウとして流通している場合がある。

ギリシャの医師ディオスコリデスは，コショウを解毒薬や目薬として配剤した他，妊娠予防，胸やせきの痛みの緩和，食欲増進に用いている。また，ユナニー医学では歯肉とのどの痛みに対

＊ Hisashi Matsuda　京都薬科大学　生薬学分野　准教授

する処方や洗顔薬，健胃薬，強精薬とみなされる処方に配剤するなど健胃，強精，解熱を目的に用いている。中国では，コショウ（胡椒）やヒハツが唐時代初期に著された本草書『新修本草』に収載されており，また，日本の正倉院薬物にコショウとヒハツの根（ヒツバツ）が含まれており，同様の目的で薬用とされている[1]。

コショウの含有成分として，辛味成分 piperine などの酸アミド類や精油成分のモノテルペンやセスキテルペンが知られている。コショウエキスや piperine には，抗菌，防腐，殺虫，健胃，UDP-glucuronyl transferase 阻害，抗酸化，胃液分泌促進，胃粘膜保護，消化管輸送能促進など多様な生体機能が知られている[2]。最近の研究では，栄養素や薬物の吸収促進作用や，小腸や肝臓における薬物代謝酵素シトクロム P 450（CYP 3 A 4，CYP 2 C 9 など）を阻害することが報告されており，薬物相互作用について注意が必要とされている[2,3]。Piperine の多様な生体機能はトウガラシに含まれる capsaisin と同様にバニロイド受容体（Transient Receptor Potential Vanilloid 1：TRPV 1）の活性化を介しているとされている。TRPV 1 の活性化には capsaisin よりも高濃度が必要とされるが，作用強度は capsaisin よりも強いとの報告もなされている[4]。また，最近の報告では，黒コショウに含まれる piperine を含む数種の酸アミド類に，TRPV 1 のみならず TRPA 1 を活性化することが明らかになっている[5]。また，黒コショウ（1 %混餌）および piperine（0.03 %および 0.05 %混餌）は高脂肪食飼育マウスにおける脂肪の蓄積や体重の増加を抑制することが報告されている。これは capsaisin と同様のメカニズムでアドレナリンの分泌を促し，肝臓や脂肪細胞の β 受容体刺激によってエネルギー代謝が促進されると考えられており，この作用の一部には TRPA 1 刺激が関与していると推察されている[6]。また，直接的にはアドレナリン受容体を介さない機序も推定されている[2b]。

最近の研究では，黒コショウの匂い刺激により，嚥下反射の低下を改善する作用が報告されており，黒コショウ精油は高齢者の誤嚥性肺炎の予防効果が期待されている[7]。

また，コショウの葉の研究において，エキスやリグナン (-)-cubebin および (-)-3,4-dimethoxy-3,4-desmetylenedioxycubebin などに抗アレルギー作用の他，メラニン生成促進活性，テストステロン 5 α-レダクターゼ阻害活性および抗アンドロゲン作用が報告されており，白髪予防とともに抜け毛や薄毛の予防が期待されている[8]。

3 インドナガコショウ

インドナガコショウ（ヒハツ，*P. longum*）の果実もまた，コショウと同様に，主要成分として piperine などの酸アミド類を含む。血管を拡張し，血流量を増加させて，体の表面温度を高くするため，発汗作用があり，新陳代謝を促進させる働きがある。インドでは，古来，体の冷えを改善する目的で使用されてきた。また，健胃・整腸作用や強精作用があると言われている[1]。

最近の研究例においても冷え性に対するナガコショウ摂取の影響について二重盲検法で検討されており，冷え性の改善効果が認められている。作用機序としてTRPV 1を活性化し，副腎からアドレナリンを分泌することによる体熱の産生の亢進や血管拡張作用による末梢血流量の増加が考えられている[9]。

4　ジャワナガコショウ

ジャワナガコショウ（ヒハツモドキ，*P. retrofractum* = *P. chaba*）は東南アジア地域に分布し，タイにおいては“Dee plee”と呼ばれ，その果実は駆風，健胃，去痰，鎮咳薬などとして用

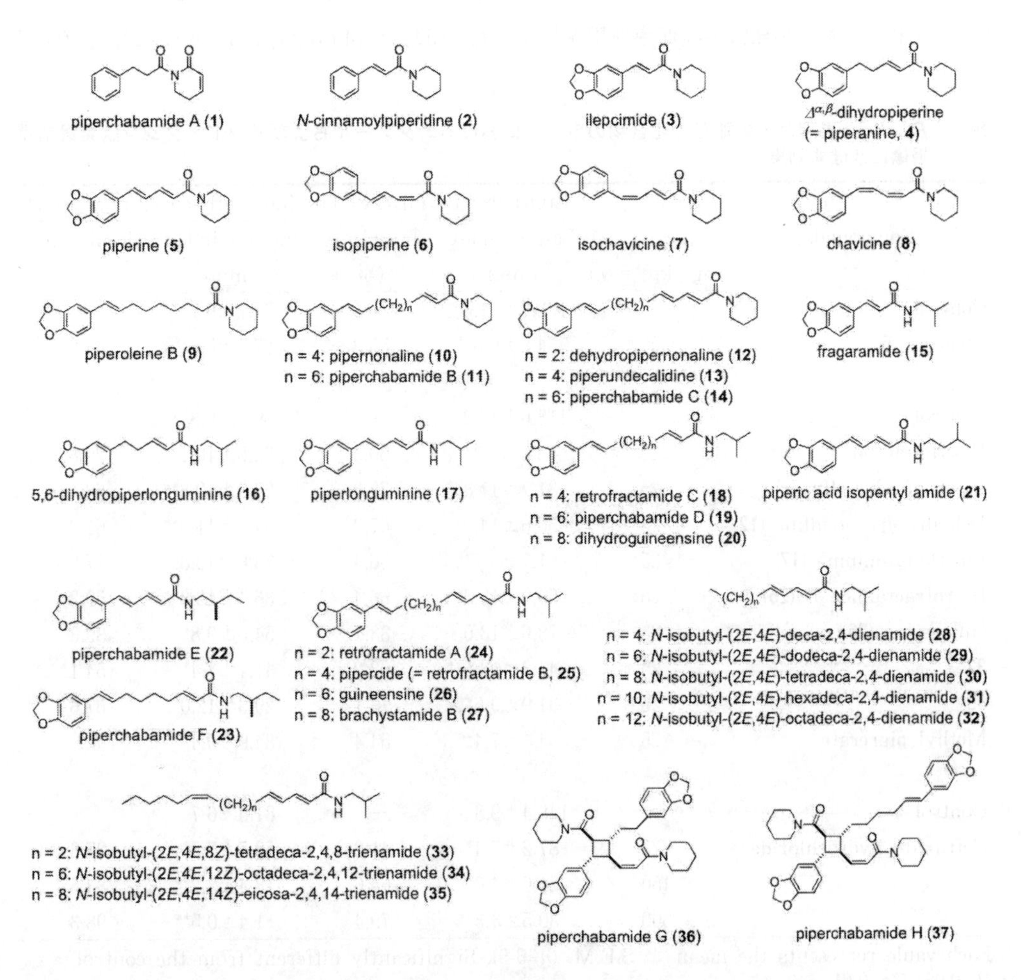

図1　*P. chaba*果実から得られた酸アミド成分（1-37）の化学構造

いられるほかに，強壮や抗炎症作用とみなされる薬効が伝承されている。

筆者らは，タイ産ジャワナガコショウのエキスにラットでのエタノールおよびインドメタシン誘発胃粘膜損傷の抑制作用，マウスでのD-ガラクトサミン（D-GalN）とリポ多糖（LPS）誘発肝障害に対する抑制作用を見出し，活性成分としてpiperine (**5**) などの既知酸アミド類の他に新規酸アミド類piperchabamide A-H（**1, 11, 14, 19, 22, 23, 36, 37**）を単離し，それらの化学構造を明らかにした（図1）[10~12]。さらに，piperlonguminine (**17**) やretrofractamide A (**24**) などに脂肪前駆細胞3T3-L1の脂肪細胞への分化促進やアディポネクチン分泌促進作用などのPPARγアゴニスト様活性を見出したので[13]，以下にそれらの詳細を述べる。

4.1 胃粘膜保護作用[10]

ジャワナガコショウ（*P. chaba*）の果実の80％含水アセトン抽出エキスに強いエタノールおよびインドメタシン誘発胃粘膜保護作用を見出した（ED_{50} = 14 mg/kg，12 mg/kg）。含有成分

表1 *P. chaba*果実から単離した化合物のラットにおけるエタノールおよびインドメタシン誘発胃粘膜損傷に及ぼす効果

Compounds	Dose (mg/kg, p.o.)	EtOH (99.5%, 5 mL/kg), 1 h Lesion Index (mm)	EtOH (99.5%, 5 mL/kg), 1 h Inhibition (%)	Indomethacin (20 mg/kg), 4 h Lesion Index (mm)	Indomethacin (20 mg/kg), 4 h Inhibition (%)
Control	–	122.6±11.3	–	77.1±6.7	–
Piperine (**5**)	25	54.8±6.3**	55.3	27.3±5.6**	64.6
Control	–	118.6±16.2	–	89.5±9.8	–
Piperanine (**4**)	25	58.2±9.8**	50.9	62.8±10.1	29.8
Pipernonaline (**10**)	25	31.7±11.8**	73.3	28.3±10.8**	68.4
Dehydropipernonaline (**12**)	25	50.6±14.2**	57.3	34.1±11.0**	61.9
Piperlonguminine (**17**)	25	51.7±9.7**	56.4	73.6±12.8	17.8
Retrofractamide B (**25**)	25	39.9±13.3**	66.4	36.4±12.8**	59.3
Guineesine (**26**)	25	78.6±13.0	33.7	54.3±9.8*	39.3
32	25	44.8±13.5**	62.2	41.1±7.4**	54.1
35	25	31.9±9.6**	73.1	29.0±12.0**	67.6
Methyl piprerate	25	54.1±7.4**	54.4	84.9±9.4	5.1
Control	–	148.4±9.8	–	81.3±6.7	–
Cetraxate hydrochloride	75	87.2±7.4*	41.2	58.7±7.5*	27.8
	150	51.0±4.0*	65.6	13.4±3.2**	83.5
	300	30.5±8.3**	79.4	1.4±0.5**	98.3

Each vaule represents the mean ± S.E.M. (n=6-9). Significantly different from the control, *p<0.05, **p<0.01.

表2　ラットにおける数種の辛味成分の胃粘膜保護作用（ED_{50} mg/kg, p.o.）[a]

	Ethanol (99.5%)	Ammonia (1%)	Aspirin (150 mg/kg)	Indomethacin (20 mg/kg)	HCl (0.6 M)	Gastric Secretion
Piperine[10,14]	24	37	39	36	>100[b]	>100[b]
Capsaicin[14,15]	3.2	26	0.60	10	>50	>20
Polygodial[15]	0.029	0.067	0.38	>0.2[b]	0.26	>5.0
1'*S*-1'-Acetoxychavicol acetate[16]	0.61	0.61	0.69	>5.0	0.73	>5.0
Allyl isothiocyanate[14]	1.6	1.7	6.5	>20[b]	2.2	>10
Omerprazole[14,15]	10	>20[b]	4.1	3.2	40	15
Cetraxate hydrochloride[10]	96	99	>300	97	138	-

a) 50%有効用量（ED_{50}値）は文献10，14～16から引用した。
b) 一部抑制

を精査し，活性成分を探索したところ，piperine（**5**，収率2.84％）をはじめとする化合物にエタノールまたはインドメタシン誘発胃粘膜保護作用が認められた（表1）。主要成分piperine（**5**）について，種々の胃粘膜損傷モデルについて検討したところ，0.6 M HCl誘発胃粘膜損傷には弱い抑制作用しか示さなかったが，アンモニア，アスピリンおよびインドメタシン誘発胃粘膜損傷に対して有意な抑制作用を示した（表2）[14]。また，マウスを用いた水浸拘束（15℃，4 h）ストレス誘発胃粘膜損傷に対しても抑制作用を示した（ED_{50} = 33 mg/kg）。

Piperine（**5**）の胃粘膜保護作用は，capsaisinと同様に胃粘膜におけるTRPV 1刺激による防御機構の活性化が推定されているが，異なる胃粘膜損傷モデルにおいてcapsaicinとは作用様式が完全に一致していないこと（表2），retrofractamide B（**25**）のように5に比べてTRPV 1アゴニスト活性の弱いと報告されているアミド類[5]でも同様の抑制作用を示すことから，TRPV 1刺激以外のメカニズムの存在が示唆される。

4.2　D-ガラクトサミン/リポ多糖誘発肝障害抑制作用[11]

*P. chaba*果実の80％含水アセトン抽出エキスにD-ガラクトサミン（D-GalN）/リポ多糖（LPS）誘発マウス肝障害モデルに対する抑制作用を検討したところ，血清トランスアミナーゼ活性の上昇に対する用量依存的な抑制作用が認められた（図2）。

D-GalN/LPS誘発マウス肝障害モデルの発症機序として，D-GalNによってTNF-αに対する感受性が増した肝細胞にLPSで活性化されたクッパー細胞などから産生されるTNF-αが作用することによって肝細胞にアポトーシスが誘導されるためと考えられている。そこで主な単離成分について，*in vitro*試験として，マウス腹腔マクロファージを用い，LPS刺激による活性化の指標としてNO産生に及ぼす抑制作用について検討したところ，ほとんどの化合物において

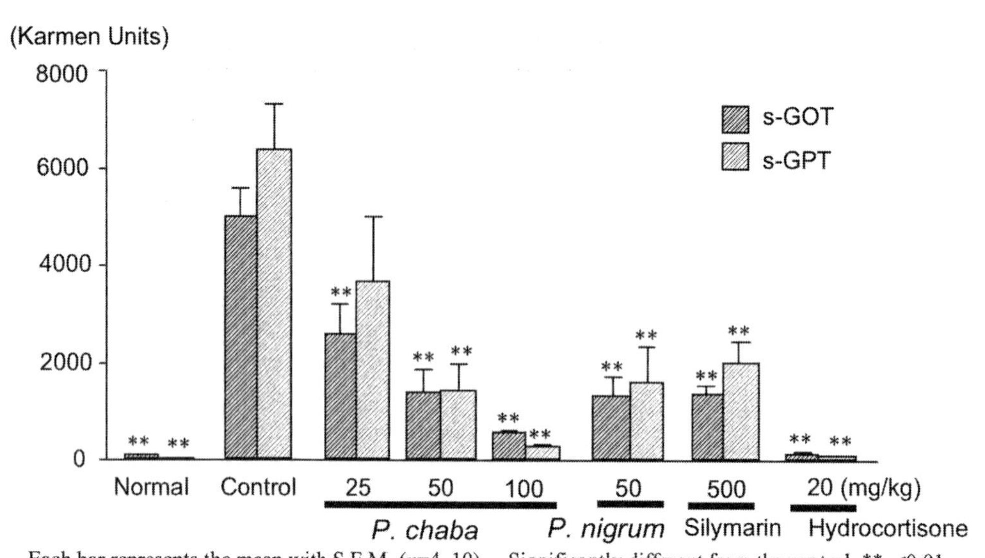

Each bar represents the mean with S.E.M. (n=4–10). Significantly different from the control. **p<0.01.

図2 D-GalN/LPS-誘発急性肝障害に及ぼす *P. chaba* および *P. nigrum* 果実エキスの効果

強い抑制作用は認められなかった。一方，TNF-α存在下における D-GalN 誘発肝細胞毒性に対する作用を検討したところ，piperchabamide B (**11**) [3 M での抑制率：63 ± 6 %] および D (**19**) (57 ± 3 %) をはじめ piperlonguminine (**17**, 50 ± 6 %) および retrofractamide B (**25**, 54 ± 4 %) に強い活性が認められた（表3）。最も高収率で得られた piperine (**5**) においても比較的強い活性が認められ（10 μM での抑制率：46 ± 4 %），*in vivo* 試験においても 5 mg/kg の経口投与において有意な抑制作用が認められたことから，その作用機序について検討した。

まず TNF-αの産生や遊離に対する作用を明らかにする目的で，マウスに D-GalN/LPS を投与 1.5 時間後の血清中 TNF-α濃度を測定した。その結果，血清中 TNF-αの濃度に有意な抑制作用は認められなかった（図3）。*in vitro* 試験で腹腔マクロファージの NO 産生に対して抑制作用を示さなかったこととあわせて考察すると，piperine (**5**) は hydrocortisone と異なり，クッパー細胞やマクロファージの活性化を抑制しないことが推察された。一方，*in vitro* 試験で D-GalN/TNF-αによる肝細胞死を抑制したが，D-GalN のみによる障害に対しては抑制活性を示さなかった。さらに，TNF-αに感受性の高い L 929 細胞を用いて TNF-α誘発細胞死に対する作用を検討したところ，TNF-αによる作用を濃度依存的に抑制することが判明した。これらの結果から，D-GalN/LPS 誘発肝障害モデルにおいて piperine (**5**) は D-GalN で障害を受けた肝細胞における TNF-αによる細胞死を抑制することにより，肝保護作用を発現させていることが推察される（図4）[11]。

表3　*P. chaba* 含有成分の D-GalN/TNF-α誘発肝細胞死に対する抑制作用

		D-GalN (1 mM) and TNF-α (20 ng/mL), 20 h				
Compounds	Conc.	0 μM	1 μM	3 μM	10 μM	30 μM
Inhibition (%)						
Piperchabamide A (**1**)		0±4	-	29±1**	32±2**	70±7**
Piperanine (**4**)		0±2	-	31±5*	50±2**	53±2**
Piperine (**5**)		0±3	-	23±5**	46±4**	68±3**
Piperoleine B (**9**)		0±10	20±3*	29±3**	33±1**	64±7**
Pipernonaline (**10**)		0±4	-	17±6	31±3**	48±2**
Piperchabamide B (**11**)		0±2	-	63±6**	74±3**	78±5**
Piperundecalidine (**13**)		0±2	27±6*	40±3**	49±8**	58±5**
Piperchabamide C (**14**)		0±3	-	42±5**	52±1**	68±5**
5,6-Dihydropiperlonguminine (**16**)		0±6	34±12	43±9*	43±5**	66±6**
Piperlonguminine (**17**)		0±6	27±4	50±6**	54±6*	66±3**
Retrofractamide C (**18**)		0±3	30±13	51±2**	31±6**	37±2**
Piperchabamide D (**19**)		0±1	-	57±3**	77±3**	37±4**
Piperchabamide E (**22**)		0±2	-	34±2**	71±2**	98±6**
Retrofractamide A (**24**)		0±3	-	32±5**	35±5**	60±5**
Retrofractamide B (**25**)		0±3	32±5	54±4**	51±3**	26±2**,a)
Guineensine (**26**)		0±2	-	26±2**	33±3**	12±1**,a)
Brachstamide B (**27**)		0±3	-	22±3**	11±2*	-6±2
N-Isobutyl-(2*E*,4*E*)-deca-2,4-dienamide (**28**)		0±7	-	19±3*	25±3**	42±3**
N-Isobutyl-(2*E*,4*E*)-dodeca-2,4-dienamide (**29**)		0±3	12±2	21±3**	31±6**	44±4**
N-Isobutyl-(2*E*,4*E*)-octadeca-2,4-dienamide (**32**)		0±5	15±10	37±2**	41±1**	43±5**
N-Isobutyl-(2*E*,4*E*,14*Z*)-eicosa-2,4,14-trienamide (**35**)		0±4	10±5	3±2	19±12	27±6
Piperchabamide G (**36**)		0±1	-	43±6**	104±4**	-
Piperchabamide H (**37**)		0±5	-	24±3**	42±3**	118±4**
Piperonal		0±4	-	20±1**	23±5**	39±2**
Methyl piperate		0±2	-	18±3	29±2**	21±5
Silybin		0±2	11±9	19±6	37±5**	93±4**

Hepatocytes were isolated from male ddY mice (35-38 g) by collagenase perfusion method. The cell suspension of 4×10^4 cells in 100 mL William's E medium containing fetal calf serum (FCS, 10%), penicillin (100 units/mL), and streptomycin (100 μg/mL) was inoculated in a 96-well tissue culture plate, and pre-cultured for 4 h at 37℃ under a 5% CO_2 atmosphere. The medium was exchanged with a fresh medium containing with D-GalN (1 mM) and TNF-α (20 ng/mL) with or without a test sample. After incubation for 20 h, viability of the cells was assessed by the MTT colorimetric assay. Each value represents the mean±S.E.M. (n=4). Significantly different from each control, *p<0.05, **p<0.01. a) Cytotoxic effect was observed.

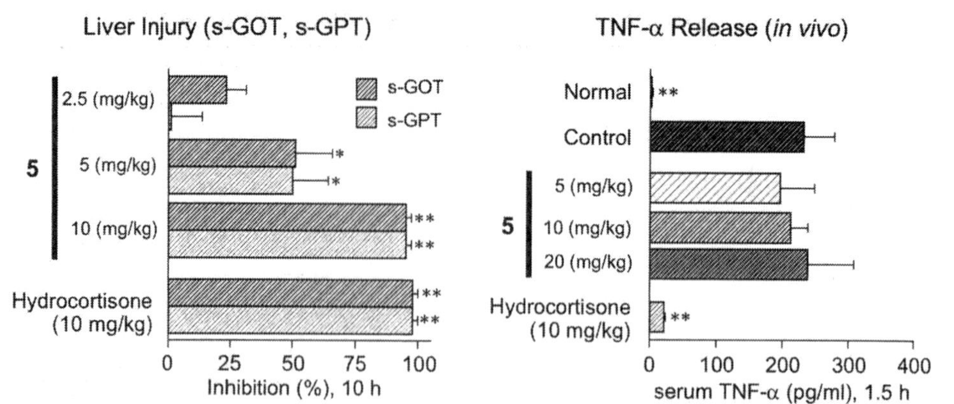

Each bar represents the mean with S.E.M. (n=4–8). Significantly different from the control. *p<.0.5, **p<0.01.

図3 D-GalN/LPS 誘発肝障害マウスにおける血清トランスアミナーゼ活性および TNF-α 濃度に及ぼす Piperine (5) の効果

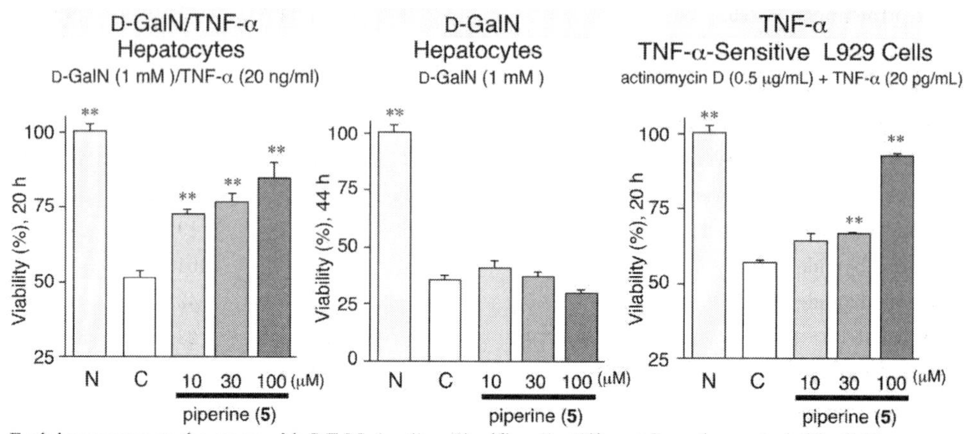

Each bar represents the mean with S.E.M. (n=4). Significantly different from the control, **p<0.01.

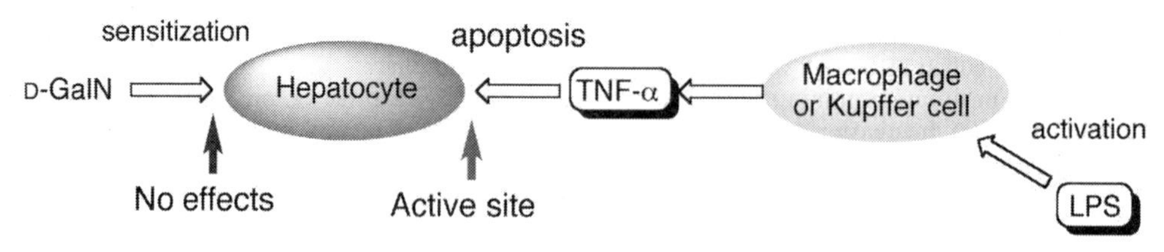

図4 マウス初代培養肝細胞における D-GalN/TNF-α および D-GalN 誘発肝細胞死に及ぼす Piperine (**5**) の効果と D-GalN/LPS 誘発肝障害モデルにおける作用部位

4.3 PPARγアゴニスト様活性[13)]

近年，生活習慣の欧米化に伴い，高血圧，高脂血症，糖尿病に代表される生活習慣病の患者数の増加が問題となっている。糖尿病治療薬のうち，インスリン抵抗性改善薬として知られているpioglitazoneなどのチアゾリジン誘導体は核内受容体PPARγの強力なアゴニストで，主に脂肪細胞におけるPPARγに作用することによってインスリン抵抗性を改善すると考えられている。特に，血中アディポネクチン濃度を上昇させ，これが糖代謝異常の改善に繋がっていることが明らかとなっている。私たちは，PPARγアゴニストが脂肪前駆細胞3T3-L1の脂肪細胞への分化を促進しアディポネクチンの産生を増加させることに着目し，天然薬物を素材とした抗糖尿病物質の探索を進めてきた[17)]。

最近，辛味成分であるallyl isothiocyanate, zingerone, curcuminなどが，3T3-L1細胞におけるTNF-αや一酸化窒素といった炎症誘発性物質の産生を抑制し，単球走化性因子であるMCP-1の遊離を有意に抑制することが報告されている[18)]。また，TRPV1アゴニストとしてよ

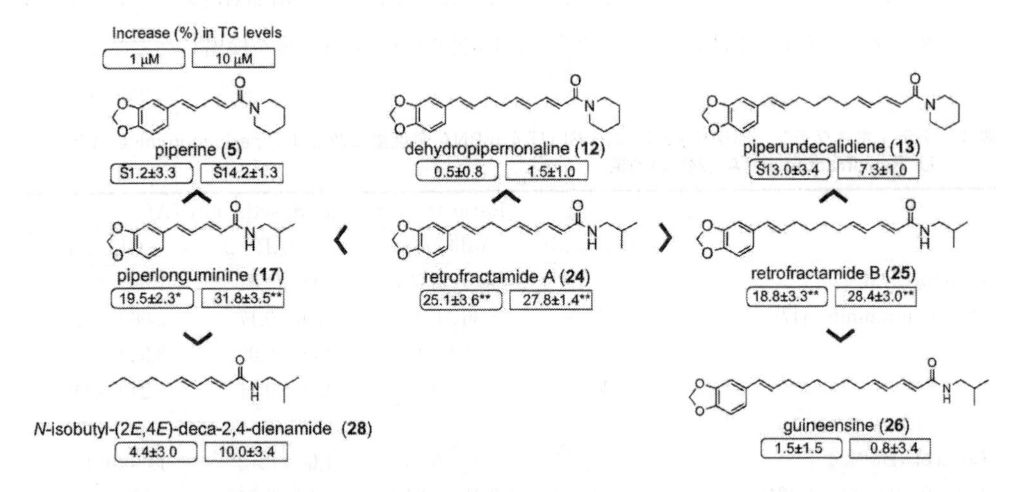

図5　3T3-L1細胞における *P. chaba* 果実含有成分の細胞内TG量に及ぼす効果

Murine 3T3-L1 cells [Health Science Research Resources Bank (Osaka, Japan)] (5.0×10^4 cells/well) in DMEM supplemented with 10% FCS were seeded into the 48-well multiplate. After 24 h, the differentiation was induced by changing the medium to a differentiation medium [DMEM (high glucose) supplemented with 10% FCS, 1 μM dexamethasone, 0.5 mM 3-isobutyl-1-methylxanthine, 5 μg/mL insulin]. After 3 d, the differentiation medium was replaced with a maintenance medium [DMEM (high glucose) supplemented with 10% FCS and 5 μg/mL insulin]. After 4 d (on day 8), the medium was removed and H_2O (200 μL/well) was added to each well, and then the cells were sonicated. The triglyceride (TG) level in the sonicate was determined by a commercial kit (Triglyceride E-test Wako). Test compound dissolved in DMSO was added to the differentiation and maintenance media (final DMSO conc. was 0.1%). Values represent the means ±S.E.M. of % increase in TG levels (*n*=4). Significantly different from the control group, *$p<0.05$, **$p<0.01$.

く知られている capsaicin は，3T3-L1細胞の脂肪蓄積を妨げる一方，アディポネクチンの発現を促進すると報告されている[19]。

しかし，同じく TRPV1アゴニストとして知られる piperine (**5**)[4, 5]とその類縁体については明らかにされていなかった。そこで，*P. chaba* に含まれるアミド化合物の3T3-L1細胞に及ぼす影響を探る目的で，細胞内の中性脂質（TG）の蓄積を分化の指標として検討した。単離した成分21種について検討した結果，主成分 piperine (**5**) およびピペリジン構造を有するアミド類には活性が認められなかったが，3,4-methylenedioxyphenyl 基と *N*-isobutyl 基から構成されるアミド類のうち，piperlonguminine (**17**)，retrofractamide A (**24**)，B (**25**) は細胞内 TG 量を濃度依存的に増加させた（図5）。

次に，**17** および **24** についてメディウム中のアディポネクチン濃度，^{3}H-2-deoxyglucose の取り込み量を検討したところ，いずれにおいても濃度依存的な促進が見られた。また，**17** および **24** は troglitazone と同様にアディポネクチン mRNA および GLUT4 mRNA の発現を増加させた。一方，troglitazone とは異なり，PPARγ2 mRNA の発現の増加も認められた（表4）。ウエスタンブロッティング法によって，3T3-L1細胞内のタンパク量を検出したところ，**17** お

表4　アディポネクチン，PPARγ2 および GLUT4 mRNA 発現量に及ぼす Piperlonguminine (17) および Retrofractamide A (24) の効果

		Ratio (target gene/β-actin mRNA) (on day 8)		
	Conc. (μM)	Adiponectin	PPARγ2	GLUT4
Control (DMSO)	—	1.00±0.09	1.00±0.07	1.00±0.04
Piperlonguminine (**17**)	3	1.36±0.24	1.36±0.17	2.06±0.31
	10	1.51±0.13	1.50±0.05**	3.32±0.17**
	30	1.71±0.17*	1.53±0.11**	4.24±0.44**
Control (DMSO)	—	1.00±0.15	1.00±0.12	1.00±0.15
Retrofractamide A (**24**)	3	2.01±0.04**	1.16±0.06	2.00±0.20
	10	2.52±0.22**	1.16±0.07	2.10±0.17
	30	2.39±0.05**	1.66±0.15**	3.45±0.30**
Troglitazone	3	2.79±0.07**	0.70±0.04	6.55±1.00**

3T3-L1 cells (1.0 × 10^{6} cells/well) in DMEM supplemented with 10% FCS were seeded into a 6-well multiplate. After the initial differentiation, the medium was replaced with the maintenance medium. After 4 d (on day 8), the total RNA was extracted using an RNeasy™ Mini Kit (Qiagen) according to the manufacturer's instructions. The total RNA was reverse transcribed to cDNA using an iScript cDNA Synthesis Kit (Bio-Rad). Then a real time PCR was carried out on a MiniOpticon real-time machine (Bio-Rad) using an iQ SYBR™ Green Supermix Kit (Bio-Rad). Test compound dissolved in DMSO was added to the differentiation and maintenance media (final DMSO conc. was 0.1%). Values represent the means±S.E.M. (n=3). Significantly different from the control group, *p<0.05, **p<0.01.

よび **24** は細胞内，細胞膜上のどちらにおいても GLUT 4 量を増加させた。また，遺伝子発現パターンが troglitazone と異なることから Nuclear Receptor Cofactor Assay 法を用いて受容体レベルでのアゴニスト活性を検討したところ，**17** および **24** はいずれもアゴニスト活性を示さなかった[13]。これらの結果から，**17** および **24** は抗糖尿病薬開発において，PPAR γ 受容体に対する直接作用はほとんど認められないにもかかわらず，PPAR γ アゴニスト様活性を示す新規シード化合物として有望と思われる。今後，*in vivo* での効果や標的部位の解明が望まれる。

以上の実験結果はジャワナガコショウの健胃，抗炎症作用および強壮作用の少なくとも一部を裏付けるものといえる。

5　カバ（カバカバ）

カバはコショウ科のカバ（*P. methysticum*，別名：Kava，Kava-kava）の全草で，原産地は，南太平洋諸島といわれ，熱帯各地に自生し，または栽培されている。非耐寒性の直立茎の低木で，高さ 1.5 ～ 3 m，太い根茎と多肉質の茎を持つ。カバの根から造られた非アルコール飲料は，南太平洋諸島の様々な儀式で重要な役割を演じていた。この飲料は，根を噛み砕いて水につけたものをココナッツミルクで割ったもので，飲むと最初は口の中が麻痺し，続いて気分がよくなり平穏な状態になる。

18 世紀後半に探検家ジェームズ・クックがこの植物を世界に紹介してから，その活性についての研究が始まった。19 世紀後半に至り，カバ飲料の中枢神経をリラックスさせる成分と薬理についての研究が報告されたため，ヨーロッパ，アメリカでサプリメントとして普及し，鎮静や不安・不眠の軽減に利用されている。

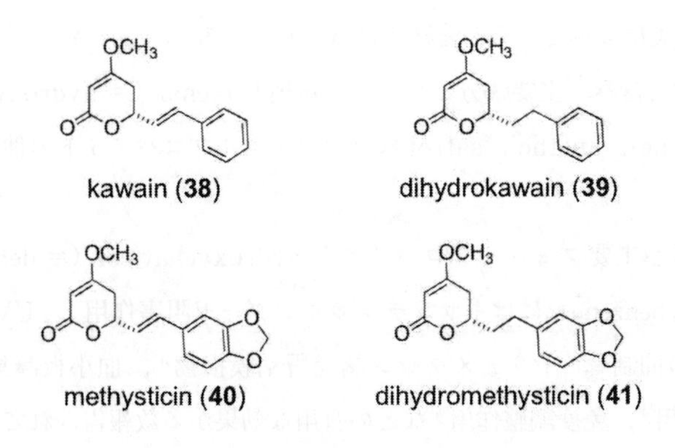

図6　カバ含有成分（38-41）の化学構造

1999年以降，カバと肝毒性の関連がとりあげられ，現在，日本でも医薬品に区分されているが[20]，米国ではサプリメントとして市販されており，鎮静・不安・不眠，喘息，リウマチ，淋病，尿道炎の軽減を目的に用いられている。また，カバラクトン含量が規格値として設けられている場合が多い。

主要成分としてカバラクトン類［kawain (**38**)，dihydrokawain (**39**)，methysticin (**40**)，dihydromethysticin (**41**) など］（図6）を含み[21]，鎮静作用[22]，抗痙攣作用[23]，虚血時の脳保護作用[24]，抗不安作用[25]，P糖蛋白質の阻害や *in vitro* でのCYP阻害[26]などが報告されている。カバと肝毒性の関連性については多くの研究報告がなされているが，それらの研究成果に対する評価に疑問が呈され，未だ結論が出ていない。カバと肝毒性の関係の正しい評価のもと，カバの利用の可能性について再検討が期待されている[27]。

6　キンマ葉

キンマ（*Piper betle* L.）は蔓性の常緑多年草で，ハート型のつやのある葉を薬用とする。中国では「蒟醤葉」と称し，殺虫，かゆみ止め，歯痛，咳嗽，やけどの治療などに用いられてきた。

東南アジアや南アジアでは，檳榔子と石灰をキンマの葉で包んだものを咀嚼性嗜好品として常用されている（betel chewing，キンマ噛み)。この嗜好品は，石灰を含んでいるため赤くなった唾液と共に歯にこびりつき，歯が褐色に変色する。また，常習によってあごに変形をきたす。最近ではキンマ噛みを行うことにより口腔がんが発生しやすくなることも報告されているが，これらの副作用はキンマよりも主にビンロウジによるものとの報告がある。このように豊かな文化を生み出したキンマであるが，一方でキンマ噛みは歯が褐色に着色することや，噛んで嗜んでいるときに赤い唾液を吐き出すことから不潔な習慣ともみなされ，また，口腔がんの発生する確率が高くなるという現実によって，その愛好者は減少している[28]。

キンマの葉は精油を含み，主要成分としてdemethyleugenol（＝hydroxychavicol，1-allyl-3,4-dihydroxybenzene)，anethol，safrolなどのフェニルプロパノイドの他，1,8-cineolなどのテルペン類を含む。

キンマ葉のエキスや主要フェニルプロパノイドhydroxychavicol（＝demethyleugenol，1-allyl-3,4-dihydroxybenzene）にはキサンチンオキシダーゼ阻害作用[29]，UV照射によって誘発される脂質過酸化の抑制[30]，インドメタシン誘発胃粘膜損傷[31]，血小板凝集抑制[32]，抗酸化作用[33]，放射線防護作用[34]，免疫調整作用[35]などの有用な効果が多数報告されている。

7　おわりに

以上，コショウ，ナガコショウ，カバおよびキンマ葉の生体機能や機能成分について述べたが，コショウ属植物には *P. boehmeriaefolium*，*P. cubeba*，*P. futo-kadura*，*P. hainanse*，*P. puberulum*，*P. sarmentosum* など薬用として用いられるものが数多くあり[36]，それらの生体機能や機能成分について次第に明らかになりつつある。

文　献

1）吉川雅之，食品と科学，**48**(1)，25-27（2006）
2）a）Srinivasan K., *Crit. Rev. Food Sci. Nutr.*, **47**(8), 735-748（2007）；b）Westerterp-Plantenga M., Diepvens K., Joosen A.M., Berube-Parent S., Tremblay A., *Physiol. Behav.*, **89**(1), 85-91（2006）
3）伊東秀之，浦上財団研究報告書，**16**，165-171（2008）
4）McNamara F.N., Randall A., Gunthorpe M.J., *Br. J. Pharmacol.*, **144**(6), 781-790（2005）
5）Okumura Y., Narukawa M., Iwasaki Y., Ishikawa A., Matsuda H., Yoshikawa M., Watanabe T., *Biosci. Biotechnol. Biochem.*, **74**(5), 1068-1072（2010）
6）Okumura Y., Narukawa M., Watanabe T., *Biosci. Biotechnol. Biochem.*, **74**(8), 1545-1549（2010）
7）a）海老原孝枝，海老原覚，*Aroma Res.*, **9**(3)，252-256（2008）；b）大類孝，海老原覚，海老原孝枝ら，呼吸，**28**(3)，250-254（2009）
8）a）Matsuda H., Kawaguchi Y., Yamazaki M., Hirata N., Naruto S., Asanuma Y., Kaihatsu T., Kubo M., *Biol. Pharm. Bull.*, **27**(10), 1611-1616（2004）；b）Hirata N., Tokunaga M., Naruto S., Iinuma M., Matsuda H., *Biol. Pharm. Bull.*, **30**(12), 2402-2405（2007）；c）Hirata N., Naruto S., Inaba K., Itoh K., Tokunaga M., Iinuma M., Matsuda H., *Biol. Pharm. Bull.*, **31**(10), 1973-1976（2008）；d）松田秀秋，*Fragr. J.*, **35**(12)，41-48（2007）
9）山口泰永，*Food Style 21*, **12**(7)，32-34（2008）
10）Morikawa T., Matsuda H., Yamaguchi I., Pongpiriyadacha Y., Yoshikawa M., *Planta Med.*, **70**(2), 152-159（2004）
11）a）Matsuda H., Ninomiya K., Morikawa T., Yasuda D., Yamaguchi I., Yoshikawa M., *Bioorg. Med. Chem. Lett.*, **18**(6), 2038-2042（2008）；b）Matsuda H., Ninomiya K., Morikawa T., Yasuda D., Yamaguchi I., Yoshikawa M., *Bioorg. Med. Chem.*, **17**(20), 7313-7323（2009）

12) Morikawa T., Yamaguchi I., Matsuda H., Yoshikawa M., *Chem. Pharm. Bull.*, **57**(11), 1292-1295 (2009)
13) a) Zhang H., Matsuda H., Nakamura S., Yoshikawa M., *Bioorg. Med. Chem. Lett.*, **18**(11), 3272-3277 (2008) ; b) 松田久司, 小神雄一郎, 山下千裕, 張　海龍, 中村誠宏, 吉川雅之, ナガコショウ (*Piper chaba*, 果実) の脂肪細胞分化促進活性成分, 第3回食品薬学シンポジウム講演要旨集, pp.177-179, 2009年11月
14) Matsuda H., Ochi M., Nagatomo A., Yoshikawa M., *Eur. J. Pharmacol.*, **561**(1-3), 172-181 (2007)
15) a) Matsuda H., Pongpiriyadacha Y., Morikawa T., Kashima Y., Nakano K., Yoshikawa M., *Bioorg. Med. Chem. Lett.*, **12**(3), 477-482 (2002); b) Pongpiriyadacha Y., Matsuda H., Morikawa T., Asao Y., Yoshkawa M., *Biol. Pharm. Bull.*, **26**(5), 651-657 (2003)
16) Matsuda H., Pongpiriyadacha Y., Morikawa T., Ochi M., Yoshikawa M., *Eur. J. Pharmacol.*, **471**(1), 59-67 (2003)
17) a) Zhang H., Matsuda H., Kumahara A., Ito Y., Nakamura S., Yoshikawa M., *Bioorg. Med. Chem. Lett.*, **17**(17), 4972-4976 (2007) ; b) Zhang H., Matsuda H., Yamashita C., Nakamura S., Yoshikawa M., *Eur. J. Pharmacol.*, **606**(1-3), 255-261 (2009)
18) Woo H.M., Kang J.H., Kawada T., Yoo H., Sung M.K., Yu R., *Life Sci.*, **80**(10), 926-931 (2007)
19) a) Zhang L.L., Liu D.Y., Ma L.Q., Luo Z.D., Cao T.B., Zhong J., Yan Z.C., Wang L.J., Zhao Z.G., Zhu S.J., Schrader M., Thilo F., Zhu Z.M., Tepel M., *Circ. Res.*, **100**(7), 1063-1070 (2007) ; b) Hsu C.L., Yen G.C., *J. Agric. Food Chem.*, **55**(5), 1730-1736 (2007)
20) 厚生労働省医薬局長, 医薬発　第243号, 平成13年3月27日
21) Xuan T.D., Fukuta M., Wei A.C., Elzaawely A.A., Khanh T.D., Tawata S., *J. Nat. Med.*, **62**(2), 188-194 (2008)
22) Gleitz J., Beile A., Peters T., *Neuropharmacology*, **34**(9), 1133-1138 (1995)
23) Gleitz J., Friese J., Beile A., Ameri A., Peters T., *Eur. J. Pharmacol.*, **315**(1), 89-97 (1996).
24) Backhauss C., Krienglstein J., *Eur. J. Pharmacol.*, **215**(2-3), 265-269 (1992)
25) a) Voltz H.P., Kieser M., *Pharmacopsychiatry*, **30**(1), 1-5 (1997) ; b) 志村二三夫, 栄養学雑誌, **58**(4), 151-160 (2000) ; c) Mowla A., Gharebaghi R., *Altern. Anim. Test Exp.*, **12**(supplement), 107 (2007)
26) 佐藤利之, ファルマシア, **42**(4), 370-371 (2006)
27) 蛭原絹子, ファルマシア, **46**(8), 796-797 (2010)
28) Norton S.A., *J. Am. Acad. Dermatol.*, **38**(1), 81-88 (1998).
29) Murata K., Nakao K., Hirata N., Namba K., Nomi T., Kitamura Y., Moriyama K., Shintani T., Iinuma M., Matsuda H., *J. Nat. Med.*, **63**(3), 355-359 (2009)
30) Mula S., Banerjee D., Patro B.S., Bhattacharya S., Barik A., Bandyopadhyay S.K.,

Chattopadhyay S., *Bioorg. Med. Chem.*, **16**(6), 2932-2938 (2008)
31) Bhattacharya S., Banerjee D., Bauri A.K., Chattopadhyay S., Bandyopadhyay S.K., *World J. Gastroenterol.*, **13**(27), 3705-3713 (2007)
32) Chang M.C., Uang B.J., Tsai C.Y., Wu H.L., Lin B.R., Lee C.S., Chen Y.J., Chang C.H., Tsai Y.L., Kao C.J., Jeng J.H., *Br. J. Pharmacol.*, **152**(1), 73-82 (2007)
33) Rathee J.S., Patro B.S., Mula S., Gamre S., Chattopadhyay S., *J. Agric. Food Chem.* **54**(24), 9046-9054 (2006)
34) Bhattacharya S., Subramanian M., Roychowdhury S., Bauri A.K., Kamat J.P., Chattopadhyay S., Bandyopadhyay S.K., *J. Radiat. Res.*, **46**(2), 165-171 (2005)
35) Kanjwani D.G., Marathe T.P., Chiplunkar S.V., Sathaye S.S., *Scand. J. Immunol.*, **67**(6), 589-593 (2008)
36) 上海科学技術出版社，小学館編，中薬大辞典，小学館（1985）.

第12章　セリ科植物と機能

黒林淑子[*1]，武藤知衣[*2]，森光康次郎[*3]

1　はじめに

セリ科（Apiaceae または Umbelliferae）は傘状の散形花序と，互生する羽状葉を特徴とする植物で，現在では400属，3,000種以上が知られている。分布は広く世界中にわたり，自生，あるいは，人間にとって古くから有用な植物として栽培されてきた。例を挙げると，すでに古代エジプトにおいて，セロリを編みこんだ花輪を死者の弔いに用いていた様子が発見されている。聖書の中にもキャラウィやディルが栽培された記述がある。中国では，後漢の時代に書かれたとされる中国最古の薬物学書『神農本草経』にすでに当帰（トウキ），川芎（センキュウ）の記載があり，婦人・産科に効能のある重要な漢方薬素材として知られていた。日本においては，セリ（芹）は邪気をはらい万病を遠ざける春の七草の筆頭として，平安時代から現在に至るまでなじみの深い香草である。このように祭礼・呪術用に，あるいは薬草として珍重されてきた理由のひとつとして，セリ科植物には強い芳香を持つものが多く，含有される成分に種々の薬効が見いだされたことが挙げられる。現在では野菜として日常的に食される種も多くあるが，それらも香りを楽しんだり，健康にも良いものとされている[1~5)]。

セリ科の植物は葉，茎，種子，根などが野菜，ハーブ，スパイス，生薬として利用されるが，その芳香成分は植物によってさまざまである。

野菜として摂取されているセリ科の植物で最もポピュラーなものはニンジン（*Daucus carota* var. *sativus*），セロリ（*Apium graveolens* L）であろう。ニンジンは，根を食用とし，カロテンが多いため抗酸化能，ビタミンA源として健康に良い野菜であるとされている。匂い成分として2-*sec*-butyl-3-methoxypyrazine，β-iononeなどが含まれるが[6)]，この匂いを嫌う子供も多いようである。セロリは茎・葉を野菜として，また煮込み調理時の香り付けに用いられる。強い特徴的な匂いがあるが，これは図1に示すような butylphthalide (**1**)，sedanenolide (**2**)，

＊1　Yoshiko Kurobayashi　長谷川香料㈱　技術研究所　第2部長

＊2　Chie Muto　神奈川工科大学　応用バイオ科学部　栄養生命科学科　助手

＊3　Yasujiro Morimitsu　お茶の水女子大学大学院　ライフサイエンス専攻　食物栄養科学領域　准教授

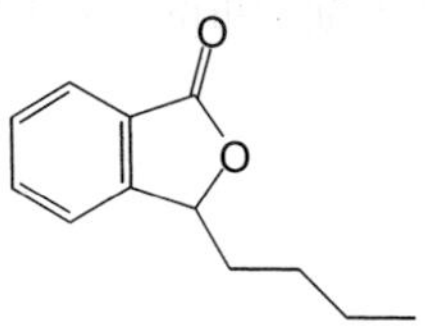

図1　セロリ中に見出されているフタリド類

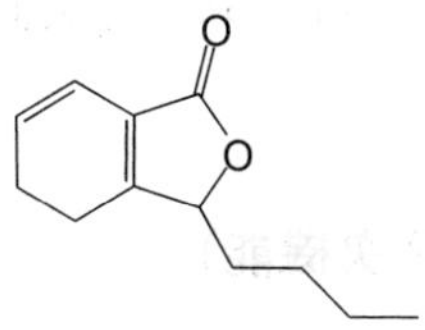

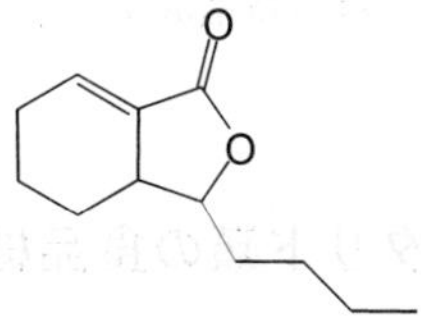

sedanolide (**3**) などのフタリド類，テルペン炭化水素類などによるものである[7]。乾燥させた種子はスパイスとして用いられる。

スパイス・ハーブとして使われているセリ科植物は多岐にわたる。コリアンダー（*Coriandrum sativum* L.）は生の葉が薬味として用いられ，中華料理ではシャンツァイ，東南アジア料理ではパクチーと呼ばれる。生の葉，未熟種子にはカメムシ様の匂いが強く感じられるが，これはテルペン類や decanal をはじめとするアルデヒド類によるものである。乾燥した種子はさわやかな柑橘様の香りがあり，各種香り付けのスパイスに用いられる他，芳香性駆風薬，健胃薬としても利用される。この匂いは主に (*S*)-linalool によるものである。クミン（*Cuminum cyminum* L.）は，乾燥種子がスパイスとして利用され，インドではカレーの香り付けに欠かせない素材のひとつとされている。薬効としては興奮，駆風作用があるといわれている。主な匂い成分は cumin aldehyde，cumin alcohol などである。アニス（*Pimpinella anisum* L.）の乾燥種子は甘い香りを賦与するスパイスとして用いられる。主な匂い成分は anethole で，他に methyl chavicol，anisaldehyde などである。フェンネル（*Anethum foeniculum* L.）も同様の甘い芳香があり，魚の匂い消しによく用いられる。主な匂い成分はアニス同様 anethole であり，他に fenchone，methyl chavicol などである。両者とも駆風，刺激作用の薬効があるといわれている[1~4]。

セリ科の代表的な生薬としてトウキ，センキュウなどがある。トウキ（*Angelica sinensis* Diels）は乾燥させた根を生薬として用いる。成分として ligustilide，butylidenephthalide，cunidilide，butylphthalide などのフタリド骨格を持つ匂い成分，scopoletin，bergapten，imperatorin などのクマリン類，β-sitosterol，ニコチン酸，葉酸などが報告されている。薬効として中枢抑制，解熱，血小板凝集抑制作用，鎮痛，免疫賦活作用などが知られている。日本の当帰は中国種とは異なる *Angelica acutiloba* Kitagawa という品種である。これは中国から当帰が伝わった後，日本で自生する類似の品種を探した結果である。センキュウ（*Ligusticum chuanxiong* Hort）の主な成分は当帰と同じく ligustilide，cnidilide，butylidenephthalide などのフタリド類で，中枢神経関与，呼吸興奮，血圧上昇等の効果が知られている。日本のセンキュウは中国から移植したといわれる *Cnidium officinale* Makino である[5]。

次に，セリ科の特徴成分であるフタリド類について比較的新しい研究事例を挙げる。

2　フタリド類の食品機能（2次機能）

フタリド類はセロリ，トウキ，センキュウなどのセリ科植物の香気の主体をなし，上述のような効果を有する生理活性物質であるが，同時に特にセロリにおいて調理時に「おいしさ」を賦与するという食品としての機能がある。

セロリは，生でサラダなどに供されるだけではなく，西洋煮込み調理などに，他の香辛野菜（タマネギ，ニンジン，カブ等）と共に用いると風味を増強し，おいしさが増すことが経験的に知られている。特にコンソメ，ブイヨンなどスープの調理の際には，少量でも必須の素材といわれている。以下にセロリのスープ調理時の風味増強効果への関与を，官能評価の手法を用いた例について示す[8]。

風味の増強とはコクが増加したと言い換えられる。コクはスープだけでなく，コーヒー，ワイン，乳等さまざまな食品を評価する言葉で，明確な定義をすることが難しい概念であるが，解釈の1つとして，コクとはその食品の持つ味の深み，広がりという空間的要素，継続（持続性）という時間的要素に調和の要素が加わった時に感じる味であるということがいえる。そこで，コクを「厚み，深み」，「インパクトのある」，「まとまりがある」，「持続性がある」，「充実感がある」，「複雑である」，「すっきりしている」，「油，肉の臭みがない」，「甘味」，「塩味」，「旨味」という11種の要素に分け，その強度を評価することで，風味増強効果を確認することとした。評価に用いる試料は，セロリ成分のスープ風味への効果に注目するため，あらかじめチキンだけで調理したダシ汁（チキンブロス）に，セロリ抽出物あるいは匂い成分を評価の直前に添加するよう調製した。その際添加する量は，評価ごとに予備試験を行い，セロリであるということが認知できない濃度に調整した。評価するパネルは10名とした。

まず，セロリ成分の何がスープの風味を増強するのか確認する評価を行った。セロリの茎を水蒸気蒸留し，留出液と残渣に分け，前者を匂い画分，後者を味画分とした。評価する試料は，①何も添加していないチキンブロス，②セロリの匂い画分を添加したチキンブロス，③セロリの味画分を添加したチキンブロスの3種類で，パネルはそれらを口に含み舌の上で数秒間味わい，上述した用語ごとに強度が①に比べてどのくらい増加あるいは減少したか評点をつけた。その結果を図2に示す。コントロールの①に比べ，②匂い画分，③味画分を加えたものは，③における「まとまり」，「すっきり」，「油，肉の臭みがない」を除き，すべての用語において強度が増加した。また，その増加の度合いはほとんどの用語において②の匂い画分を加えたほうが大きくなった。すなわち，セロリの「匂い成分」がスープ調理の際に「甘味」や「旨味」と感じる感覚も含

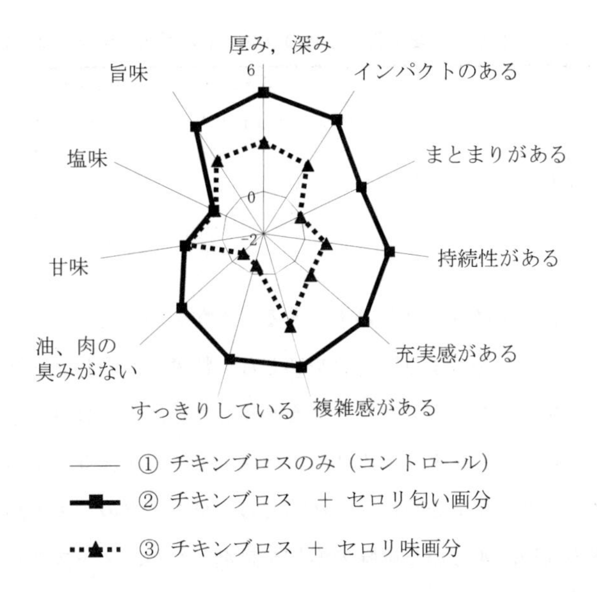

図2　チキンブロスにセロリの匂い画分，味画分を加えたときの風味変化

め複雑な風味を増強していることが分かる。

次に，チキンブロスにセロリ中の匂いの主体をなすフタリド類（butylphthalide, sedanenolide, sedanolide）をそれぞれ単独で加えて同様に評価を行った。その結果を図3に示す。3種類ともコントロールの①に比べ，すべての用語において強度が増加した。すなわち，これらのフタリド

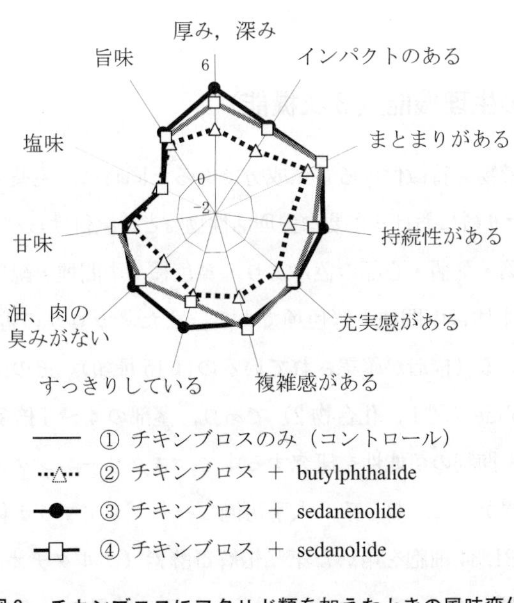

図3　チキンブロスにフタリド類を加えたときの風味変化

表1　ノーズクリップを装着した時のフタリド類添加チキンブロスの評価

	正解した人数（10人中）	
	ノーズクリップ装着しない	ノーズクリップ装着
butylphthalide	6	1
sedanenolide	9	1
sedanolide	9	1

類は単独でもスープの風味を増強させる効果があることが分かった。

次に，ノーズクリップで鼻をつまみ，匂いを感じない状態で，同じフタリド類を添加したチキンブロスを評価した。すなわちノーズクリップを装着した状態と，装着しない状態で上記と同じ試料を味わい，コントロールとフタリド添加が試料識別できるかどうか試験した。その結果，表1に示すように，ノーズクリップをつけない状態では，ほとんどのパネルがコントロールとフタリド添加試料の風味の違い，すなわち風味の増加を識別したが，ノーズクリップを装着し匂いを遮断した状態で味わうと両者を識別できないことが分かった。このことはフタリド自体には味覚刺激作用は持たないことを示している。この場合，フタリドはセロリとは感じない濃度であっても，口の中で揮発して喉から鼻に抜けて（レトロネーザルに）嗅覚を刺激することによって，「甘味」，「旨味」などの味と感じる感覚を含む複雑な風味を増強する効果があることを意味している。

これはスパイス・ハーブが，食品においしさを賦与するという重要な機能を有する一例といえる。

3　フタリド類の生理機能（3次機能）

フタリド類はセリ科植物を特徴付ける香気成分であると同時に，生薬やハーブとしての利用歴と長い研究歴の中で，セリ科における主要な生理活性物質と位置付けられている。一方，食用ハーブとしてのセロリは，葉・葉柄・心部の色により，黄色種・中間種・緑色種・赤色種・白色種に大別され，現在栽培の主体は中間種と緑色種である。また，セロリの香気成分は，17種類のフタリド類が報告されている（構造が確認されているのは15種類）。その中でも，セロリ葉部中に最も多いのはsedanenolide（図1，化合物**2**）であり，茎部の4～5倍多く含んでいた。

食用野菜による発がん抑制の可能性を研究する中で，スクリーニングスタート当初はセリ科植物を特別視することはなかった。むしろ，入手可能なハーブやアブラナ科野菜のスプラウトやベビーリーフについて，RL 34細胞を用いた第二相解毒酵素（グルタチオン S-トランスフェラーゼ：GST）誘導能を指標にスクリーニングを行った。その結果，セロリに極めて高い誘導活性を認めた。セロリにはアブラナ科野菜で知られるイソチオシアネート類が含まれていないことから，新たなタイプのGST誘導物質を含んでいることが推察され，セロリ（品種：ミニホワイト）の大量抽出を行った。最終的に，主たるGST誘導物質は前述の3種類のフタリド類であることが同定され，特にsedanenolide（**2**）であることが明らかとなった。また，セロリシード中の主要なフタリド類でもある3-butyl phthalide（**1**）とsedanolide（**3**）がGST誘導活性を示すことは，すでに報告されている。これ以外にも，セロリシードからの精油利用の歴史は欧州で特に長く，民間伝承薬的な利用のみならず，現在でもセロリシード油が薬用として容易に入手可能である。その生理機能として報告されているものは，抗酸化活性，HDLコレステロール増加効果，胃がん抑制効果（動物実験レベル）などがある[9~12]。

セロリにはさまざまな栽培品種があるため，品種間でのGST誘導活性の比較を行った。セロリグリーン（緑色種），ミニホワイト（白色種），トップセラー（緑色種）の3種類を用いて各抽出物を調べた結果，どの酢酸エチル抽出物にも誘導活性が認められた。3品種間のGST誘導活性を比較すると，トップセラーの誘導活性はやや低かったが，セロリグリーンとミニホワイトはコントロールの1.5倍という高い誘導活性を示した。このこととTLC分析やHPLC分析等によるフタリド類の確認より，セロリグリーンとミニホワイト中には，sedanenolide（**2**）含量が同様に高いことが分かった。

次に，セロリーベビーリーフ中の第二相解毒酵素誘導物質（sedanenolide）が，*in vivo* においてもGSTを誘導するかどうか，ICRマウス5週齢の雌を用いて調べた。試料の投与は，［I］ジクロロメタン抽出物のゾンデ投与と［II］粉エサ（AIN－93）への凍結乾燥物混合による自由経口摂取の2つの方法でそれぞれ実験を行った。コントロールと対象には，市販のレタスとブロッコリーをそれぞれ用いた。試料については，単独のもの（B：レタス，C：ブロッコリー，E：セロリ）と実際の市販ミックス状態でのベビーリーフ商品を模して，モデル市販ミックス（D：SB），これにセロリをミックスしたもの（F：セルリーMIX）とコントロール（A）を加え全部で6種類の試料を準備した。各試料の投与量は，ジクロロメタン抽出物のゾンデが200μg/50μL-oil/day/匹で3日間，粉エサには重量で1％になるように各凍結乾燥物を加えて混合し，約3週間投与した。両実験とも体重変化や肝重量の変化や影響は認められなかった。

［I］のジクロロメタン抽出物のゾンデ投与の結果は，セロリ及びブロッコリーがコントロール及びレタス（ネガティブコントロール）よりも有意に肝臓でのGST誘導活性を示した。セロリとブロッコリー間には有意差がなかった。一方，［II］粉エサへの凍結乾燥物混合による自由経口摂取の結果は，セロリとセロリMIXのみがコントロール及びレタス（ネガティブコントロール）よりも有意に肝臓でのGST誘導活性を示した（図4）。ここでは，ブロッコリーとコントロールの間に有意差が見られなかった。これは，セロリのフタリド類が酵素反応などを伴わずに

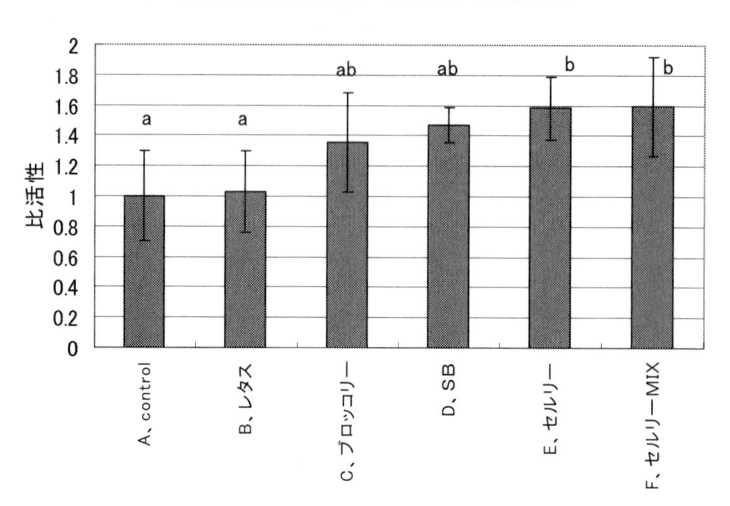

図4　[Ⅱ] 凍結乾燥物投与群の肝臓におけるGST誘導活性

通常含まれている成分であるのに対し，ブロッコリー中のスルフォラファンなどは，酵素反応によって生成してくるイソチオシアネート類であるため，ジクロロメタン抽出物と違って凍結乾燥物では吸収効率が悪くなったことが原因と推察された。また，セロリとセロリMIXの間で誘導活性に大きな差がなかった。1％の中のセロリ含量比は，セロリ：セロリMIX＝1：0.25となるにも関わらず，1/4量でセロリMIXに強い誘導活性が見られた理由については考察中である。フタリド類の誘導機構に関しての実験もすでに進めており，第一相解毒酵素群の誘導は認められなかった。しかしながら，フタリド類の誘導には代謝物の関与が示唆されており，代謝メカニズムとGST誘導スキームに関して，今後明らかにしていきたい。

セリ科のフタリド類の生理機能の一例としてセロリを例に挙げた。毒性が認められたわけではないが，ベビーリーフや成熟体セロリの1回の摂取量は決して多くはない。今回，混合割合の低いセロリMIXの状態でもGST誘導が認められたことは，*in vitro* レベルでの濃度だけでは説明できない，別の誘導機構も関与している可能性が考えられた。スパイスとハーブの中には，セリ科植物のような薬用利用の歴史を持つものが多い。決して食べ過ぎずとも，日々の摂取の中でヒトの健康に寄与できる可能性を実証できる有用な食材であると考えている。

文　　献

1）マルカム・スチュアート，難波恒雄編著，原色百科 世界の薬用植物，エンタプライズ（1988）
2）サラー•ガーランド，福屋正修訳，ハーブ ＆ スパイス，誠文堂新光社（1982）
3）武政三男，スパイス百科事典，三琇書房（1981）
4）小林彰夫，齋藤洋監修，天然食品・薬品・香粧品の事典，朝倉書店（1999）
5）北川勲ほか，生薬学[第５版]，p.161，廣川書店（1997）
6）R. G. Buttery *et al.*, *J. Food Sci.*, **27**, 1（1979）
7）Y. Kurobayashi *et al.*, *Biosci. Biotechnol. Biochem.*, **70**, 958（2006）
8）Y. Kurobayashi *et al.*, *J. Agric. Food Chem.*, **56**, 512（2008）
9）J. A. Woods *et al.*, *In Vitro Mol. Toxicol.*, **14**, 233（2001）
10）M.-C. Cheng *et al.*, *J. Agric. Food Chem.*, **56**, 3997（2008）
11）Z.-Q. Zheng *et al.*, *Nutri. Canser*, **19**, 77（1993）
12）D. Music *et al.*, *Biochem., Engineer. J.*, **42**, 148（2008）

第３編　製造技術と応用開発例

第13章　スパイス・ハーブの調理特性

武政三男*

スパイスとハーブの食品としての調理特性を論じるには，両方の違いを明確に理解しなければならない。特に日本市場では，スパイスとハーブに対する捉え方が世界のものと大きく異なる。

日本市場での認識は，ともすればハーブは食べられる，良い香りがするものとして，単にイメージで，業界，マスコミが訴求しているが，最近では食品の偽表示問題が注目され，加工食品の原材料表示に「ハーブ」と記載できなく，「香辛料」となることが，消費者に知られるようになると，スパイスとハーブの違いに関心を持つように変化している。

スパイス・ハーブの調理特性を論じる時は，食品として活用できることが前提となる。そのためここでは，スパイスとハーブの食品として活用する時の調理特性としてまとめる。

また，スパイス・ハーブの調理特性を論じる時は，スパイスの純度が大きく影響する。日本にはスパイス商品に純度を基準とした法律がないため，外国からは日本のスパイス商品に不信が持たれ，後進国並みと評価されている。今後の日本企業，スパイス市場発展のためには，早急に解決しなければならない問題と考える。

1　スパイスとハーブの違い

日本では，スパイスは刺激性のある調味料として理解される傾向が強く，またハーブは食べられる植物，健康によい食品などと単にイメージで捉えられている傾向が強い。

ハーブはヨーロッパ発祥の伝承医療上の用語で，正確には「薬草」を意味する。また，ヨーロッパには，伝承医療として「植物療法」があり，鉱物，動物などの生薬を使用するものと明確に分けている。さらに「植物療法」は，樹木，苔，茸なども含まれるが，ハーブは主に草本類を対象として，「植物療法」と分けている。表1は，世界の伝承医療に使用される天然界の使用生薬をまとめたものである。ハーブは薬草であるため，多くは食品に適さないと考える必要がある。そのため食品として調理特性を論じる時は，表2のように理解すると良いだろう。

---

* Mitsuo Takemasa　㈱スパイススタジオ　代表取締役社長；スパイスコーディネーター協会　理事長

表1　世界の伝承医療

医　　薬			天　然　界			
			植　物		動物	鉱物
			草本	樹木・他		
生　薬	ホメオパシー	ヨーロッパ	○	○	○	○
	植物療法		○	○	－	－
	ハーブ		○	－	－	－
	アロマセラピー		植物の精油療法		－	－
	漢方（日本）		○	○	○	○
	中医（中国）		○	○	○	○

表2　ハーブとスパイスの違い

植物名		ハーブ		スパイス	
スズラン		○	薬草として利用	－	
スイセン		○		－	
トリカブト		○		－	
シソ		○		○	食品として利用
ネギ		○		○	
トウガラシ	樹木類	○		○	
シナモン		－		○	
ハッカク		－		○	
クローブ		－		○	

ハーブは，世界に80万種以上あるが，薬草であるため多くは通常に摂取し続けると何らかの副作用を生じる。特にハーブの使用目的は，対人間だけではなく，殺虫剤，殺菌剤として使用されるものも含まれる。さらに世界の伝承医療上で薬理的効果が伝えられているものであっても，日本では食品として扱った場合は単純に薬理効果を訴求することはできない。食品の行政上での管轄は，農水省であるが，薬理効果を訴求する場合は厚生労働省の管轄となる。

日本では，ミント，ローズマリー，タイム，バジル，セージ，マジョラムなど葉を利用したものをハーブとして，それ以外の種子や果実類を活用したものをスパイスと位置付けているが，これは間違いである。種子部や果実部を利用したフェネル，キャラウエイ，クミン，コリアンダー，マスタード，果実部を利用したレッドペパー，花の雌しべを利用したサフラン，根茎部を利用したターメリック，ジンジャーなどは，スパイスであるが，代表的なハーブなのである。ハーブの基準は何かというと，植物療法に対して草本類（灌木も含む）を基準としているが，樹木と灌木の違いについては，明確に分けられていない。

このように，スパイスは食品の分類用語であるため，100％食品として利用できるが，ハーブは薬草となるため多くは食用に適さないと考えるべきである。単にハーブは健康によいとか，食べられる，香りがよいというイメージで調理特性を論じると，トリカブト（有毒であるが，漢方では生薬として利用）を使用した料理もハーブ料理となってしまうので，注意しなければならない。

2　スパイスの機能と調理特性

ハーブはスパイスよりも種類が多く，ハーブの一部が食用に適し，さらにそのごく少ない一部がスパイスとして使用される。そのためここではミント，ローズマリー，タイム，セージ，バジル，オレガノ，マジョラム，タラゴン，青シソなどのハーブ系スパイスも，スパイスとして調理特性を説明する。

2.1　スパイスの香味に影響を与える要因

スパイスは食品である以上，嗜好性に大きく左右される。そのためスパイスは，特定の料理にしか適性がないというものではない。一緒に使用する素材との適性や，スパイスが持つ香味成分の変化度合，さらに使用したスパイスを食べるか食べないかとで，香味評価は大きく左右される。さらにこれらの項目を組み合わせるとスパイスの調理の可能性は膨大なものとなる。図１は，スパイスの香味に影響を与える要因を，調理特性から簡単にまとめたものである。

要　因		影響をおよぼす因子
素材との適合性	素材の分類	①蓄肉類②魚介類③卵類④乳類⑤野菜・穀類
	使用調味料	①甘味材②酸味材③塩味材④しょうゆ⑤油脂味材
	素材のタイプ	①水②油③アルコール（酒）
精油の変化	加えるタイミング	①下ごしらえ②調理中③仕上げ
	加える場所	①素材の近くに置く②素材の周りにまぶす ③素材に練り込む
	調理条件	①漬け込む（生）②煮る③蒸す④炒める⑤揚げる⑥焼く
	加熱温度	①100℃以下②101～150℃③151～200℃ ④201℃以上
呈味の変化	スパイスの可食の有無	①スパイスを食べる②スパイスを食べない
	スパイスの形態	①生のスパイス②乾燥スパイス ③加工処理スパイス（抽出タイプ）
	使用時の形態	①ホール②粉末③液状 ④その他（エッセンスやコーティングスパイスなど）

図１　スパイスの香味に影響を与える要因

2.2　スパイスの基本作用

スパイスの成分が持つ機能は，多くの学者によって報告されている。その主な効果や作用をまとめてみると，賦香作用（芳香性，刺激性），呈味作用（辛味性，苦味性），着色作用，矯臭・脱臭作用，抗酸化作用，抗菌・抗かび作用，薬理作用，食効・栄養作用，テクスチャー（触感）の改良作用などである。

スパイスを料理や加工食品に使用するとき何らかの目的があるはずである。この目的に適した機能を，スパイスに発揮させることが効果的な使い方となる。

調理時にスパイスを加えると，①スパイスの芳香がつく，②スパイスの呈味が感じられる，③スパイスの色がつく，などの現象が認められる。ここで①の作用は，スパイスの芳香を料理につける（賦香する）ことから，これを賦香作用とする。②の作用は呈味作用であるが，苦味，甘味より辛味感が一番強く感じられるため，これを辛味作用とする。③の作用は着色作用である。

ある種のスパイスは，調理素材の肉や魚の臭みを消したりする作用を持っている。結果的には①〜③のグループと重複するが，調理の目的において矯臭や脱臭の効果を期待するため，賦香作用とは別に④として矯臭・脱臭作用と分けられる。特に単にスパイスが持つ芳香で素材の臭み感を弱くするのではなく含硫化合物を含むユリ科のスパイスは臭み成分を化学的に除去する効果が期待できるため賦香作用とは異なる。

これらをスパイスの基本作用とすると，調理の目的にスパイスを使用する場合は，４つの基本作用に分けることができる。またどんなスパイスもこの基本作用のどれかに属することになる。表３は，スパイスの基本作用とその主なスパイスを示したものである。

スパイスは香味にクセがあるので，好き嫌いが激しく生じ，嗜好性から適合する料理も限定されているような錯覚すら与えている。スパイスを調理に使用する時は，漠然と使用するのではな

表３　スパイスの基本作用と主なスパイス

スパイスの基本作用	主なスパイス
賦香作用	オールスパイス，シナモン，バジル，デイル，ナツメグ，メース，フェネル，パセリ，アニス，タラゴン，マジョラム，クミン，ミント，カルダモン
矯臭・脱臭作用	ガーリック，クローブ，ローズマリー，オニオン，ベイリーブス，タイム，セイジ，コリアンダー，キャラウェイ，オレガノ
辛味作用	ブラックペパー，ホワイトペパー，レッドペパー，マスタード，ホースラディシュ（ワサビ），サンショウ，ジンジャー
着色作用	ターメリック（黄色），サフラン（黄金色），パプリカ（赤色）

く，スパイスに期待する効果を明確にし，その目的から基本作用に含まれるスパイスを選ぶことが必要である。

本来，スパイスは基本的にすべての料理に使えるものであり，嗜好と食物のおいしさに適した調理方法を工夫すれば，その利用範囲は飛躍的に拡大するものである。

2.3　スパイスの複合効果の活用

スパイスが持つ機能は，スパイスを直接使うことによって得られるが，さらにこれらが組み合わさって複合効果が得られる。特に今日では欧米で減塩効果や減糖効果分野に活用する考え方として，この複合効果の活用化が注目されている。

テクスチャー（触感）の改良効果も，広い意味で複合効果といえる。シナモンの研究でシナモンの精油成分には，細菌やかびの繁殖を抑える効果があることが実証されている。この特性を利用して食品のテクスチャーを改良した調理法が工夫される。パン粉の製造にシナモンを使うと，シナモンの芳香が賦香されるとともに，シナモンの抗菌，抗かび作用によって，イーストの働きが抑制され膨張度の少ない堅いパンができる。この場合シナモンの芳香作用は，スパイスを直接使用することによって得られるので直接効果といえる。シナモンを使うことによってイーストの働きを抑制し，テクスチャーが堅い（収量の面で効率が良くなり，改善効果となる）パンができるので，シナモンの抗菌・抗かび作用を組み合わせた複合効果を活用したものとなる。

料理にスパイスを使った場合，まず芳香作用や呈味作用あるいは着色作用などの直接効果が働き，これらが複合されて食欲増進効果や矯臭・脱臭効果などの複合効果が得られる。特に食欲増進効果は，辛味成分の刺激だけでなく，芳香性や着色性などによっても得られるものと考えなくてはならない。この考え方は，減塩料理・減糖料理面でスパイスを活用するときに応用できる。つまり食療面での治療食は薄味で不味いと評価されるならば，スパイスの香り付け，辛味付け，着色付け作用で食欲増進効果を発揮させれば目的を達成できる。昔は単に食欲増進作用は，スパ

表4　スパイスの複合効果を応用して減塩

一次（直接）効果	二次（複合）効果
芳香作用 呈味作用 （辛味・苦味・甘味） 着色作用 （赤色・緑色・黄色） 抗菌作用 抗黴作用 抗酸化作用 薬理作用	食欲増進作用 （減塩料理へ応用） 矯臭作用 防腐作用 保存作用 テクスチャーの改善

イスの辛味作用とのイメージが強かったが，今ではスパイスの各作用を複合させた二次効果として機能を発揮させるように工夫されている。表4は，スパイスが持つ機能を一次効果（直接効果）と二次効果（複合効果）とに分けてまとめたものである。

2.4 スパイスの調味料的特性

スパイスが野菜と大きく異なるのは，加工食品や料理などにおける使用量が少ないことである。醤油や塩，砂糖などの調味料も使用量は少ないが，スパイスの香味特性はもっと大きく影響を与える。

呈味性調味料は，口の中に入れて評価されるが，スパイスの特徴は，口の中に入れる前から評価される。さらに食べた後にも余韻が残ることもある。

カレーを調理している例を考えれば，調理段階でカレー特有の芳香やスパイシーさを感じることができる。さらにカレーを調理している芳香を感じて，食欲を高めさせることができるのである。

スパイスの調味料的な活用法の大きな特徴は，スパイスを調理の段階で使用することによって，調理素材の矯臭・脱臭作用を活用できることである。さらに使用方法を工夫することによって，調理後や出来上がった商品に全く使用したスパイスの香味を感じさせなくすることも可能である。このことは安価な臭みの強い素材をマスキングさせ，高級素材並みの素材感を演出させる効果が期待できる。図2は，スパイスの香味特性が，普通の調味料よりも早く認知されることをイメージで示したものである。

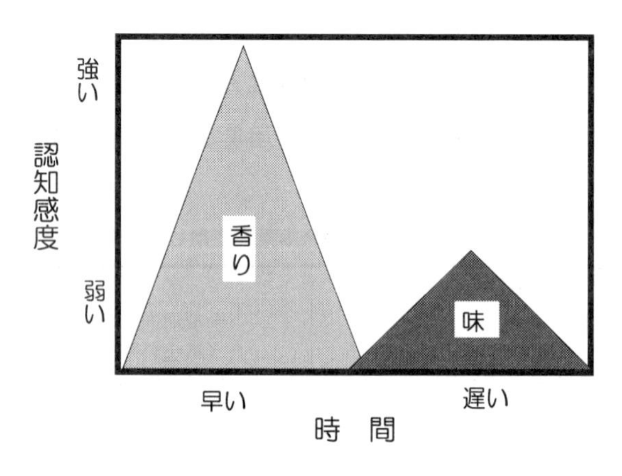

図2　香りの方が，味よりも早く，強く感じる

2.5　スパイスのブレンド効果とエージング効果

単純にスパイス同士をブレンドすると，官能評価的にスパイス固有の成分による刺激感がまろやかになると評価され，全体のスパイス臭が弱く感じられる。

スパイスが持つ特有の効果で，実践的にカレーパウダー，とんかつソース，トマトケチャップ，ドレッシングなどに応用しているテクニックである。

スパイスの香味は単独で使用すると強く感じるが，数種類を併用するとお互いに消しあい，官能的に全体のスパイス感を弱く感じさせることができる。

この効果は，ブレンドするスパイスの数が多いほど比例的に弱く感じられる傾向が得られるが，本質的には官能的な錯覚現象である。

スパイスを嫌う子供がカレー料理を好むのは，この効果を評価したものといえよう。さらに学校給食で１人分３グラム以上のカレーパウダーを使用していることは，ブレンド効果によって，スパイスの使用量を増やすことができるのである。

このテクニックを応用することによって，スパイス香味を好まない層への活用や減塩・減糖用効果を高める目的で活用できる。図３は，スパイスのブレンド効果の一例を示したもので，香りの似たもの同士をブレンドすることによって，全体が山のように複合され丸みのある香味と感じられるイメージである。さらにスパイス同士のブレンドは，香味成分の化学的変化ではなく，香味成分が組み合わさった香味として評価されるため，図４のような現象としてもいえるだろう。

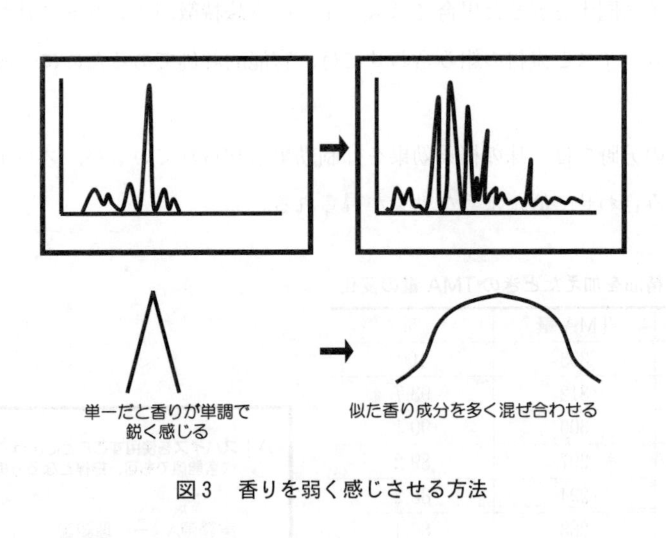

図３　香りを弱く感じさせる方法

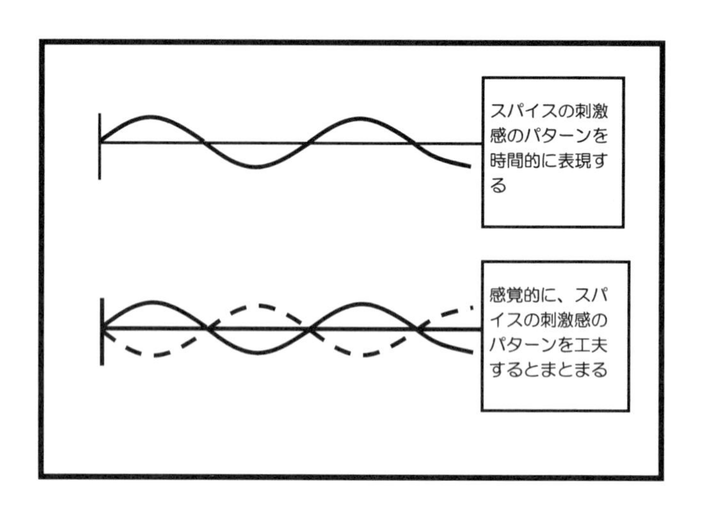

図4　スパイスでスパイス臭を消す

2.6　スパイスの相乗効果と抑制効果

ハーブの分野では，評価の基準を薬理的な効果で判定するため，組み合わせによって薬理的な効果が良くなる，悪くなるなどと，明確に評価できる。しかしスパイスは，食品であり，嗜好性で判断されるため，明確に判断し難い。

そのためスパイス同士を混ぜた場合ではスパイスの香味特徴がブレンドされたブレンド効果が発揮されるが，スパイスと素材の組み合わせでは，官能的評価であるために一概に判断できない難しさがある。

うま味調味料の分野では，味の相乗効果を抑制効果が知られているが，スパイスにも素材やスパイス同士の組み合わせで似たような効果が得られる。

表5　スパイス精油を加えたときのTMA量の変化

スパイス	TMA量	%
コントロール	333	100
ベイリーブス	312	93.7
ジンジャー	300	90.1
ナツメグ	297	89.2
シナモン	294	88.2
クローブ	288	86.4
タイム	288	86.4
キャラウエイ	276	82.9
ペパー	249	74.8
セージ	222	66.7

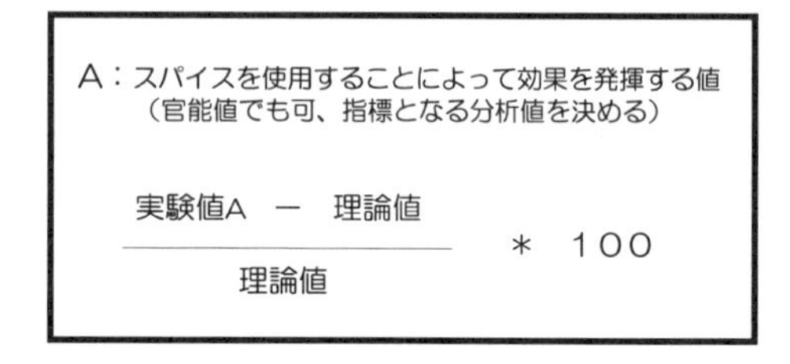

図5　スパイスのマスキング効果の判定

スパイスの相乗・相加・抑制（相殺）効果を判断する考え方をまとめてみる。表５はスパイス精油を加えた時の魚類の臭み成分であるトリメチルアミン量の変化量を示したものである。スパイス精油の矯臭・脱臭効果は，コントロール値よりも低いほど効果が高いこととなる。この値を基準として図５の判定基準を決めることができる。その結果，図６のように効果値が理論値と同じであった場合は相加効果となり，理論値よりも少ない量ですんだ場合は相乗効果，理論値よりも多かった場合は抑制効果と判断できる。

スパイス活用による相乗効果と抑制効果様現象が得られる組み合わせをまとめると表６のような例となる。

ここで減塩効果と減糖効果を考えると，味覚上の評価で減塩や減糖などと感じるのと，相乗・相加・抑制効果とは別な評価基準となる。減塩・減糖効果とは，味覚上の官能的評価ではなく，実際の食塩や砂糖などの使用量で判断されるものである。

スパイス	TMA量	%
コントロール	333	100
ベイリーブス	312	93.7
ジンジャー	300	90.1
ナツメグ	297	89.2
シナモン	294	88.2
クローブ	288	86.4
タイム	288	86.4
キャラウエイ	276	82.9
ペパー	249	74.8
セージ	222	66.7

（ペパー＋セージ）÷2
＝　測定値　（効果値）
（２４９＋２２２）÷2
＝２３５．５　（理論値）

ペパーとセージの精油を同量ミックスして、その半量を用いた場合の値が、

●理論値と同じ　（相加効果）
●理論値より少なかった場合（相乗効果）
効果が高いことを意味する。
●理論値より多かった場合　（抑制効果）
効果が低いことを意味する。

図６　スパイスの相乗・相加・抑制効果の判定

表６　スパイスの相乗・抑制効果

調理例	組み合せ	風味の変化	効果
アイスクリーム	砂糖＋バニラ	甘味を強く感じる	相乗効果
アイスクリーム	砂糖＋ペパー	甘味を弱く感じる	抑制効果
ケーキ	砂糖＋シナモン	甘味を強く感じる	相乗効果
サラダドレッシング	食塩＋ペパー	塩辛さを強く感じる	相乗効果
スープ	食塩＋ペパー	塩辛さを弱く感じる	抑制効果
フルーツケーキ	バニラ＋クローブ	バニラ臭を強く感じる	相乗効果

塩分の薄いスープやソースに辛味スパイスを使用すると，塩味が弱いにも関わらず美味しく感じるのは，減塩効果として応用できる。また塩分が多いスープに，ブラックペパーの荒挽きを加えると，塩味が弱く感じたりする。これは減塩効果ではないが，塩味を弱く感じさせる抑制効果となるのである。

2.7 スパイスの学習効果とセラピー効果

年配の日本人はスパイス臭をクスリ臭いとよく表現するが，これは子供の頃に飲んだクスリにスパイスが生薬として使用されていたからである。現在でも生薬を配合した胃腸薬には，かなりの割合でスパイスが使用されている。

胃に良い，消化を助けるといわれているスパイスは，昔から知られている「ギリシア，ローマ時代では，食後に胃にやさしい，消化を助けるスパイスを好んでデザートに使用した」エピソードの流れを継承し，親しまれてきたものである。またこの考え方は，東洋ではインドのアーユルベーダや中医，漢方にも引き継がれたのである。

そのため，スパイスの香味を付与したものは，クスリ臭い半面，身体に良いものという安心感にも結びつく学習効果でもある。

海外で永く生活して日本に帰国した人に，まず食べたくなる家庭料理は何かと聞くと，上位にカレー料理が出てくるが，これも昔から食べなれた料理だからとも考えられる。または美味しいカレー料理は何処かと聞けば，各人が異なるのも自分で食べ慣れた味を期待して求めているからともいえるだろう。そのため日本人には，日本型のカレー料理が，一種のセラピー効果にもなる。

2.8 スパイスによるマスキング効果

スパイスを使用することによって，いろいろな機能が得られるが，学術的に評価することはなかなか難しく，学会で発表し難い問題である。スパイスの調理特性上の評価は，官能的・心理的な評価が多い。そのためスパイス活用の最大のポイントは，学術的評価と官能的評価，心理的評価のコラボレーションといえるだろう。

一般的にいわれている消臭のメカニズムを分けると，化学的消臭法，物理的消臭法，感覚的消臭法となる。化学的消臭法は，中和，酸化，還元などの化学的反応により，臭気物質を不揮発性物質や，においのない別の物質に変えてしまう方法である。物理的消臭法は，臭気物質を多孔質の活性炭やゼオライトなどに，吸着・吸収させる方法である。感覚的消臭法は理論的に2つのタイプに分けられる。一つは強い芳香で人の嗅覚を麻痺させ，悪臭を感じさせなくする「マスキング法」タイプと，もう一つは単独ではそれぞれに臭いを持つ2つの成分を混合すると，無臭になるという現象を利用した「相殺法」タイプである。スパイスの成分によるマスキング効果は，化学的消臭法と感覚的消臭法が期待できる。

これらは臭みを感じる原因物質を基準にした考え方であるが，スパイスが持つ機能には，臭みを感じさせるセンサー部（鼻の粘膜）を一次的に麻痺させ，結果的に臭みを感じさせない現象となる第4の消臭作用も機能として調理に応用できる。この作用を持つスパイスは，ワサビ，カラシなどで，イソチオシアネート化合物の辛味スパイスである。

消臭の評価は，官能で行うため，例え消臭力効果の高い成分を見いだしても，「矯臭・脱臭剤」として評価した場合，往々にして評価が低い現象が認められる。臭気成分は，少なければ少ないほど臭気が弱く感じるが，実際に人間の嗅覚に感じる臭気強度は，ある法則（ウェーバー・フェヒナーの法則）によると，臭気成分濃度の対数に比例するといわれている。

この法則は，動物や人間の4官（聴覚，味覚，嗅覚，皮膚感覚）と，生体が感じる感覚の強さと，ほぼ対数に比例するということである。つまり，化学的に90％の臭気成分を消去したとしても，感覚的（嗅覚的）には1/3ぐらいになったとしか感じられないということである（図7参照）。

このため残った10％の評価を得るために，芳香性スパイスを併用しよい香りの賦与とのブレンド効果，相乗効果などで高めるテキニックが工夫される。

このように今後のスパイスの活用化としては，臭み成分の除去効果は，抗酸化効果，殺菌・殺虫効果などの学術的となるが感覚的，香りの賦与などの評価は官能的であるため，これらの効果をより高めるのには，学術的評価と官能的評価・心理的評価のコラボレーション化であり，この組み合わせが，今後のスパイスの調理特性を活用した商品開発の面で期待されているといえよう。

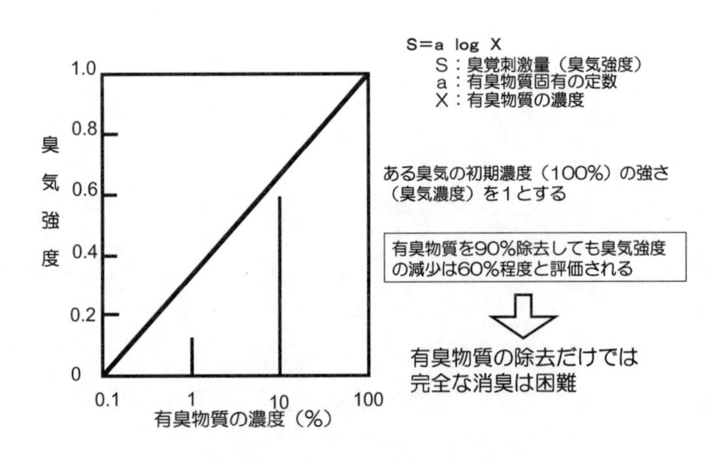

図7　有臭物質濃度と臭気強度の関係
（ウェーバー・フェヒナーの法則）

文　　献

1） 武政三男著，スパイスのサイエンス，文園社
2） 武政三男著，スパイスのサイエンス パート２，文園社
3） K. Hirasa, M. Takemasa, SPICE SCIENCE and TECHNOLOGY, Marcel Dekker. Inc AMERICA

第14章　ドライコートスパイス（香辛料抽出物製剤）の製造技術およびその特性と応用例

大本秀郎[*1]，堀内政宏[*2]，大槻英明[*3]，春田　亮[*4]

1　はじめに

何か，一つ物足りない。そんな時に胡椒が少しあるだけで，ステーキの風味が格段に上がる。

香辛料は食品の風味を改善したり，鮮やかな色付けをしたりして美味しさを引き立てる。その他，漢方薬の原料としても使われ用途は広い。Frederic Rosengarten Jr. によると，「香辛料は食物の味を調え，少量で素材の品質を高め，変化を与えたりするもの，すなわち，風味や辛味を付与する物であり，刺激的な香り，心地よい香りを付与する薬味である。その多様性が香辛料である。」[1)]と定義付け，その内容は広く認識されている。香りや味は人が言葉では表せない体感をさせ，我々の食生活を豊かにさせる。

天然香辛料末は収穫した後，乾燥，粉砕の工程を経て製品化される。この工程で微生物や異物が混入する点や気象条件等により収穫量が左右される点が品質や供給面での不安材料になる。また，同じ種類の香辛料でも産地の違いで風味が異なる場合もあり，同じ風味の香辛料を入手し続けるのは困難である。安定した製品品質を要求される加工食品において風味，価格を左右する調味料は規格化された物を使用することが望ましい。

規格化された香辛料抽出物を基に製剤化した香辛料抽出物製剤は，天然香辛料の長所を生かし，短所を補うべく開発された。性状は，液体，樹脂状，粉体等がある。

本章では，その中の粉体状の香辛料抽出物製剤の１つであるドライコートスパイスの製造技術およびその特性と応用例について紹介する。

2　香辛料抽出物の抽出方法

香辛料抽出物は，主に溶剤抽出法と蒸留法により得られる。溶剤抽出法では香辛料をアルコー

＊1　Hideo Omoto　高田香料㈱　本社技術部　応用研究課　係長
＊2　Masahiro Horiuchi　高田香料㈱　本社技術開発部　基礎研究課　係長
＊3　Hideaki Otsuki　高田香料㈱　本社技術部　調香研究課　主任研究員
＊4　Akira Haruta　高田香料㈱　本社技術部　シーズニング研究課　課長代理

ル，ヘキサン，石油エーテルなどの有機溶剤を用いて呈味成分と香気成分の両方を含有する精油が得られる。その後の処理方法の違いにより，コンクリート，アブソリュート，オレオレジンの3種類に分けられ，この中でドライコートスパイスに使われるのはオレオレジンである。溶剤抽出とは若干異なるが，二酸化炭素を溶剤に用いそれを臨界状態にして香辛料から精油成分を抽出する超臨界抽出法などもある。この手法で得られた精油は天然物に近い風味であり，製剤化してもその風味は維持される。蒸留法では主に水蒸気蒸留法が用いられ，呈味成分より香気成分を多く含む精油が得られる[2)]。その他にも，圧搾法や油脂吸着法などもあるが，香辛料から精油を得る手法としてはあまり使われていない。

3　粉末化の種類

香辛料抽出物を含む液体を粉末化する方法は，化学的技法3種類，物理化学的技法5種類，機械的・物理的技法6種類の14種類に分類されている[3)]。

その中でドライコートスパイスは，機械的・物理的技法の噴霧乾燥法で作られる。

噴霧乾燥法とは液状の原料を微粒化し，熱風と接触乾燥させて，固化，粉化させた後，気流から分離回収し，製品を得る方法である[4)]。

4　ドライコートスパイスの製造方法

ドライコートスパイスは図1のようにガム質，賦形剤，水と香辛料抽出物を乳化し，噴霧乾燥装置を用いて粉末化し製造される。

噴霧乾燥装置における液体の微粒化方式として実用的には，2流体ノズル，加圧ノズル，回転円盤の3種類があるが，ドライコートスパイスの製造には回転円盤型のアトマイザーを使用している。ドライコートスパイスの「ドライコート」は登録商標を取得している製品名である。

4.1　乳化工程

初めに乳化力の強い加工澱粉類，アラビアガム等と賦形剤と水でガム液を調製し，香辛料抽出物を加え，ホモミキサーを用いて乳化する。この時点で乳化が不十分であると次の噴霧乾燥工程で安定した製品を得ることができない。乳化は図2に示すようにホモミキサー内で比較的大きな乳化液滴が遠心力で容器内壁面に押し付けられ，その液滴はタービンの回転と溶媒の液流によって薄く引き伸ばされる。その後，引き伸ばされた液滴は切れ小さな粒子へとなる。この工程が容器内で繰り返され，小さな液滴（直径は数μm）が増える。

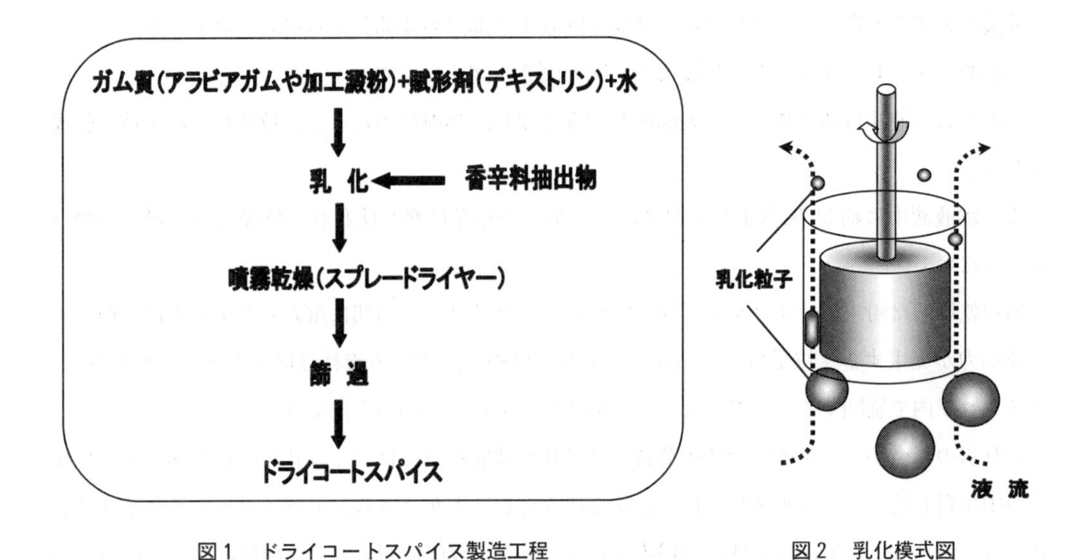

図1　ドライコートスパイス製造工程　　　図2　乳化模式図

当社では，製造時にこの液滴を平均粒径 2μm 付近に調整している。

4.2　噴霧乾燥工程

スプレードライヤ（噴霧乾燥装置）は乳化溶液をアトマイザーで噴霧し，熱風と効率的に接触させ，微粒子の粉体を製品として得ることができる装置である。

装置は乾燥させるための熱風を発生する部分，液状の原料を供給・微粒化する部分，微粒化し

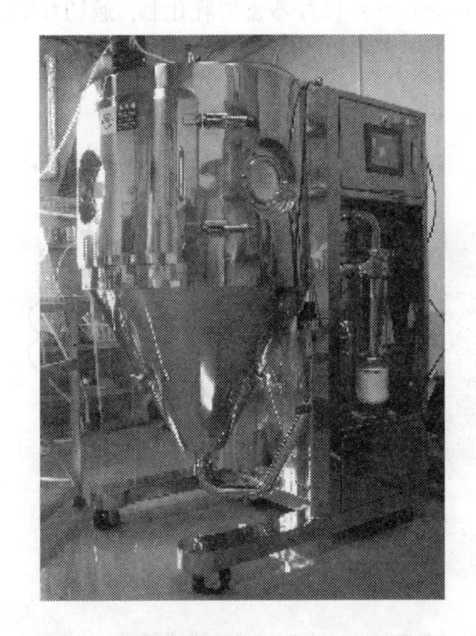

図3　噴霧乾燥装置（弊社所有実験機）

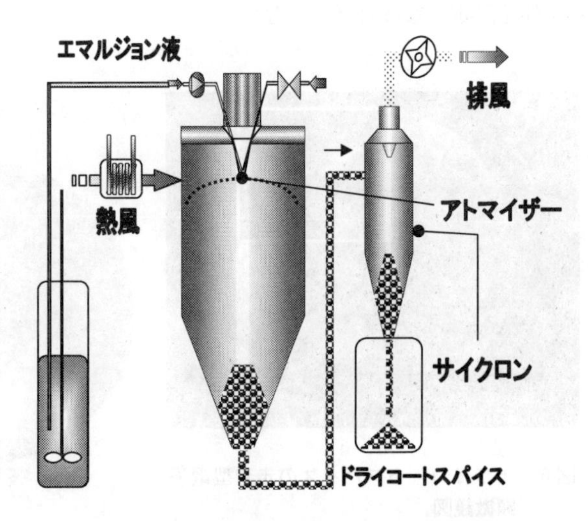

図4　スプレードライヤ模式図

た液滴を乾燥する部分，粉末化された製品を回収する部分の4部分から構成されている[5]。

一般的なスプレードライヤの外観と模式図を図3，図4に示す。

噴霧された液滴は微粒化され，表面積が大きくなり，熱風に当たると，数秒から数十秒で乾燥される。

水分が液滴中に約50％含まれており，その水分の蒸発に熱が使われ，乾燥製品に過度の熱はかからない。

噴霧乾燥した粉末はサイクロンを通じ回収する。サイクロン内部に重力の百から千倍に相当する遠心力が発生する。粒子はサイクロンの下部に移動し，空気の流れは接線方向から導入され，サイクロン内で旋回する。これにより，排風はサイクロン上部から排気される。

これらの特徴から，単純に液体を噴霧乾燥させる機能だけではなく，乳化された油滴を微粒粉末の中に封じ込め，液体香辛料が持つ香味を包み込むことができる。ドライコートスパイスの大きさは，直径25～50 μmの球形の粉末であり，断面の破線に囲まれた気泡様に見える部分が香辛料抽出物である（図5）。

5　製造時の注意点

ドライコートスパイスの製品品質の安定性を保つには，エマルジョン液，図4に示したアトマイザー（噴霧装置）とサイクロンの調整が必要である。

常温でタール状の香辛料抽出物は安定した乳化液を作るために加温される。しかし，過度の加温は香辛料の風味を損なう恐れがあるため，粒径がミクロンレベルになるまで乳化し，適切な噴霧条件を設定しなければならない。

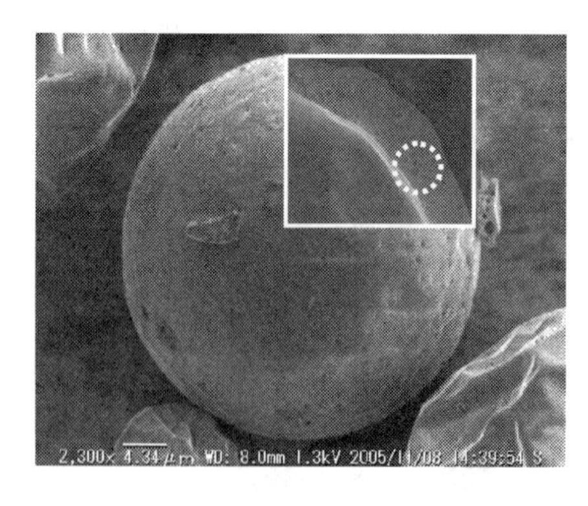

図5　ドライコートスパイスの走査型電子顕微鏡図
全体図と断面図（写真右上図）

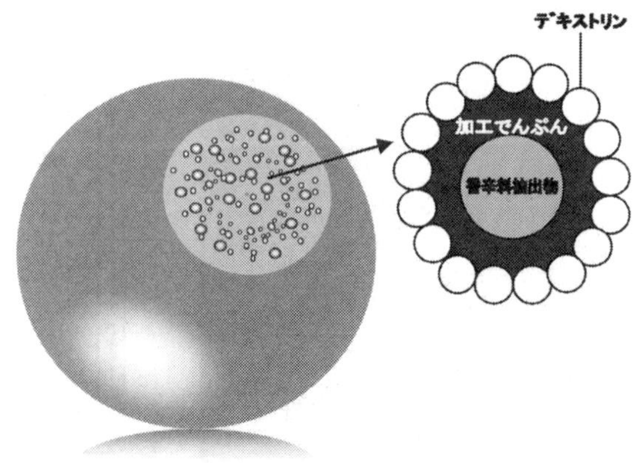

図6　ドライコートスパイス模式図

乳化が不充分な状態で噴霧すると，香辛料抽出物がマイクロカプセル化されずに粉末化し，図6のような安定した状態ではなく，香辛料抽出物が溶出し，光や空気の影響を受け劣化しやすくなる。エマルジョン溶液の粘度が高すぎるとドライコートスパイスは綿菓子状になる。サイクロンの排風量が多すぎると，排風と共にドライコートスパイスも廃棄される。

6　ドライコートスパイスの特性

ドライコートスパイスは図5や図6で示すように香辛料抽出物が賦形剤に包まれており，吸着型と比較すると，その香味が安定している。賦形剤に包まれた香辛料抽出物の集合体がドライコートスパイスであり，これ自体がマイクロカプセルとも言える。また，水分散性があり，最終製品に均一な香味を付けるのに適している。未殺菌の天然香辛料末に比べ，一般生菌数は300/g個（規格値）と低い。

ドライコートスパイスを食品に使用した際の表示は“香辛料またはスパイス”，“香辛料抽出物”である。

7　畜肉製品の風味に対するドライコートスパイスの効果

コンビニエンスストアのレジ横等に置かれているウォーマー内の畜肉製品への利用を想定して，ドライコートスパイスと天然香辛料末の香気成分量の変化を比較した（図7）。天然香辛料末

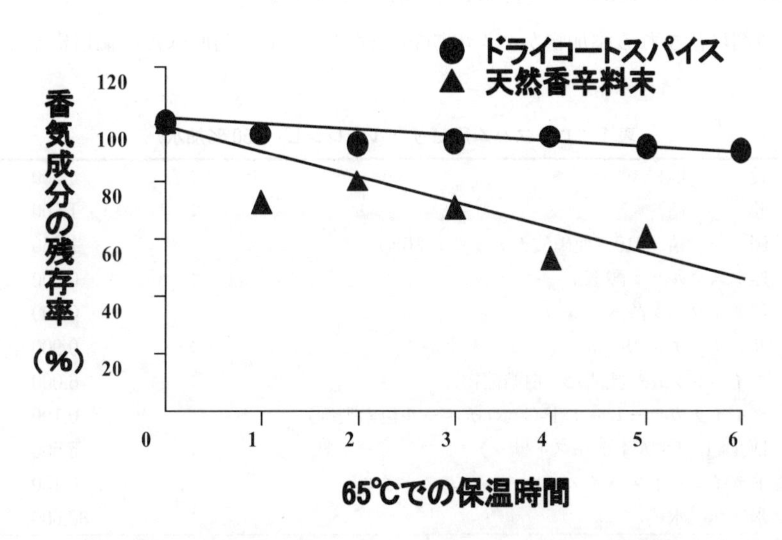

図7　天然香辛料末とドライコートスパイスの加熱による経時変化

（白胡椒末）あるいはドライコートスパイスペパーを添加した100％ポークソーセージを65℃のウォーマー内で最長6時間保温し，各時間におけるペパー由来の香気成分を定量分析した。

グラフの横軸は保温時間，縦軸は0時間を100％とした時のペパー由来の香気成分の残存率（％）を示した。天然ペパー添加ソーセージでは，残存率は保温時間と共に減少し，6時間後には残存率40％前後になった。ドライコートスパイスペパーを添加したソーセージでは，6時間経っても香気成分が90％近く残存していた。店舗にあるウォーマー内で6時間保温し続けることは稀であり，通常は3～4時間程度である。3時間保温した時の天然とドライコートスパイスペパーの残存率は，それぞれ67.9％，94.5％であり，この時点でドライコートスパイスは天然に比べ25％以上も多くペパー由来の香気成分が残っていた。

この他，同じモデルソーセージを使い，4℃で40日間保管した後の香気成分を測定した。天然香辛料末に比べドライコートスパイスは20％以上も多くペパーの香気成分が残る結果が出た。このようにドライコートスパイスは天然香辛料末よりも耐熱性，耐保冷性が優れていると考えられる。

8　ドライコートスパイスの応用例

・ロースハム

ドライコートスパイスは塩漬の工程で亜硝酸塩，リン酸塩を含む塩漬剤と共に使用される。水溶液に均一に分散する性質を持っていることから塩漬液（ピックル液）に使用され，天然香辛料末よりも短時間で畜肉の細部にまで香味を行き渡らせられる。

また，塩漬剤に含まれる添加物がハムの加熱工程において，筋原線維の網目構造を強固にし，

表1　ロースハム用ピックル液レシピ（150％加水）

食　塩	：	4.500
砂　糖	：	1.500
硝　精　#10（亜硝酸ナトリウム製剤）	：	1.450
L-アスコルビン酸Na	：	0.300
L-グルタミン酸Na	：	0.600
リンサンエンNo.35	：	0.900
ウイニングα（乳清たん白濃縮物）	：	6.000
ダイイチカラーレッドP-C（コチニール色素製剤）	：	0.100
DCP#15（マルトデキストリン）	：	5.500
ドライコートスパイス　ロースハムスパイス	：	0.150
氷　水	：	80.000

※資料提供：㈱　第一化成

保水能力を確実にすることからドライコートスパイスの香味が内部に留まり，安定した製品（ハム）作りの一助となる。

・粉末スープ

粉末スープでは各種動植物の粉末エキス，粉末油脂，調味料，香辛料の複合　調味料であるため，即溶性の他に流動性，吸湿性が要求される。

比較的クリアな性状のコンソメスープへの香味付けにはドライコートスパイスが適している。

・スナック菓子

ドライコートスパイスが持つ即溶性を生かし，スナック菓子等に求められる口に入れた瞬間の味と天然香辛料の香味を合わせることにより，全体的な味の厚みやまとまりを表現できる。

・その他

たれ，ドレッシング，ソース類，各種冷凍，レトルト，インスタント食品，チョコレート，ガム，タブレット菓子等がある。

9　おわりに

香辛料抽出物は香りと味の成分を含むオレオレジンと，香り成分を多く含む精油を使い分けられる。例えば，辛味成分のピペリンを含む胡椒は刺激的な味と香りで料理に欠かせない香辛料であるが，添加量が多すぎると，辛すぎて食べ難くなる。そこで，香りの精油成分を製剤化した抽出物と併用すれば，心地よい香りと辛さをバランスよく加工食品に反映できる。

ドライコートスパイスだけでは天然香辛料を複数ブレンドした熟成香は出せない。ドライコートスパイスはパストラミスパイスに見られる視覚的要素が乏しい。しかし，これまで述べたような特徴を活かして天然香辛料と併用すれば，加工食品のマスキングや風味増強を確実にし，最終製品の「品質の安定性向上」，「個性の明確化」につながる。

文　献

1）Frederic Rosengarten Jr., The Book of SPICE, 3-18, LIVINGSTON PUBLISHING COMPANY (1969)
2）亀岡弘，エッセンシャルオイルの化学，47-53，裳華房（1990）
3）小石眞純，マイクロ／ナノ系カプセル・微粒子の開発と応用，3-14，シーエムシー出版

(2003)
4） 柳田博明, 微粒子工学体系 第一巻 基本技術, 752-757, フジ・テクノシスム（2001）
5） 古田武 他, 食品の高機能粉末・カプセル化技術, 225-229, サイエンスフォーラム（2003）

第15章　スパイス系シーズニングオイルの製造開発

斉藤　司[*1]，山本直人[*2]

1　はじめに

油脂は食品に美味しさを与える重要な要素である。油脂そのものはそれほど味が感じられないが，高エネルギーであることから人は本能的に油脂を含む食品を美味しいと感じるのではないかと考えられている[1)]。その油脂を使ってフライ，炒め物等，加熱調理することにより生じる独特の香りもまた，美味しさの大きな要素と考えられる。これらを併せ持ったシーズニングオイルは古くから調理に，また現在では広く食品加工業界で利用されている。香りと味を併せ持ったシーズニングオイルは調理感，濃厚感を生ませ，食品に美味しさを提供する良好な素材である。本章ではシーズニングオイルについて以下の内容を記す。

- シーズニングとは
- シーズニングオイルについて
- シーズニングオイルの種類とスパイス系シーズニングオイルについて
- シーズニングオイルの製造技術
- フライドガーリックの香気成分及びフレーバー開発

2　シーズニングとは

はじめにシーズニングという言葉であるが，Websterの *the American Dictionary* 原典(1828）においてはシーズニングの意味を次のように定義している。

「食品に加えることによって，その食品をよりおいしくさせるもので，一般に刺激性または芳香性を持ったもの，例えば塩，スパイス，ハーブ，酸，砂糖あるいはこれらの混合物である」

また，その後1985年Farrell[2)]はシーズニングとは「ひとつもしくはそれ以上のスパイスまたはスパイスエキストラクトを含んだ混合物で，食品の作る過程において加えられるもので，本来

＊1　Tsukasa Saito　長谷川香料㈱　総合研究所　フレーバー研究所　副所長；フレーバー研究第5部長

＊2　Naoto Yamamoto　長谷川香料㈱　総合研究所　技術研究所第4部長

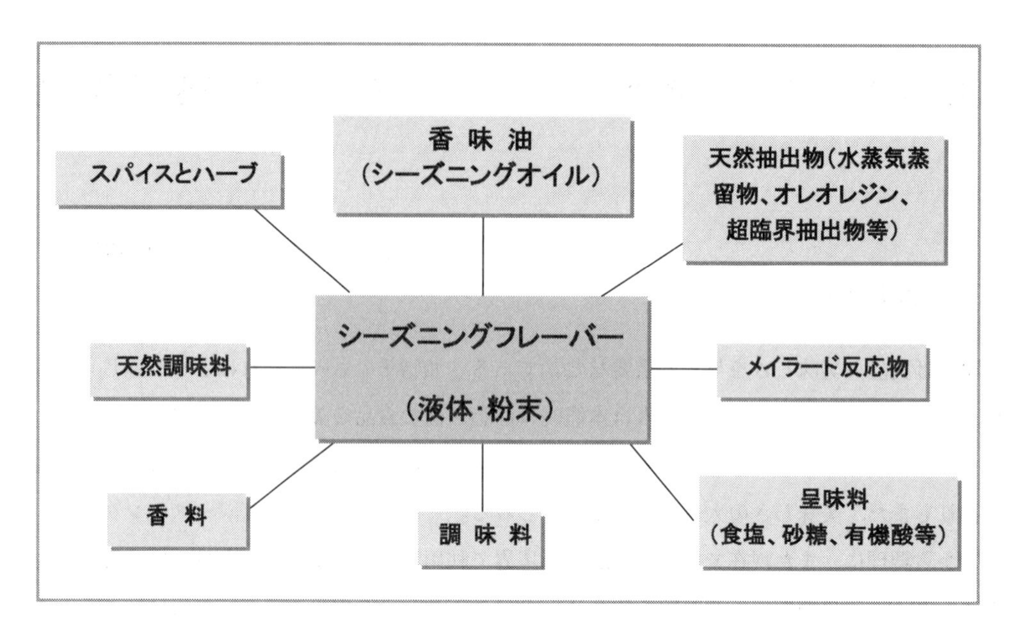

図1　シーズニングフレーバーの構成

の食品の風味を増強させるもの」と定義している。

シーズニングと類似し，時には同義的に捉えられている言葉にコンディメント（Condiments）という表現があるが，Farrell はコンディメントを「ひとつもしくはそれ以上のスパイスまたはスパイスエキストラクトを含んだ混合物で，食品の作る過程に加えるものではなく，食品を食べる際に加えられ，食品の風味を増強させるもの」と定義し，シーズニングと区別している。

食品業界ではこれらを基本的に踏まえ，シーズニングとは「塩味をベースにした食品に味，香り，色付けを目的として添加されるスパイス，肉，野菜の香り及び調理風味を持つフレーバー，更にそのフレーバーとスパイス，調味料が組み合わされた配合調味料をシーズニング又はシーズニングフレーバー」と広く解釈し定義している。シーズニングフレーバーの構成を図1に示す。

3　シーズニングオイルについて

シーズニングオイルについてもやはり明確な定義はないが，一般的に，香味油，風味油，調味油あるいは着香油と呼ばれ，食品の風味を強化し，おいしさを向上する目的で使用される油を指す[3,4]。一方，食用植物油脂の日本農林規格（JAS）の中に香味油と同様な意味を持つものとして「香味食用油」の項目が記載されているが，その中では「食用植物油脂に属する油脂に香味原料（香辛料，香料又は調味料）等を加えたものであって，調理の際に当該香味原料の香味を付与

表1　JAS香味食用油の格付け実績（単位：トン）

平成17年度	平成18年度	平成19年度	平成20年度	平成21年度
356	397	382	427	404

するものをいう」と定義している[5]。食品に香味を付与する使われ方においては，それ自身風味を持つゴマ油，オリーブオイル，ピーナッツオイル，ラード，チキンファット，牛脂等も広い意味ではシーズニングオイルといえるが，シーズニングオイルとは基本的に天然素材（香辛料，香辛野菜，畜肉魚介，調味料など）の持つ風味を加熱抽出等の物理的操作によって，「香り」「味」を動植物性の精製油脂に移行させたものである。

日本におけるシーズニングオイルの歴史は昭和30～40年代に誕生した様々な加工食品，特に日本発祥で今や世界食となった即席麺の発展と密接に関連している。即席麺には麺やスープの味付けに多くの畜肉エキスが使用されるが，畜肉のボーンエキスは加圧・常圧抽出で製造する際，相当量のオイルが副産物として生じてくる。そのため調味料・エキスメーカーはそれらオイルを原料に用い，付加価値を付けて販売したのがシーズニングオイルの始まりである。現在，シーズニングオイルはカップ麺・即席麺を主に，チルド麺，冷凍食品，ドレッシング，スナックフーズといった加工食品用ばかりでなく外食産業，中食産業にもその用途が広がっており，2009年度国内のシーズニングオイルの生産量は約9,000 t強である[6]。参考に平成17～21年度JAS香味食用油の格付実績を表1に示す[7]。この間における景気の悪化で生産に変動はあるが，全体として需要が回復傾向であることが推察される。

4　シーズニングオイルの種類とスパイス系シーズニングオイルについて

シーズニングオイルは古くから中華料理，西洋料理に利用されてきた。もともと中国の料理は油脂の使用が多いことが特徴であるが，例えば，鶏油（鶏の脂身に長ネギ，ショウガを加え，脂が溶けるまでゆっくりと加熱して得られる油），ラー油（高温の植物油を赤唐辛子に加えて得られる油），ネギ油（植物油に長ネギ，ショウガを加え加熱して得られる油）など上手に油が利用され料理に使われている。中華料理では表2に示すように，様々な調味油が使用されている[8]。

また西洋料理においてはフレーバードオイルといわれているものがこれにあたり，例えばオリーブオイルと一緒に数日かけて香りを移したバジルオイルやローズマリーオイルなど，色々な香味油が使用されている。表3に一例を示す。

このようにシーズニングオイルは古くから利用されてきているが，現在では加工食品に欠かせないものになっている。シーズニングオイルの使用は何より加工食品に調理臭を与えることであ

表2 「油」の字のついた香料・調味料

橘油（ジュイイウ）	……潮州特産。みかんから抽出した香料。
香蕉油（シャンジャオイウ）	……バナナのエッセンス。
檸檬油（ニンモンイウ）	……レモンの皮からとった香料。
紅油（ホンイウ）・辣油（ラアイウ）	……とうがらしの辛味をにじみ出させた油。
葱油（ツオンイウ）	……ねぎからとった油ではなく，ねぎをぶつ切りにして油の中で徐々に熱し，ねぎの香りをよくつけた油。調理の風味付けに用いる。
花椒油（ホワジャオイウ）	……さんしょうからとった油ではなく，さんしょうの実を油の中で徐々に熱しながら，さんしょうの香りをしみ出させた油。料理の風味付けに用いる。
三合油（サンホオイウ）	……醤油（ジャンイウ）・醋（ツウ）（酢）・香油（シャンイウ）（胡麻油）を混合させた合わせ調味料。
鴛鴦油（ユアンヤンイウ）	……猪油（ヂュウイウ）（豚の脂・ラード）と菜子油（ツアイズイウ）（菜種油）を各半量ずつ混合した油。
清油（チンイウ）	……澄んだ油。また，まだ揚げものなどに使用していない新しい油をいう。
明油（ミンイウ）	……油の使い方。焼菜（シャオツアイ）（煮もの）などの仕上げに，香り付けとつや出しのために垂らす油。ラード・香油・鶏油などを使用。

（「中国食文化事典」中山時子監修，角川書店）

表3 洋風料理に使われる香味油

Olio Piccante （唐辛子油：伊，地中海地方）
オリーブ油に乾燥唐辛子を切って加え，ゆっくりと加熱し辛味と風味を移したもの。色々な料理や，パスタの辛味付け。
Aglio Olio （ガーリック油：伊，地中海地方）
オリーブ油に切ったガーリックを加え，ゆっくり加熱し香ばしい風味を移したもの。炒め油として。また，料理やパスタの風味付け。
Herbal Oil （ハーブ油）
スパイスやハーブ（にんにく，ローズマリー，タイム，バジルなど）を主にオリーブ油に漬け込んで作る風味油（非加熱）。数日から1週間して香りの移った油は，炒めものや前菜，ドレッシングなどに利用する。
Beurre de Homard （オマール海老バター：仏）
甲殻類（オマール，伊勢えび，ザリガニなど）の殻，頭などをフードプロセッサーにかけ，バターと混ぜオーブンで軽くローストし，水を加え混ぜ沸騰させ，赤い脂分を取り出す。非常にきれいな赤色が得られ，ソースの着色や料理の香り付けに利用される。

る。積極的に風味付けをし，嗜好性を高めることはもちろん，食品加工中に損失してしまう風味を補強するものとして用いられる。シーズニングオイルは中華，洋風問わず各種香調のものが作られている。シーズニングオイルを使用することで香味のバラエティー化がかなりの部分で演出されるため，多くの新商品開発を求められる食品開発者にとり有効な原料と考えられている。シー

ズニングオイルの種類を表4に示す。

スパイス系シーズニングオイルの中で，家庭用で最も市場を占めているのは，22億円の市場規模（2009年）とされる「ラー油」ではないかと推察される。現在そのラー油に具を入れた「食べるラー油」が注目されている。ラー油と同様，「食べるラー油」も中国にその原形の食品があるが，日本風にアレンジしてごはんやサラダのトッピング等，新しい食べ方を提案して生み出されたものである。具入り調味型のシーズニングオイルと捉えることができるが，このヒットで2010年はラー油市場が倍増する見込みといわれている[9)]。また，市場のデータが得られず明確ではないが，ラー油に次いで多い中華系香味油は「ネギ油」と推察される。ここでは，スパイス系シーズニングオイルの代表として「ラー油」，「ネギ油」，そしてイタリア料理に欠くことができない「フライドガーリックオイル」について一般的な厨房での作り方を下記に示す。

ラー油：植物油（1.5ℓ），ゴマ油（0.5ℓ）に長ネギ（3本），ショウガ（1個），鷹の爪（9個）を加え，長ネギが黒褐色になるまで熱する（約250℃)。その熱した油を少量の水をからめた赤唐辛子粉（500g）に徐々に注ぎこみ，冷却静置した後，漉して作る（赤唐辛子粉に花椒や八角などのスパイスを加える場合もある)。辛味だけでなく香り，旨味があり，あとをひく辛さが特徴。

ネギ油：植物油（2ℓ）に長ネギの緑部分（12～15本），玉ネギ（5玉），ショウガ（5個）を加え，ゆっくり弱火で一時間程熱し，長ネギ，玉ネギが黒褐色になるまで熱し，漉して作る。ネギの風味がぎゅっとつまったのが特徴。

フライドガーリックオイル：エキストラバージンオリーブオイル（0.5ℓ）にクラッシュ又はスライスしたガーリック（100g）を加え弱火でゆっくり加熱し（約15分），きつね色になったら漉して作る（途中，赤唐辛子を加える場合もある。また，きつね色にフライされたニンニク片は再利用する)。芳ばしい風味豊かな香りが特徴。

表4　シーズニングオイルの種類

スパイス系	トウガラシ，ジンジャー，オニオン，ガーリック，バジル等
ミート系	スキヤキ，チャーシュー，ローストチキン，ベーコン等
野菜系	ローストモヤシ，ヤキトウモロコシ，クックドトマト等
魚介系	カツオブシ，焼シャケ，ローストシュリンプ等
デアリー系	ローストバター，ローストチーズ等
調理系	オコノミヤキ，カレー，マーボードウフ，ミートソース等
調味料系	ローストショウユ，ローストミソ，ローストソース等

5　シーズニングオイルの製造技術

シーズニングオイルは，原料素材の選択，組み合わせ，抽出条件，製造工程を変えることにより様々な香味を付与することができる。例えば，図2にオニオンシーズニングオイルの抽出温度の違いによる香気成分について，そのガスクロマトグラムを示す。抽出時間は一定であるものの加熱温度のみが違うだけで得られる含硫化合物の種類，量とも全く違うものとなっている。当然，官能評価でも各々の香気は違った特徴を示している。このように，多種多様なシーズニングオイ

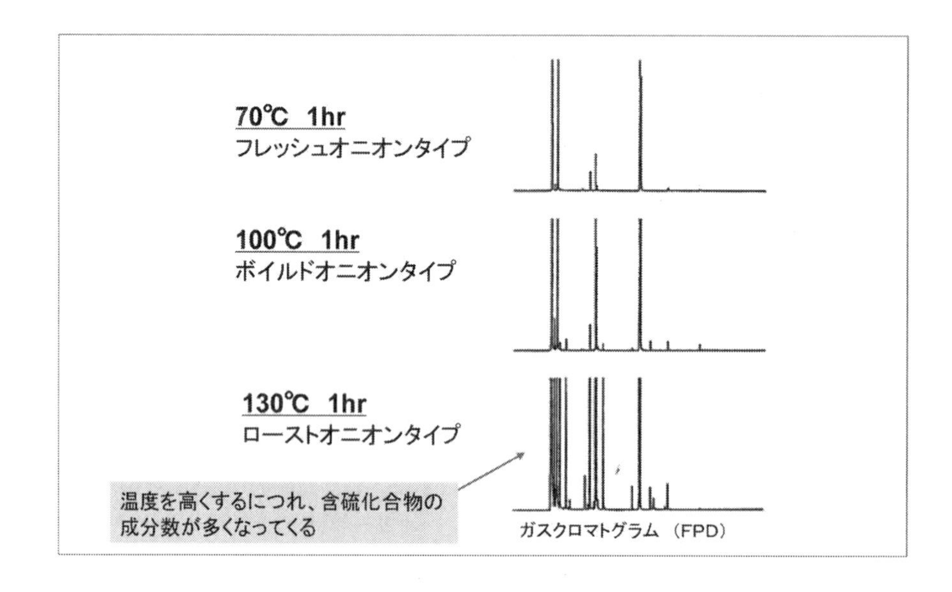

図2　オニオンシーズニングオイルの抽出温度の違いによる香気成分（含硫化合物）の差

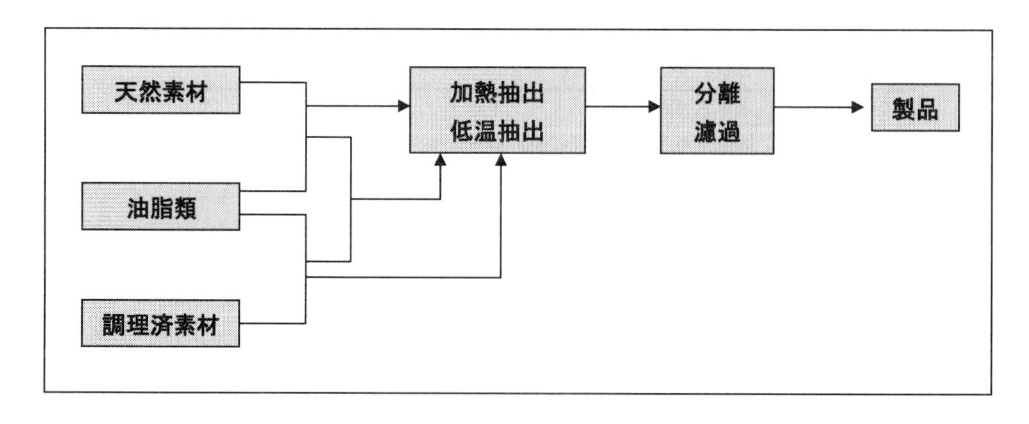

図3　シーズニングオイルの基本的な製法

ルであるが，基本的な製造方法は，植物性原料，動物性原料の風味を植物油脂，あるいは動物油脂を用いて加熱等物理的操作により風味を油脂に移行させるという方法である。一般的な製法については，図3に示す。この項では，様々な製造方法の中でも一般的な低温抽出法と加熱調理抽出法について述べ，さらにメイラード反応の応用について述べることとする。

5.1　低温抽出

ドレッシングや即席麺のトッピングとなるネギなどのように，素材そのものの持っているフレッシュな香味を油脂で抽出する際に用いられる。素材そのものの香味を抽出するには生の原料をそのまま用いればよいが，これには様々な障害がある。ひとつに原料の品質である。生の原料であるため，産地，収穫時期，その年の出来具合（天候など）によりかなり原料の風味に差が生じてくる。さらに，充分な量の原料の確保も難しい場合が多い。したがって，原料の選択が最も重要となる。また，原料の前処理方法もしばしば問題となることが多い。ネギやニンニクなどのAlliums属の原料は抽出しやすいように粉砕やカットをすると直ちに酵素反応が始まり，揮発性成分が生成してくるため，一定な品質の抽出物を得ることがむずかしい。したがって，素材そのものの香味を抽出する際には，品質管理と工程管理が非常に重要となる。

低温抽出でシーズニングオイルを製造する際，他にも問題点はある。生の原料を用いているため水分が多い原料の割合が多くなり，油脂層と固形分，水層部分が充分に分離せずエマルジョンとなることが少なからずある。様々な濾過器や濾過助剤などを使用して固液分離を行わなければならず，製造の際の大きな障害となることもある。また，その処理に手間取っていると香味の劣化につながってしまうことがあるため注意が必要である。

5.2　加熱調理抽出

多くのシーズニングオイルは加熱調理した際の風味を再現しているため，加熱調理抽出が最も多く用いられる。料理方法は，煮る，炒める，揚げる，焼く，焙るというように様々あり，それらの調理方法から生じる香味を再現するためには様々な製造装置が用いられる。

煮込んだ香味に対する加熱温度は概ね100℃程度であり，還流管付の攪拌釜が用いられる。それに対し，炒める，揚げる，焼く，焙るなどといった調理方法の香味を再現するには通常の還流管付攪拌釜では充分な加熱温度が得られないため，他の製造装置が用いられる。例えば，揚げたり炒めたりしたときの風味には開放系での加熱釜を用いてシーズニングオイルを調製する。この場合，原材料に水分を含んでいなければ素早く目的とする加熱温度に到達して，比較的目的とする香味が得られることが多いが，生の原料など水分を多く含む原料を用いると目的温度に到達するまでの時間も長く，また，水分を蒸発させながら加熱していくため，軽い香気が損なわれることが多い。そこで，開放系の加熱釜を用いるとどうしても軽い香気が失われがちであるため，軽い香気も得ようとするなら加圧反応釜を用いる。密閉系で加熱を行うために加熱温度も充分に高くすることができ，目的とする香味を有するシーズニングオイルを得ることができる。この場合，先ほどの低温抽出と同様に油層が分離せずに後処理が困難となることが多いので注意が必要である。

5.3 メイラード反応の応用

前項までで述べてきた方法は，主に素材そのものの香味に関して述べてきたが，シーズニングオイルの多くは，各種料理の風味を再現することが多い。同じ食材でも料理方法によって全く違った風味となるため，シーズニングオイルの開発もその料理の種類によって工夫が必要となる。

多くの加熱調理した食材は，加熱前に比べて食欲をそそる美味しそうなにおいがする。食材そのものから発現する香気もあれば，各種調味料や香辛料などと一緒に加熱することにより，一層好ましい香気を発現する食材もある。これらの香気は加熱によって食品中の成分がお互いに反応して生じる。一般に食品は，炭水化物，油脂，タンパク質が構成成分の大部分を占め，生じてくる香味はそれらの成分が加熱によって反応して生成してくるものと考えられている。その中でも特に重要な反応が糖とアミノ酸によるメイラード反応である。このメイラード反応によって生成する香気は，ピラジン類，チアゾール類，フラン類，チオフェン類，ピロール類など多くの含硫，含窒素複素環化合物であり，これまで多くの加熱調理食品より見いだされている。加熱調理した食品の香気は，単一の化合物がある調理食品を想起させるということはほとんどなくて，様々な香気成分のバランスにより，各調理食品の特徴を示している。したがって，アミノ酸と糖との組み合わせをはじめとして他の食品素材などを組み合わせることにより多様な加熱香気を発現することができる。また，加熱温度や加熱時間など他の物理的条件を変えることによって使用する原材料が同じでも最終的な香気は全く違うものも作り出すことができる。

最近の消費者の要望は，単純な素材の加熱調理した香味ではなく，より完成された複雑な香味に対する要望が多くなっている。ミート感を付与する目的でシーズニングオイルを調製する際も，最終製品の目的とする料理が何であるのかによって，主原料はもちろんのことその素材を引き立てる副原料（香辛野菜や調味料）も慎重に吟味し，より目的とする調理品の風味に近づけなくてはならない。

加工食品技術が進歩していく中，求められるシーズニングオイルの香味も多様化してきており，メイラード反応の利用も単純な糖－アミノ反応だけでは消費者のニーズに応えることはできなくなっており様々な食材を利用してより複雑な香味を有するシーズニングオイルとなってきている。

6　フライドガーリックの香気成分及びフレーバー開発

中華，洋風問わず広く料理に使われる香辛野菜の代表であるニンニクを例にとり，ニンニクが油で芳ばしく加熱された香りがどのようなものであるか分析を試みた。スライスしたニンニク（青森県田子産）に米サラダ油を加え，きつね色になるまで加熱したフライドガーリックを分析対象とした。得られた香気濃縮物をGC-MS分析し，150以上の成分を同定または推定した。代表的な香気成分を表5に示す。得られた分析データに基づき，GCと人間の嗅覚を組み合わせたスクリーニング方法であるAroma Extract Dilution Analysis（AEDA）法[10]を手法としフレーバークリエーションを試みた。結果，加熱調理した時のカリカリとした芳ばしさ，また油で素揚げした時のフライ感を特徴に持ったフライドガーリックフレーバーを開発することができた。このように開発したフレーバーをシーズニングオイルと組み合わせることで，強さと自然な調理感が強化されたフライドガーリックの風味を再現できると考えている。

7　おわりに

見た目は同じでも，精製された油脂と違い，味，香りのある香味油は格段においしさを与える。香り成分は本来的に油溶性であるため，オイル抽出という操作で得られるシーズニングオイルは，もともと自然な風味が得られやすい。また，油と素材を加熱することによって生成されるものは素材の香りだけでなく，油そのものが加熱された香りも生む。この加熱した油自体の香りは，我々

表5　フライドガーリックの香気成分（抜粋）

allyl mercaptan	2-ethyl-5-methylpyrazine
allyl methyl sulfide	2-ethyl-3-methylpyrazine
2,3-pentanedione	(2*E*,4*E*)-hexa-2,4-dienal
dimethyl disulfide	1-propenyl propyl disulfide
allyl propyl sulfide	allyl propyl disulfide
allyl alcohol	2-ethyl-3,6-dimethylpyrazine
diallyl sulfide	acetic acid
2-methylpyrazine	diallyl disulfide
allyl methyl disulfide	allyl methyl trisulfide
methyl 1-propenyl disulfide	phenylacetaldehyde
2,5-dimethylpyrazine	diallyl trisulfide
2,6-dimethylpyrazine	(2*E*,4*E*)-deca-2,4-dienal
2-ethylpyrazine	2-vinyl-4*H*-1,3-dithiine
dimethyl trisulfide	

人間のおいしいと思う部分をかなり刺激する。一方，スパイスは隠し味として，長い時間をかけた食文化の中で様々な種類，使われ方をされ食されてきた。このように色々な素材とスパイスを油で抽出して得られるシーズニングオイルを上手に使うことで，よりおいしい食品や加工食品が出来上がると確信する。これからもおいしさに貢献すべく，高品質なシーズニングオイルの開発をしていきたいと考える。

文　　献

1） 伏木亨＋未来食開発プロジェクト／編著，うまさ極める，p 33-44，かもがわ出版（2002）
2） K.T.Farrell, “SPICES CONDIMENTS AND SEASONINGS”, p 331, 291, THE AVI Publishing Company, Inc.（1985）
3） 伊東昭，鈴木敏信,月刊フードケミカル，**6**(6)，p 64-72（1990）
4） 油脂，57(9)，p 30-33（2004）
5） 日本農林規格品質表示基準食品編 3　第 10 節 油脂及び油脂加工品
6） 食品化学新聞，2010 年 4 月 22・29 日（合併号）
7） ㈶日本油脂検査協会，平成 21 年度事業報告書
8） 中山時子監修，中国食文化事典，p 357，角川書店（1988）
9） 富士経済,「フード＆サービス」マーケティングレポート，No.1165，p 3（2010）
10） W.Grosch, *Flavour and Fragrance J.*, 9, p 147-158（1994）

第16章　ウコンの栽培と醗酵ウコンの製造開発

与那覇 恵*

1　ウコンとは

ウコン（*Curcuma longa* L.）は，ショウガ科，クルクマ属の多年生植物であり，英語名を「ターメリック」，カレーの原料となっているスパイスの一つである。一般に高温多湿な気候を好み，南アジア，東南アジアを中心に熱帯から亜熱帯にかけて広く分布している[1,2]。沖縄では方言名で「うっちん」と呼ばれ，専売制度により琉球王朝の財政を支えたのは，このウコン（通称「秋ウコン」）であった。なお，ウコン以外に同じクルクマ属の仲間でよく知られているものには，キョウオウ（*Curcuma aromatica* S.），通称「春ウコン」と呼ばれているもの，ガジュツ（*Curcuma zedoaria* R.），通称「紫ウコン」と呼ばれているものがある。

昔からウコンには様々な効用があるといわれており，利胆薬として肝炎，尿道炎，胆石症，カタル性黄疸に用いられるほか，芳香性健胃薬としても有効である。また，外用としてはウコン粉末を水で練り，痔，すり傷，関節炎等に外用されており，漢方では，吐血，鼻血，血尿時に用い，止血に利用されている[3]。さらに，ウコンの乾燥物を蒸留して得たターメリック油は軽い殺菌作用があり，抑酸薬としても用いられ，少量では駆風，健胃，食欲増進および強壮剤として用いられる[3]。特にウコンの主要成分であるクルクミンには，抗血栓作用[4]，抗酸化作用[5]，抗変異原作用[6]，また抗ガン作用[7,8]，コレステロール低下作用[9]，アルツハイマー予防効果[10]などの効用を有することが報告されている。

2　ウコンの栽培[11]

ウコンは暖かい気候を好む植物で，生育気温は15～33℃といわれており，沖縄では3～12月までのおよそ10カ月間が生育可能時期である。ウコンの日本国内での主な産地は沖縄ではあるが，福井，埼玉，青森での栽培事例があることから日本国内の広い地域で栽培は可能であると考えられている。しかし，生育気温を考えると，気温の高い夏場を中心に栽培し，暖かい時期に根茎部分も成長するので，気温の低い地域では収量が低下することが懸念される。

＊　Megumi Yonaha　㈱琉球バイオリソース開発　研究開発室　室長

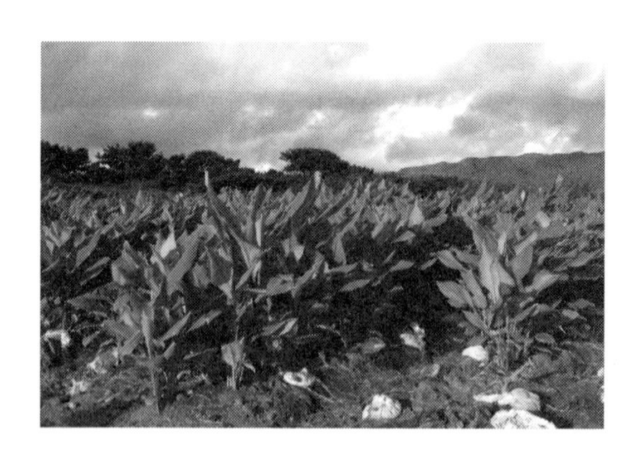

図1　ウコン畑写真

栽培は3～5月ごろに，種イモを深さ15～20センチの穴に植えつける。種イモは収穫した根茎部分の一部を用い，根茎のどの部分でも良いが大きい方がよく育つ。重さは30～50gくらいが良く，太さは大人の親指以上のものを選び植え付けを行う。植えつけ後は約1カ月で発芽し，6月の中頃から大きく伸び始め，成長するとその背丈は1.5メートル以上にもなる（図1）。夏ごろになると地下では種イモが分球し，大きくなっていくが，根茎が大きく実り始めるのは9月を過ぎてからで，その後気温が下がると葉が枯れ始める。ウコンの根茎は葉が枯れた後に土から掘り起こし収穫を行う。沖縄では12月から翌年2月にかけて行われている。

ウコンは病害虫がほとんどつかないため手間がかからず，簡単に育てられるが，栽培中の気象災害は生産量に大きく影響を与える。特に沖縄では台風による強風と干ばつにより収穫量が大きく左右される。台風による被害対策としては，防風ネットで強風の勢いを弱め，ウコンを守る方法の検討[12]，畑の周りを防風林で守る工夫もされている。また干ばつの際は，スプリンクラーやホースでかん水すれば問題はない。

3　醗酵ウコンの製造開発

ウコンには様々な効果が報告されており，沖縄では琉球王朝時代より民間薬として受け継がれ，「肝臓の特効薬」,「二日酔い防止」などの目的で使われてきた身近な薬草の一つであるが，その独特の土臭さや苦みのため有効利用が困難であった。このことを解消するため，我々は，地元の琉球大学との共同研究により，独自の発酵技術を用いて，ウコンの嗜好性や効用を高めた「醗酵ウコン」を開発するに至った。発酵技術は様々な国において伝統的な食品加工技術として用いられており，インドネシアでは大豆をクモノスカビで発酵させたテンペ[13]，トルコでは野菜を乳酸菌で発酵させたマスオーニなどがあり，日本においては大豆発酵食品として納豆，味噌，醤油等がある。沖縄においても紅麹菌で豆腐よう，黒麹菌で泡盛といったように独特の発酵食品がある。これらは微生物のもたらす恩恵を受け，健康維持，老化制御など様々な機能性があることが報告されている[14~16]。ウコンを乳酸菌で発酵させた「醗酵ウコン」は，ウコン独特の苦みや土臭さが改善され飲みやすくなり，嗜好性の改善が確認できた[17]。さらに，カルシウム，マグネシウムおよび鉄などのミネラル含量が発酵後に増加，抗酸化活性の増加，ラットを用いた動物実験では肝機能改善効果，高齢者における酸化ストレスに対する改善効果が明らかとなっている[18~23]。

3.1　醗酵ウコンの抗酸化活性[18~22]

ウコンにはもともと抗酸化活性があることは知られており[5]，発酵食品の抗酸化活性の報告も多数あることから[13~16]，発酵によるウコンの抗酸化活性の変化を確認したところ，リノール酸に対する酸化抑制効果およびウサギ赤血球膜ゴースト系において抗酸化活性の増加が確認できた。さらに，醗酵ウコン摂取がヒトの酸化ストレスに及ぼす影響を検討するため，酸化ストレスマーカーである尿中8-OHdG量について評価を実施した。まず，酸化ストレスの程度を高齢者（平均年齢90歳）と若年者（平均年齢28歳）で比較を行ったところ，高齢者の方が若年者より高値を示し，加齢によりDNAレベルの酸化障害が進行することが示唆された。そこで，醗酵ウコン含有食品を醗酵ウコンが2.0 g/dayになるように組み合わせ，勝山病院（沖縄県名護市）に入所している高齢者10名（男性2名，女性8名）に12週間摂取してもらった。その間，摂取0週目，6週目，12週目および摂取終了2週目に尿を採取し，尿中の8-OHdG量の測定を行った（図2）。その結果，図2に示すように，尿中8-OHdG量は，摂取期間に伴い低下傾向を示し，さらに摂取終了2週目でも摂取12週目と比べ低下していた。このことより，昔から沖縄で薬草として食されてきたウコンを発酵させた醗酵ウコンには，ヒト体内での酸化ストレス低減作用があることが示唆された。

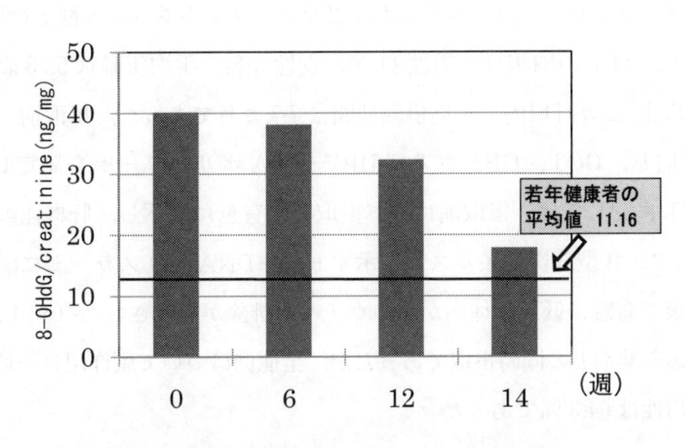

図2　醗酵ウコン摂取時の尿中8-OHdG量変化

3.2 アルコールおよび脂質代謝に対する影響

醗酵ウコンの肝臓でのアルコール代謝機能を評価するために，ラットおよびヒトでのアルコール代謝実験を行った[21]。ラットに10％エタノールを自由摂取させ，肝ADH（アルコール脱水素酵素）およびALDH活性（アセトアルデヒド脱水素酵素）に及ぼす影響を，醗酵ウコン，ウコン，および基本食を与えて比較したところ，醗酵ウコンを摂取したラットのALDH活性値は，基本食群のみならずウコン食群より高い活性が認められ，醗酵ウコンは，肝臓でのアセトアルデヒドの分解を速やかに行うことで，肝臓にかかる負担を軽減する効果のあることが示唆された。さらに，ヒトにおいてアルコール飲酒時に醗酵ウコンを摂取することでエタノール分解がより速く進行し，速やかに分解して酢酸まで代謝されることがわかってきている。

また，脂質代謝機能に及ぼす影響を検討するため，ラットに高脂肪高コレステロール食とそれにウコンと醗酵ウコンをそれぞれ添加したものを与えた実験を行い，脂質代謝の面から醗酵ウコンの肝機能に及ぼす影響を検討した[23]。その結果，高脂肪高コレステロール食のみを与えたラットについては血清中の脂質含量及び肝機能の指標となるGOT，GPTおよびγ-GPTの値の上昇が認められている。一方，醗酵ウコンを与えたラットの血清中の総コレステロール（TC），トリグリセライド（TG），さらにGOT，GPTおよびγ-GTPの値において上昇抑制が確認されている。特にγ-GTPにおいてはウコンよりも醗酵ウコンのほうが有意に低値を示した。また肝臓中の総脂質量，TG，TCにおいても同様の効果が期待されている。これらの結果より醗酵ウコンは肝臓による脂肪代謝を亢進させることで，脂肪の蓄積を防ぎ，それが脂肪肝を抑制することになり，結果として肝機能を正常に戻す効果を示したと考えられる。

3.3 B型慢性肝炎患者に対する効果[24]

B型慢性肝炎治療のために野村消化器内科を訪れた14名の患者を対象とし，醗酵ウコンを治療薬であるインターフェロン，ラミブジンおよびウルソデオキシコール酸との併用で，4 g/day摂取してもらった。14名の内訳は，男性11名，女性3名，平均年齢は52.3歳であった。摂取期間は，4カ月以上12カ月以内で平均摂取期間は7.7カ月であった。摂取前，摂取後数カ月の間隔に分けて採血し，GOT，GPTおよびHBV-DNAポリメラーゼを測定した。その結果，GOTおよびGPTに関しては，摂取前に比べ摂取後で有意に低下し，肝機能の改善が示唆された（図3）。さらに，B型肝炎ウイルス量を示すHBV-DNAポリメラーゼに関しても同様に摂取前に比べ摂取後で有意に低下し体内からのウイルス排除が示唆された（図4）。本試験ではB型肝炎治療薬である薬剤との同時摂取であったが，全症例について副作用は一切見られず，その有効性および有用性は64.3％であった。

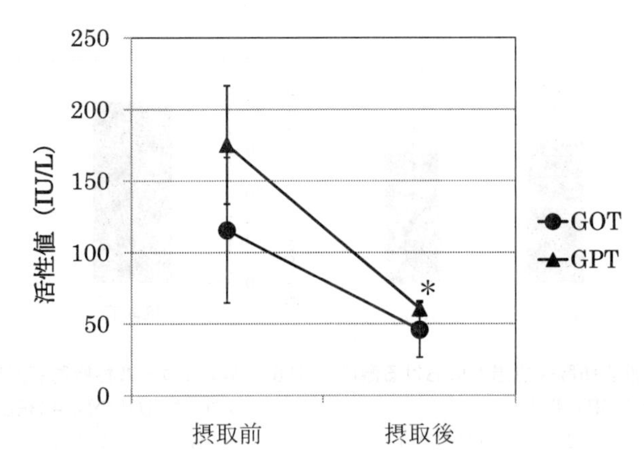

図3　B型慢性肝炎患者に対する醗酵ウコン摂取時の GOT および GPT 変化
＊摂取前と比較して有意差（P<0.05）

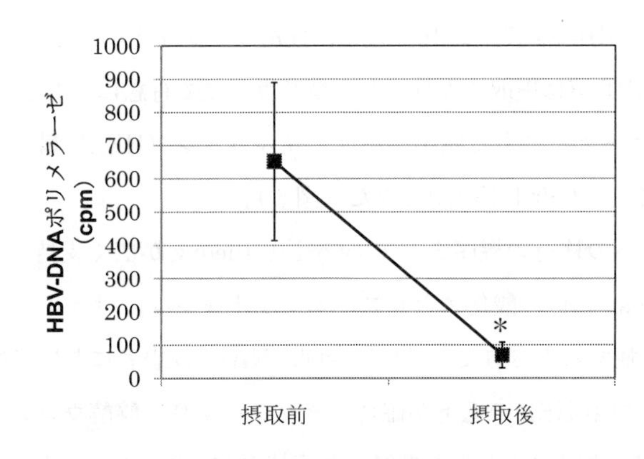

図4　B型慢性肝炎患者に対する醗酵ウコン摂取時の HBV-DNA ポリメラーゼ変化
＊摂取前と比較して有意差（P<0.05）

3.4　非アルコール性脂肪性肝疾患（NAFLD）に対する効果

非アルコール性脂肪性肝疾患 Nonalcoholic fatty liver disease（NAFLD）は単純性脂肪肝から脂肪性肝炎，肝硬変までを含む病態であり[25]，その NAFLD の重症型と考えられる非アルコール性脂肪肝炎 Nonalcoholic steatohepatitis（NASH）は肝組織で壊死，炎症や線維化を伴う脂肪性肝炎を認める疾患であり，肝硬変から肝がんを併発し[26]，10 年生存率は 50 ～ 70 %と報告されている。近年我が国における肥満の頻度は上昇しており，検診受診者における NAFLD の頻度は 8 %，NASH の頻度は少なくとも成人の 0.5 ～ 1%と推定されており，今後さらに増える可能性が高い。現在，NASH に対する治療として抗酸化作用を有するビタミン E が用いられており，その効果が肝組織においても確認されている[27,28]。3.1 でも述べたように，醗酵ウコンは発

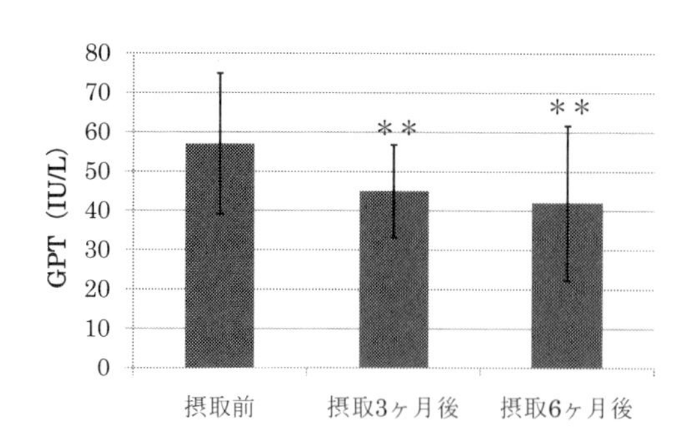

図5　非アルコール性脂肪肝疾患患者における醗酵ウコン摂取時の GPT 変化
＊＊摂取前と比較して有意差（$P<0.01$）

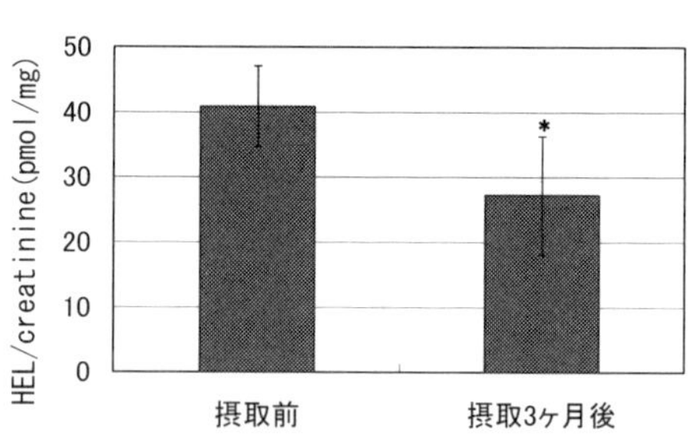

図6　非アルコール性脂肪肝疾患患者における醗酵ウコン摂取時の尿中 HEL 量変化
＊摂取前と比較して有意差（$P<0.05$）

酵させることで抗酸化活性が増加しており，NAFLD に対して有効性が示唆されたため検討を実施した。琉球大学第一内科および関連施設外来受診者で，NAFLD と診断された方，10 名（男性 6 名，女性 4 名），平均年齢 47.1 ± 16.5 歳に，醗酵ウコンを 1.5 g /day，6 カ月間摂取してもらった。その結果，GPT 値は摂取 3 カ月後および 6 カ月後で有意に低下した（図 5 ）。また，脂質過酸化初期段階のマーカーである尿中ヘキサノイルリジン（HEL）量について測定を行った結果，摂取 3 カ月目で有意な低下が確認できた（図 6 ）。

脂肪肝から NASH への移行の機序として two-hit theory が広く支持されている[29]。肝細胞への脂肪の沈着に（1 st hit），酸化ストレス，エンドトキシン，サイトカインなどの 2 nd hit が加わり NASH が発症するとされている[29]。今回，NAFLD 患者において醗酵ウコンを摂取することで GPT および尿中 HEL の低下が確認できたことより，醗酵ウコンの抗酸化活性の働きによって，2 nd hit での酸化ストレスが低減され症状の改善につながったと示唆された。

4　おわりに

ウコンは沖縄では古くから肝臓に良いとされ用いられてきた身近な薬草であり，世界的には「ターメリック」として良く知られているスパイスの一つである。そのウコンを発酵させた醗酵ウコンは発酵過程を経ることで，ミネラル含量の増大，抗酸化活性の増加，嗜好性の改善などに加え，肝機能改善効果が確認されてきた。また，近年増加が懸念される肝疾患の予防効果も期待されることがわかってきた。今後は沖縄に豊富に存在する薬草類を製品開発に活用し，日常の食生活の中で美味しく，あくまでも食品として摂取でき，生活習慣病の予防を目的とした沖縄発の機能性食品の開発を目指している。

文　　献

1）Nadkarni KM., In: Indian Meteria Madica (Ed.Nedkarni KM.), Popular Prakashan, Bom bay, 414 (1976)
2）Sanagi M *et al, J.Chromnatographic Sci.*, **31**, 20 (1993)
3）日本公定書協会, 新しい薬用植物栽培法, 廣川書店
4）R.Srivastava *et al., Thromboisis Research*, **40**, 413 (1985)
5）Sharma OP., *Biochem. Pharmacol*. **25**, 1811 (1976)
6）K.Polasa *et al., Mutagenesis*, **7**, 107 (1992)
7）B.B.Aggarw *al et al., Anticancer Research*, **23**, 363 (2003)
8）R.A.Sharma *et al., European J.Cancer.*, **41**, 1955 (2005)
9）D.Subba Rao *et al., J.Nutrition.*, **100**, 1307 (1970)
10）L.Baum *et al., J.Alzheimer's Disease.*, **6**, 367 (2004)
11）金城鉄男, 新特産シリーズ　ウコン－秋ウコン・春ウコン・ガジュツの栽培と加工・利用－, p 46, 農文協 (2007)
12）金城鉄男ほか, 九州農業研究, **63**, 31 (2001)
13）H.Ezaki *et al., J.Agric.Food Chem*, **44**, 696 (1996)
14）H.Ezaki *et al., Acs Symp Ser (Am. Chem. Soc.)*, **546**, 353 (1996)
15）H.Ezaki *et al., Nippon Shokuhin Kogyo Gakkaishi.*, **37**, 474 (1990)
16）H.Ezaki *et al., J.Agric.Food Chem.*, **45**, 2020 (1997)
17）稲福盛雄, 特許第2949411号, (1999)
18）稲福直ほか, 南方資源利用技術研究会誌, **15**, 21 (1999)
19）稲福直ほか, 第53回日本栄養・食糧学会大会講演要旨集 (1999)
20）久保田めぐみほか, 第53回日本栄養・食糧学会大会講演要旨集 (1999)
21）本郷富士弥ほか, 21世紀食と健康フォーラム (2000)
22）N.Inafuku *et al.*, 2000 International Chemical Congress of Pacific Basin Societies, (2000)
23）国吉めぐみほか, 沖縄畜産, **36**, 1 (2001)
24）野村喜重郎ほか, 日本臨床代替医学会誌, **3**, 28 (2005)
25）Matteoni CA *et al., Gastroenterology*, **116**, 1413 (1999)
26）Bugianesi E *et al., Gastroenterology*, **123**, 134 (2002)
27）Harrison SA *et al., Am. J. Gastroenterology*, **98**, 2485 (2003)
28）Hasegawa T *et al., Aliment Pharmacol Ther.*, **25**, 1667 (2001)
29）Day CP *et al., Gastroenterology*, **114**, 842 (1998)

第17章　ワサビの栽培と機能性成分の応用開発

永井　雅*

1　はじめに

海外においても「WASABI」の言葉が通じるように，ワサビは世界が注目するスパイスのひとつと言えるが，ワサビは古来より日本人の食生活の中で重要な役割を果たしてきた香辛料である。学名「*Wasabia japonica*」が示すとおり，日本原産の植物とされている。ワサビに関する最も古い記述は，奈良県明日香村の苑池から出土した木簡に記された「委佐俾三升（わさびさんしょう)」で飛鳥時代のものとされている。当地が薬草園であったことから，ワサビは古くから薬草として用いられてきたことがうかがえる。江戸時代の「和漢三才図会」では，「有解魚毒麪毒之功也（魚毒・麪毒を解する効果がある)」との記述があり，また「日養食鑑」では「鬱を散し気を開き汗を発し胸膈を利し痂積を逐ふ魚肉蕎麪の毒を解す」とあり，人々はワサビの薬効に注目して使い続けてきたことが分かる。近年になって，食生活と健康の関係が注目されるようになり，ワサビの様々な生体調節作用が明らかになりつつある。本章では，ワサビの栽培と機能性成分の応用開発について述べる。

2　ワサビの栽培

日本においてワサビ栽培の発祥地と言われているのが，静岡県静岡市の山間部に位置する有東木地区である。慶長年間（1596～1615年）に自生していたワサビを村人が湧水地に移植したのが栽培の始まりであり，ここから各地に栽培法が広められたとされている[1)]。また，延享元年(1744年)，三島の代官斉藤喜六郎の命を受けた伊豆天城の板垣勘四郎が椎茸栽培の指導のためこの地に派遣され，任務を終えた板垣が帰国の際に，ワサビの苗を密かに持ち帰り栽培したのが伊豆地方でのワサビ栽培の始まりと言われている[2)]。

現在において，ワサビは全国的に栽培が行われている作物である。平成20年度の全国のワサビ生産量は3,742 t（根茎，葉柄の合計）である（林野庁統計，平成20年主要品目別生産動向より)。主要な産地である静岡県，長野県，岩手県，島根県の生産量はそれぞれ，1,305 t，1,041 t，

＊　Masashi Nagai　金印㈱　総合企画本部　名古屋研究所　所長代理

658 t，198 t である。

現代のワサビ栽培の様式は，「沢栽培」と「畑栽培」に大別され，沢栽培はさらに「渓流式」，「地沢式」，「畳石式」，「平地式」の 4 つの形式に分類される[3]。渓流式は自然の渓流に砂を敷いて田を作り，大石で苗を押さえる方法で，少ない養水での栽培が可能である。山口県，島根県など中国山脈を中心に行われる栽培方法である。地沢式は渓流式を改良した方法で，砂利の層が厚めである。静岡県安倍川上流地方，東京都奥多摩地方に見られる栽培方法である。畳石式は傾斜地を段々畑にして栽培する方法で，豊富な水量が必要だが生育が早い。静岡県伊豆半島天城山地方に特徴的な栽培方法である。平地式は河川に沿って平坦地を 1 ～ 2 m 掘り下げ，畦を作って植え付け，湧き出る養水を利用する。長野県南安曇地方独特の様式で他の地域では見られない栽培方法である。畑栽培は水中ではなく山間の畑地で栽培する方法である。かつては畑地，桑畑，梅園，柿園などが栽培地として利用されてきたが，近年ではスギやキハダの林間を利用する場合が増えてきている。

ワサビの苗の生産方法としては，一般的には栄養繁殖の株分け（分けつ）苗と種子繁殖の実生苗がある。株分け苗は収穫時期に親株から分けつした物を切り取り，葉茎の長さ等を調整して苗とする。この繁殖方法は親株と同一の形質が子株に継承されるため，優良種の保持に適している半面，ウイルスや細菌を親株から受け継ぐ危険がある。一方，実生苗は種子を発芽させて苗を得る方法である。種子がウイルスや細菌などに感染していることはないとされている。実生繁殖は交配による品種改良が可能である反面，個々の形質のばらつきが大きく，品種の特性が維持し難い場合がある。

3　ワサビの品種

ワサビの品種は栽培中に選抜されたものが主体であり，また他の産地から導入された株も混在し，来歴のはっきりしないものが多い[2]。同一品種でも栽培中に形態が変化したり，形態的に似通ったものが実は異品種であったりすることもしばしば確認される。

ワサビの品種は便宜上，青茎系と赤茎系に分類される。青茎系品種は，葉柄の色が全体的に緑色で，根茎も緑色である。「だるま系統」の品種が代表的である。赤茎系品種の葉柄は根元が赤みを帯びているのが特徴で，代表品種は「真妻」である。これとは別に，繁殖方法の違いで区別する方法もある。栄養繁殖苗を利用する品種として，「伊沢だるま」，「みどり」，「真妻」，「三宝」などがある。実生繁殖苗を用いる品種として「小沢だるま」，「ふじだるま」，「加茂自交」，「静系12」などがある。「島根 3 号」は栄養繁殖と実生繁殖兼用の品種である。

また，畑栽培に適した品種開発も行われている。「みつき」は「加茂自交」と「ふじだるま」

の交配株の中から中山間地の畑栽培に適した個体を選抜し，茎頂培養により増殖させた固定品種であり，草丈が極めて高く，根茎が太く長い形態上の特徴を持つ[3]。高温耐性が高く，畑栽培に適した性質を持つ。

4　ワサビの機能性成分

ワサビに特徴的な成分として，イソチオシアネート類（Isothiocyanates；ITCs）の存在が挙げられる。一般的にアブラナ科植物は多くの種類のITCsを含有しており[4]，ワサビからは18種類が検出されている[5]。ITCsはその前駆体であるグルコシノレートからミロシナーゼによる加水分解により生成する。そのITCsの大半を占めるのがAllyl isothiocyanate（AITC）であり，鼻にツンと抜ける辛味の主体である（図1.A)。ワサビ以外の植物としては，アブラナ科のセイヨウワサビ（*Armoracia rusticana*)，カラシやキャベツに代表される*Brassica*属植物などがAITCを含有している[4]。AITCの抗菌作用に関しては多くの報告があるが[6～8]，その他にも，抗*Helicobacter pylori*作用[9]，抗酸化ストレス作用[10]などが報告されている。

ワサビに特徴的なITCsに6-methylsulfinylhexyl isothiocyanate（6-MSITC，通称；ワサビスルフィニル®）がある（図1.B)。アルキル側鎖の末端にメチルスルフィニル基を有し，ワサビが含有するITCsの中では最も分子量が多い部類に属する。このため，比較的揮発性が低く，ワサビの特徴的な香りの醸成にはほとんど寄与していない成分である。6-MSITCはワサビの根茎に290～480μg/g程度，葉柄部に20～49μg/g程度，葉に2.1～16μg/g程度含まれてい

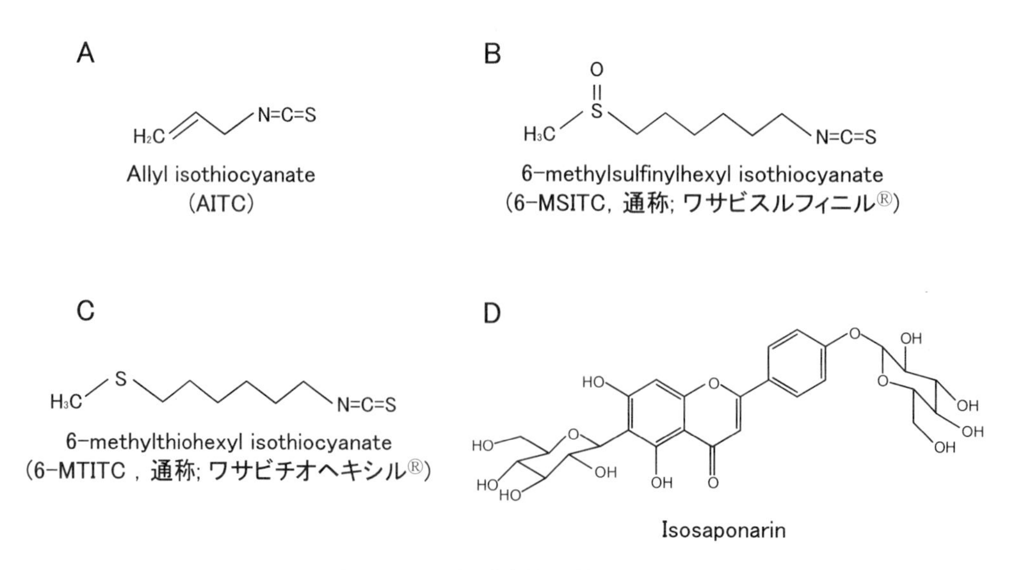

図1　ワサビの代表的な機能性成分

る[11]。ワサビ以外の植物としては，アブラナ科のシロイヌナズナ（*Arabidopsis thaliana*），ハナダイコン（*Hesperis matronalis*），ゴウダソウ（*Lunaria annua*）などが6-MSITCを含有している[4]。6-MSITCに関しては抗腫瘍作用[12]や，血小板凝集抑制作用[13]，第二相解毒代謝酵素誘導作用[14]，アトピー性皮膚炎改善作用[15]などが報告されている。また，6-MSITCに類似した成分に6-methylthiohexyl isothiocyanate（6-MTITC，通称；ワサビチオヘキシル®）（図1.C）がある。6-MTITCはワサビの香りの構成に重要な成分であり，発ガン抑制作用[16]や抗炎症作用[17]が報告されている。ITCs以外の有効成分としては，葉から見出されたイソサポナリン（Isosaponarin）がある（図1.D）[18]。イソサポナリンはワサビ葉に特徴的なフラボノイドであり，線維芽細胞のコラーゲン産生を増加させる作用が報告されている[19]。

5　ワサビの機能性成分の利用

ワサビ由来の成分として最も応用研究が進んでいるのはAITCである。その高い抗菌，抗カビ効果に着目した商品が数多く上市されている[1]。食品保存シートや冷蔵庫の消臭剤，米びつの昆虫忌避剤等の有効成分としてAITCが利用されている。

ワサビが健康によいことは数々の研究により実証されつつあるが，その辛味の強さや生野菜であるが故の保存性の悪さから，普段の生活で充分に摂取することは困難であった。そこで，ワサビの6-MSITCに着目し，6-MSITCを日常生活で手軽に摂取することができるよう，有効成分の抽出方法の開発を行った。

ITCsは細胞内では前駆体であるグルコシノレートの状態で存在するため，加水分解酵素であるミロシナーゼと反応させる必要がある。ワサビをすりおろすことにより，グルコシノレートとミロシナーゼが接触し，ITCsが発生する。このため，すりおろしたワサビ根茎を数時間インキュベートし，ITCsを十分に発生させた。この生成物中には刺激性の強いAITCが含まれている。これを除去するため，密閉容器内にて減圧し揮発性の高いAITCを除去した。この際，揮発性の低い6-MSITCはすりおろしたワサビの中に残存する。その後，含水エタノール中にて攪拌しながら抽出し，ろ液を賦型剤と共にスプレードライに供した。こうして淡褐色の粉末「ワサビ根茎抽出物」を得た。

6　ワサビ根茎抽出物を配合したサプリメントの血流改善効果・抗酸化効果

ワサビ根茎抽出物を配合したサプリメントの血流改善効果・抗酸化効果を二重盲検クロスオーバー比較試験により検証した。試験に供するサプリメントとして，ワサビ根茎抽出物とオリーブオイル，乳酸菌，ミルクタンパク加水分解物を配合し，ソフトカプセルに封入した市販品を用いた（図2）。本サプリメントは，ワサビ根茎抽出物を1日あたり120 mg含有するよう調製された。試験に際しては，事前に被験者に対して十分な説明を行い，本試験参加について自由意思による同意を得た。健康な男女20名を10名ずつの2群に分け，それぞれの群にワサビサプリメントとプラセボを試験日前日の夕食後と，試験日当日の朝に水またはぬるま湯で摂取させた。血液通過時間はMC-FAN（㈱エムシー研究所製）を用い，抗酸化力・酸化ストレス度はFRAS 4（㈱ウイスマー製）を用いて測定した。各種試験の測定は，3日間以上のウォッシュアウト期間を挟んで2回行った。

被験者の血液通過時間をMC-FANにて測定した結果を図3.Aに示した。プラセボ摂取後の52.1 ± 9.3 secと比較して，ワサビサプリメント摂取後は41.9 ± 7.0 secと有意に低値を示し，血流の改善が見られた。被験者の血液の抗酸化力（BAP）をFRAS 4にて測定した結果を図3.Bに

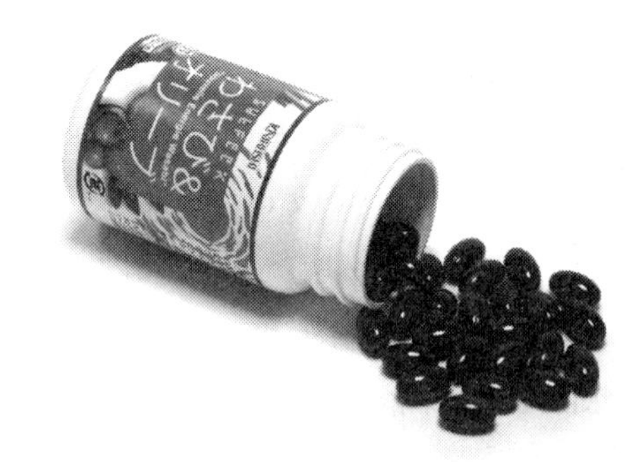

図2　ワサビ根茎抽出物を含有したサプリメント（金印スルフィーK®）

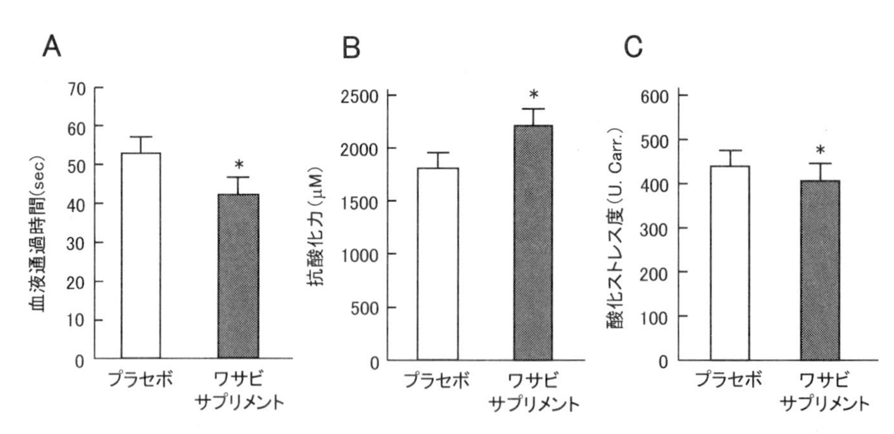

図3　ワサビサプリメントを用いたヒト試験

ワサビ根茎抽出物を配合したサプリメントの血流改善効果・抗酸化効果を二重盲検クロスオーバー比較試験により検証した。血液通過時間はMC-FANを用い，抗酸化力・酸化ストレス度はFRAS 4を用いて測定した。（平均±標準誤差，$^*p<0.05$）

示す。プラセボ摂取後の1803 ± 161.4 μM と比較して，ワサビサプリメント摂取後は2185.9 ± 164.0 μM と有意に高値を示し，抗酸化力が向上したことを示した。被験者の血液の酸化ストレス度（d-ROMs）をFRAS 4にて測定した結果を図3.Cに示す。プラセボ摂取後の438.2 ± 57.9 U.Carr.と比較して，ワサビサプリメント摂取後は401.3 ± 58.9 U.Carr.と有意に低値を示し，酸化ストレス度が低下したことを示した。

7　おわりに

民間伝承的に伝えられてきたワサビの機能性であるが，近年になってその有効性が科学的に明らかになりつつある。しかしながら，ワサビの香りや味わいと同様に，その有効成分はデリケートで希少な物が多い。今後は，ワサビの優れた有効性をより多くの消費者が手軽に利用できるよう，さらなる技術開発・商品開発が望まれる。

文　　献

1）木苗直秀ほか，ワサビのすべて，学会出版センター（2006）
2）足立昭三，ワサビ栽培，秀潤社（1987）
3）長谷川嘉成ほか，わさび博物誌，金印（2004）
4）Fahey JW., *Phytochemistry*, **56**, 5-51（2001）
5）伊奈和夫，香料，**136**(6)，45-52（1982）
6）関山泰司，JAFAN，**17**(3)，85-93（1997）
7）Kanemaru K., *Nippon Shokuhin Kogyo Gakkaishi*, **37**(10)，823-829（1990）
8）岸本憲明ほか，日本食品保蔵科学雑誌，**25**(1)，7-13（1999）
9）木苗直秀ほか，*FFI JOURNAL*，**192**，27-33（2001）
10）Hasegawa K., *PloS ONE* **5**(2)，pii: e 9267（2010）
11）村田充良ほか，日本食品科学工学会誌，**51**(9)，477-482（2004）
12）Fuke Y. *et al., Cytotechnology*, **25**, 197-203（1997）
13）Morimitsu Y. *et al., Mech Ageing Dev*, **116**, 125-134（2000）
14）Morimitsu *Y. et al., J Biol Chem*, **277**(5)，3456-3463（2002）
15）Nagai M. *et al., J Nutr Sci Vitaminol*, **55**, 195-200（2009）
16）Yano T. *et al., Cancer Letters*, **155**, 115-120（2000）
17）永井雅，*Food style 21*，**13**(12)，54-57（2009）
18）Hosoya T. *et al., Tetrahedron*, **61**, 7037-7044（2005）
19）Nagai M. *et al., J Nat Med*, **64**, 305-312（2010）

第18章　ブレンドスパイス・カレー粉の製造

高橋和良[*]

1　カレー粉の歴史

1.1　インドからイギリスをへて日本へ

日本の二大国民食の一つに挙げられ，大人から子供まで幅広く人々に愛されているカレーライス。インドの食文化を発祥として，イギリス人のインド統治時代にカレーライスとして本国に持ち帰られたとされる。その後，ヨーロッパのソース文化と融合し，小麦粉をトロミ付けに使用するなどのアレンジが施され，日本にもたらされたのは明治初期である。そのころの日本はまさに文明開化の時代であり，ハイカラな舶来料理を食べさせる洋食屋は大人気であったが，そのメニューの一つとしてカレーライスがあった。したがって，カレー粉もこの時カレーライスという料理を作るための専用調味料として日本にやってきたのだ。しかし一般的にインドには日本のようなカレー粉はないと言われている。インドではそれぞれの家庭で，料理に合わせたスパイスを水を加えながらすり潰しブレンド（これをマサラペーストという）してカレーを作る。したがってパウダースパイスを一定の比率でブレンドし，これ一品あればあらゆるカレー料理ができるというようなブレンドスパイス・カレー粉は存在しないのである。それでも，21世紀に入り飛躍的な経済発展を遂げているインドでは，簡便化の流れからインスタントマサラが出現してきている。しかし，あくまでもマサラである。チキンマサラ，マトンマサラ等と素材別の配合であり，日本のカレー粉のようにカレー料理であれば何にでも使えるというような配合ではない。したがってイギリス人が本国にカレーライスとともに持ち帰ることができたのはマサラの配合であり，カレー粉ではないのである。イギリスに持ち込まれたカレーライスは王室のレセプション等でも振る舞われ，すぐに庶民に広まった。その当時王室の御用達でもあったC&B社が，庶民の家庭でも簡単にカレーが作れるように開発したのがカレー粉のそもそもの始まりとされる。

イギリス最古のカレーのレシピは『明解簡易料理法』（The Art of Cookery Made Plain and Easy：1774年刊）の中で「カレーのインド式調理法」（To make a curry the Indian way）として紹介されている。内容はこうだ。「みじん切りのタマネギとぶつ切りの鶏をバターで炒め，ブラウンに色が変わってきたら，ターメリックとショウガ，それに胡椒を加え，クリームとレモ

＊　Masayoshi Takahashi　エスビー食品㈱　品質保証室　室長

ン汁を入れて煮る」[6]。当時のC&B社のカレー粉がどのようなものであったかは，今は知るすべもないが，1940年になってC&B社が開示したカレー粉の配合比率はクミンシード，コリアンダー，シナモン，クローブ，フェンネル，ジル，カルダモンまたはメースのいずれか四種以上を26％以上，ジンジャー，チリ，ペッパーのいずれか二種以上を26％以上，陳皮類18％以下となっている[3]。明治初期，1870年頃日本に入ってきた時にはすでにこのような配合となっていたと考えられる。この間一世紀をかけてC&B社がカレー粉をどのくらい進化させたのか定かではないが，少なくともターメリックとショウガと胡椒でのスタートではなかったであろう。

1.2　日本におけるカレー粉製造の歴史

明治初期に日本に入ってきたこの輸入ブレンドスパイス（実際にはイギリスC&B社のPure Curry Powder）であるカレー粉に刺激を受けて，純国産カレー粉を作ったのが現エスビー食品㈱の創業者である山崎峯次郎である。1923年（大正12年）のことである。彼は『カレー人生』:（真理想介著，ダイヤモンド社）の中で大正10年前後の国内のカレー粉の製造事情についてこう述懐している。「かれはさっそく唐辛子やみかんの皮を粉にしたものを研究し，カレー粉の製造にとりかかった。とはいえ，唐がらしやみかんの皮その他のものをまぜ，びんに詰めてめいめいのレッテルをはり，三ポンドのカレー粉を五ポンドにして売る—というのが当時のカレー粉であり，つまり，カレー粉の製造というのは舶来のカレー粉に増量剤をまぜるだけのことだった。だから，もとのカレー粉がどんな原料で，どのようにして製造されるのか，かいもく見当がつかなかった」[3]。

また当時のC&B社の説明書にも，カレー粉の製造法については「このカレー粉は東洋の神秘的な方法によって製造された」とただ一行書かれているだけであった[3]。要するに大正10年前後の日本においてはカレー粉の製造方法は完全にブラックボックス状態で誰も知る由もないことであったということが分かる。

1931年カレー粉の製造に関わる大きな事件が起きている。C&Bカレー粉偽装事件である。前述のように輸入品であるC&Bカレー粉を他のスパイスで増量して，国産品として，しかもC&Bよりも安い価格で販売している間は何も問題なかったが，この増量品をC&Bの海賊版として偽って販売したとして，C&Bの正規代理店から訴えが出て，洋酒密造グループが摘発されるという事件が起きた。このときC&Bカレー粉の偽物が出回っているということで，真偽が確かめられるまでの間，C&Bカレー粉そのものも一時的に物流できなくなった。当時国産カレー粉と称して販売していた多くの企業がC&Bカレー粉を主原料として増量技術で商売をしていたため，肝心のC&Bカレー粉そのものが入手できない状態，あるいは原料として倉庫に保管してあったC&Bカレー粉も差し止めにあい，製造販売ができなくなったのである。したがって，この時すでに国内で，スパイスを一からブレンドして純国産純カレー粉を作ることに成功していたメーカーだけがカレー粉を供給できる状態となり，一気に国内のカレー粉市場を純国産カレー粉が独占することとなったのである。

2　カレー粉の製造工程

図１にカレー粉の一般的な製造工程を示す。

以下，工程に沿って重要な製造技術ポイントについて解説する。

2.1　製造技術のポイント

2.1.1　原料

カレー粉の製造は，まずスパイス原料個々の品質のチェックから始まる。ほぼ全ての原料を輸入に頼るスパイスは，収穫される年や場所によって風味や辛さが微妙に異なる。この，収穫年度や国や地域によって品質の微妙に異なるスパイス原料を使って，複雑なカレー粉の風味を常に一定の品質で提供し続けるためには，言葉では表しがたい「品質を変えない」ための努力が必要で

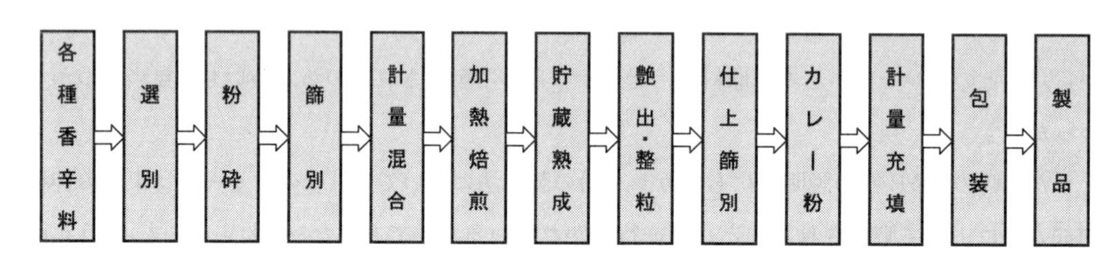

図１　カレー粉の製造工程[1)]

表１　カレー粉原料一覧表[1)]

香りを主体とするスパイス	辛味を主体とするスパイス	色を主体とするスパイス
コリアンダー，カルダモン，クミン，フェンネル，クローブ，シナモン，ナツメッグ，メース，オールスパイス，フェネグリーク，スターアニス，リカリス，アニス，ジール，キャラウェー，ローレル，サボリー，オレガノ，ローズマリー，セージ，マジョラム，タイム，バジル，マンダリン など	ブラックペッパー，ホワイトペッパー，チリーペッパー，ジンジャー，ガーリック，マスタード など	ターメリック，パプリカ

ある。使用するスパイスの個々の品質の見極めには，最新の分析機器に加え，研究者が自らの官能で確認する複合的な体制を必要とする。カレー粉の製造は単に配合表と製造工程図があればできるというような簡単なものではなく，このような味覚のプロが揃い，分析技術という科学的な検証と合わせた品質管理手法を必要とする。

表1にインドにおけるカレー粉原料の一覧表を示す。

2.1.2　配合

インドのカレー粉は通常10種類前後のスパイスを使用しているが，日本では一般的に20～30種類のスパイスをブレンドしている。

カレー粉は，各メーカーによって，その使用スパイスの種類と配合割合が異なり，その配合はノウハウとされているので，ここでは『スパイス入門』:（山崎春栄著，日本食糧新聞社）中で開示されているインドのカレー粉の配合例を表2に示す。

カレー粉配合比率の決め方について『香辛料』:（山崎峯次郎著，1958年刊）で次のように述べられている。「輸入品のカレー粉の規格は，あくまでも一応の規格であって，最優秀のカレー粉の調合比率であるか否かについては疑問がある。それはともかくとして，調合がいかに難しいものであるかを，具体的な例を示せば，クローブの調合比率を誤ると，調合した場合に薬品のような匂いが強くなって料理がまずいばかりでなく，他の香りが消されてしまう。また，シナモン

表2　インドのカレーの配合例[1)]　(%)

	A	B	C	D	E	F	G	H	I
オールスパイス				4	4		4	4	2
シナモン				4	4				
カルダモン	12	12	12	5	5				
コリアンダー	24	22	21	26	37	32	36	36	50
クローブ	4	2	2	2	2				
クミン	10	10	10	8	8	10	10	10	10
フェンネル	2	2	2	3	2	4			
フェネグリーク	10	4	10	4	4	10	10	10	5
ジンジャー		7	7	4	4		5	2	1
メース				2	2				
チリーペッパー	1	6	6	4	4	2	5	2	2
マスタード							5	3	5
ブラックペッパー			5				5		
ホワイトペッパー	5	5		4		10		5	10
ターメリック	32	30	20	30	20	32	10	28	15
食塩			5		4		10		

の調合比率を誤ると，シナモンだけの香りが強すぎて他の香りとの融合が妨げられる。そしてひとたび調合を誤れば全製品がだめになり，調合し直して再び使用することはできない。しかもこの調合の比率は，カレー粉を科学的方法によって分析しても絶対に知り得ないものである。したがって，混合香辛料の製造は非常に鋭敏な味覚をもつ人にのみ許されることである…」[3]と，いかにカレー粉の絶妙なブレンド比率を導き出すことが難しいかを語っている。現代の最新分析技術をもってしても，カレー粉の配合比率を特定することは困難である。

2.1.3 製粉

製粉，すなわちスパイスを粉にする工程である。一般的に農産物，特に穀類を製粉する場合にはロール製粉機あるいはピンミルといった，高速製粉機が用いられるが，スパイスを粉にする場合には，あまり好ましくない。効率を考えるなら，高速の製粉機を使えばよいが，それでは高速ゆえに発生する熱で，スパイスの生命ともいうべき香り成分が飛んでしまう。特にピンミルは空気を巻き込みながらの製粉となるため，より香りが飛びやすく好ましくない。そこで採用されたのがスタンプミルである。いわゆる杵と臼の原理である。製粉効率は決して高くはないが確実にスパイスの良さを生かしたまま製粉できる。香りという品質にこだわるメーカーは，古典的な技術ではあるが現代でもまだこのスタンプミルを採用している。また，スパイスはすべて植物体であるとは言え，果実，種子，根茎，蕾，樹皮，葉等の部位によってその組織構造も違えば硬さも違う。当然のことながらそれぞれのスパイスの個性をとらえながら最適な製粉条件を選定すべきである。

2.1.4 焙煎と熟成

焙煎，すなわち“煎る”という工程である。カレー粉を製造する際，最も重要で最も経験と勘を要する工程である。カレー粉はスパイスを調合しただけでは，一つひとつの香りが主張しあい，とげとげしい香りが残ってしまう。それを焙煎と熟成という工程を経ることで，それぞれのスパイスの香りを調和させ，渾然一体とした一つの香りのハーモニーを奏でさせることができる。このことにより初めてあの馥郁たる香り豊かなカレー粉を作ることができるのである。

スパイスの製粉工程では香りが逃げることを嫌いできるだけ熱のかからない工夫を必要とするが，ブレンドスパイスであるカレー粉としては香りをまとめ，かつ独特の香りを立たせるため，焙煎工程を必要とする。この技術的には一見矛盾したかのような問題の解決策として考案された仕掛けが八角ドラムという焙煎機である。香りを逃さず，かつ香りを立たせ，まとめる。そのために，銅板を使って八角形の密封釜を作り，これを回転させながら煎る方法が考案された。さらに二重にすることで，焙煎しても香りが失われず，前後左右上下に回転しつつ均一に熱が加わるような構造も工夫された。

何故，この焙煎と熟成という工程を経ると，数十種類のスパイスの香りがカレー粉という，まとまった一つの香りになるのか，この疑問に関しては未だに科学的に説明はなされていない。しかし，香りの強い物質のそばに他の食品を近づけておくと，いわゆる「移り香」と呼ばれる現象が起こる。これは香りの強い物質から揮発した香気成分が気層を通して傍の食品に吸着されたことを示す現象である。カレー粉における焙煎は，これを密閉系で加熱という条件を加えることにより強制的に行っていると考えるべきではないだろうか。すなわち，それぞれのスパイスの持つ香気成分は密閉系の焙煎釜の中で一旦気化し香気成分どうしが混ざりあい，温度の低下とともに混ざり合った香気成分として，もとの香辛料組織に再吸着されているのではないかということである。そして，熟成工程を経ることにより，その混ざり合った香り成分はさらに時間をかけてじっくりと，むらのない香りとして吸着し，あの素晴らしく豊かな香りを持つカレー粉ができあがっていくと考えられるのである。

3　配合例から見るカレー粉の条件

多くの人がカレー粉であると認識するために必要なスパイスとは何か？　何種類のスパイスがあればカレー粉として認識できるのか？　カレー粉の配合については各メーカーの重要な機密となっているために，世の中にカレー粉の配合として公開されているものが非常に少ない。そのような中で公開されている配合や料理レシピから，カレーに使用されるスパイスの出現頻度を表3にまとめてみた。

カレーに使用するスパイスの出現頻度をできるだけ明確にするために以下のような工夫をしている。レシピ集Ⅰではほとんどすべてのレシピでニンニクとショウガのペーストを使用しているが，香りの効果としては充分カレーに寄与していることから，その他の乾燥スパイスと同等の扱いをした。レシピ集Ⅰ・Ⅱ共通でガラムマサラの使用があるが，これは一般的なガラムマサラの構成スパイスとしてクローブ，カルダモン，シナモンとしてカウントしている。また，同様にオールスパイスも一般的にナツメッグ，クローブ，シナモンの香りを持つといわれることから，この三つのスパイスとしてカウントした。さらに，赤唐辛子にはチリーペッパー，カイエンペッパー，鷹の爪，青唐辛子などを統合してカウントした。さらにカスメリティはフェネグリークの葉ということでフェネグリークとしてカウントした。香菜はコリアンダーリーフではあるが，トッピング的な使用が目立つことから出現頻度は高かったが，煮込み用のローレル（月桂樹の葉）と同様に最後尾にまとめてみた。

カレー粉を構成するスパイスの要素を決めろと言われても，簡単ではない。しかし，誰でもこれはカレーか？と質問されると，はっきりとカレーであるかないかを判断できるのである。カレーとはそんな不思議な料理である。この一覧表からカレー粉に必要な条件のようなものが見えたで

表3　カレー料理レシピへのスパイスの出現頻度

レシピ集	レシピ名(63) ＼ 使用レシピ数	赤唐辛子	ターメリック	しょうが※1	クミンシード	にんにく※2	カルダモン	コリアンダー	シナモン	クローブ	ブラックペッパー	フェネグリーク	マスタードシード	フェンネル	カレーリーフ	パプリカ	メース	香菜※3	ローレル※4
		スパイス																	
	使用レシピ数	60	55	54	50	49	34	33	31	30	14	13	13	12	4	3	2	25	10
I	基本のチキンカレー	●	●	●	●	●												●	
I	クリーミーキーマカレー	●	●	●	●	●													
I	ココナッツチキンカレー	●	●	●	●	●							●		●				
I	チキンスープカレー	●	●	●	●	●					●							●	
I	チキンレバーマサラ	●	●	●	●	●	●		●	●								●	
I	ダルチキンカレー	●	●	●	●	●													
I	サグチキンカレー	●	●	●	●	●						●							
I	レッドチキンカレー	●	●	●	●	●										●			
I	キーマカレー	●	●	●	●	●	●	●	●	●								●	
I	リッチプローンカレー	○	●	●		●	●	●	●			●		●					
I	ミックスベジタブルサブジ	●	●	●	●	●		●				●							
I	バターチキンカレー	○		●	●	●	●	●	●	●		●				●			
I	ダルカレー	●	●		●	●												●	
I	なすとピーマンのカレー	●	●	●	●	●	●	●	●	●									
I	ミックスベジタブルカレー	○	●	●	●	●	●		●	●			●	●					
I	3色ドライベジカレー	●	●	●	●	●		●											
I	ベジタブルダルカレー	●	●	●	●	●		●			●		●						
I	ほうれん草と豆のカレー	●	●	●	●	●		●								●			
I	ベジタブルカレーシチュー			●	●	●	●	●	●					●					
I	スパイシーポークカレー	●	●	●	●	●	●		●	●	●		●						
I	ビーフ煮込みカレー	●	●	●		●	●	●	●	●	●							●	
I	ラムチョップカレー	○	●	●	●	●	●	●	●									●	
I	マイルドチキンコルマ	○		●	●	●	●	●	●	●	●								
I	グリーンチキンコルマ	○		●		●	●		●	●				●	●			●	
I	フィッシュチリカレー	●	●	●	●	●							●					●	
I	クリーミーフィッシュカレー	●	●	●	●	●	●		●					●					
I	いかのブラックペッパーカレー		●	●		●		●			●			●	●				
I	プローンマサラ	○	●	●	●	●	●	●	●	●								●	
I	ココナッツフィッシュカレー	●	●	●	●	●		●					●		●				
II	タケノコのトマトクリームカレー	●	●	●	●	●	●		●	●								●	
II	ジャガイモとトマトのミートソース風カレー	●		●		●	●		●	●									
II	菜の花と新じゃがのココナッツマサラ	●	●	●	●	●												●	
II	キャベツのココナッツカレー	●	●		●								●						
II	グリーンピースとそら豆入りキーマカレー	●	●	●	●	●	●		●	●								●	●
II	鯛のトマトレモンカレー	●	●	●	●	●	●	●	●	●								●	●
II	夏野菜のヨーグルトカレー	●	●	●	●	●	●		●	●								●	
II	ひよこ豆となすのカレー	●	●	●	●	●	●	●	●	●								●	●
II	ひき割り緑豆のスープカレー	○	●	●	●								●					●	
II	カボチャとオクラのココナッツヨーグルト煮	●			●								●						
II	チキンと野菜のスパイス炒めカレー	●	●		●	●	●		●	●									
II	夏大根とチキンのヨーグルトカレー	●	●	●		●	●	●	●	●								●	●
II	ひき割り緑豆とサツマイモのカレー	●	●		●	●													
II	キノコとジャガイモのマサラ	●	●	●	●	●	●	●	●	●								●	●
II	焼きナスと厚揚げのカレー	●	●	●	●	●	●	●	●	●								●	●
II	バターチキン風チキンカレー	●	●	●		●	●		●	●								●	●
II	レンズ豆のカレー	●	●		●	●												●	
II	秋鮭のココナッツカレー	●	●	●		●	●	●	●	●								●	●
II	小豆のトマトクリームカレー	●	●	●		●													
II	小松菜とジャガイモのカレー	●	●	●	●	●	●		●	●									
II	ひき割り緑豆のレモン風味カレー	●	●		●													●	
II	ケララ風野菜のココナッツシチュー			●		●	●		●	●									●
II	レンコンとサツマイモのカレー	●	●	●		●		●					●						
II	ゆで卵入り白いチキンカレー	●		●		●		●											
II	ほうれん草入りチキンカレー	●	●	●		●	●	●	●	●								●	●
III	A	●	●		●		●	●		●	●	●		●					
III	B	●	●	●	●		●	●		●	●	●		●					
III	C	●	●	●	●		●	●		●	●	●		●					
III	D	●	●	●	●		●	●	●	●	●	●		●			●		
III	E	●	●	●	●		●	●	●	●		●		●			●		
III	F	●	●		●			●			●	●		●					
III	G	●	●	●	●			●			●	●	●						
III	H	●	●	●	●			●			●	●	●						
III	I	●	●	●	●			●			●	●	●						

レシピ集Ⅰ：文献5）MARBLE BOOKS　　レシピ集Ⅱ：文献8）　　レシピ集Ⅲ：文献1）※1・2にんにくしょうがはそのほとんどがペーストあるいは生鮮のみじん切りである　　レシピ集Ⅰ・Ⅱではガラムマサラを使用しているが、一般的なガラムマサラの構成であるシナモン、カルダモン、クローブとしてカウントした　　レシピ集Ⅲではオールスパイスをシナモン、クローブ、ナツメッグに振り分けた　　※3香菜は生鮮のみじん切りあるいはトッピング使用　　※4は煮込み用月桂樹の葉　　○は青唐辛子（唐辛子には、チリーペッパー、カイエンペッパー、鷹の爪ホールを統合した）

あろうか？　さらに付け加えるならば，レシピ集Ⅰ・Ⅱにはそれぞれの著者の個人的な嗜好が入っていること，そしてレシピ集Ⅰ・Ⅱでは，日本で手に入りやすいスパイスを選ぶという著者の工夫があることを考慮すべきであろう。

4　カレー粉の応用開発例

最後にカレー粉の商品展開について述べる。国内のカレー粉市場の状況から，カレー粉のバリエーションはほとんど見当たらない。そんな数少ない中で写真2は，エスビー食品が1968年に赤缶純カレー写真1よりも，さらにスパイシー感にこだわりを持った高級タイプのカレー粉として発売したもので，当時「ゴールデンカレーパウダー」と称したものを1999年にリニューアルした「ナチュラルピュアカレーパウダー」である。写真3は同時に発売されたハーブ感を特徴とした柔らかな香りの「ナチュラルハーブカレーパウダー」である。

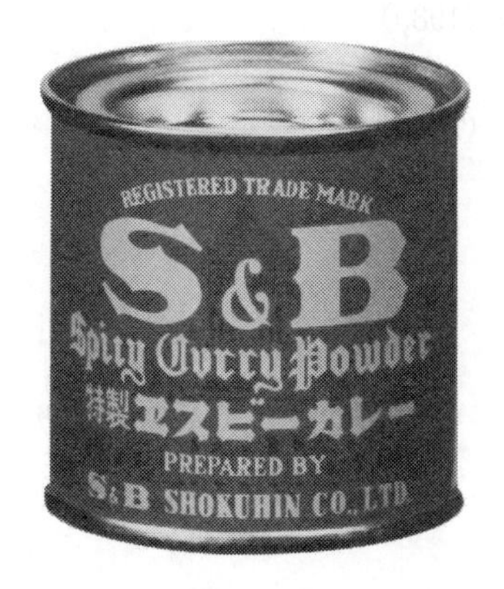

写真1　赤缶

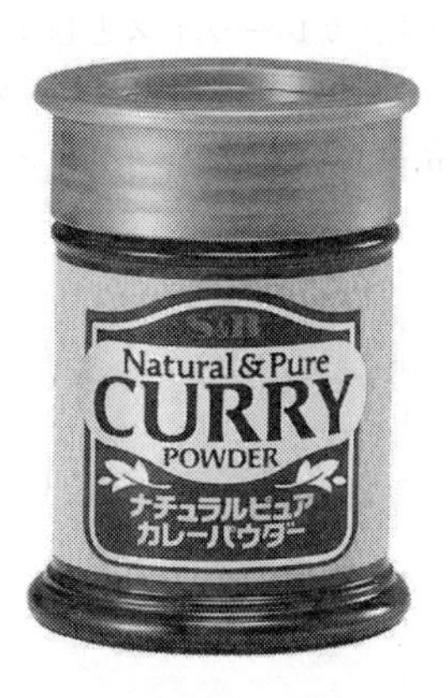

写真2　ナチュラルピュアカレーパウダー

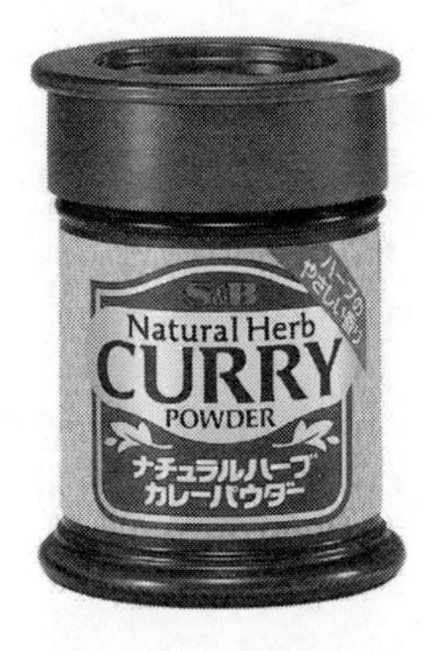

写真3　ナチュラルハーブカレーパウダー

また近年，野菜炒めやカレーチャーハンなどの調理の際の使いやすさを訴求した顆粒タイプのカレー粉や，調味料と混ぜ合わせて顆粒化した料理用カレー粉なども商品化されている。

文　献

1） 山崎春栄，スパイス入門，日本食糧新聞社（1983）
2） 山崎峯次郎，香辛料Ⅰ・Ⅱ・Ⅲ・Ⅳ・Ⅴ，エスビー食品株式会社（1973, 1974, 1976, 1978, 1983）
3） 真理想介，企業のパイオニア エスビー食品株式会社 山崎峯次郎カレー人生，ダイヤモンド社（1965）
4） 水野仁輔，カレーライスの謎，角川 SSC 新書（2008）
5） 水野仁輔，かんたん本格スパイスカレー，MARBEL BOOKS（2010）
6） 森枝卓士，カレーライスと日本人，講談社現代新書（1989）
7） 渡辺玲，カレー大全，講談社（2009）
8） 渡辺玲，旬のかんたんスパイスカレー，アスペクト（2010）

第19章　世界各地のミックスハーブ，ミックススパイス

鳴神寿彦*

1　ブレンドスパイスとは

ブレンドスパイスとは言葉の通り，複数のスパイスやハーブを混合したもので，ミックススパイスやミックスハーブと呼ばれることもある。これらはスパイス，ハーブのみを混合される場合もあるが，塩や旨味調味料を混合される場合もある。

ブレンドスパイスの性状は，一般的に乾燥した状態である。ホール（原形のまま）もあれば粗く砕かれたり，粗くカットされたものもある。また，パウダー状に粉砕されたものもある。

スパイスやハーブは世界の多くの地域で使われており，その地域ごとによく使われるスパイス・ハーブがある。またスパイス・ハーブはいくつかの種類を組み合わせて使われることも多く，それらの組み合わせ方や使う割合も地域ごとに特徴がある。

ブレンドスパイスはその地域でよく使われるスパイスやハーブの組み合わせや比率をあらかじめ混合して準備しておくことで，毎回ブレンドすることの手間を省いたものである。

通常，料理に使われる場合がほとんどであるが，飲料用ではハーブティー用やミックスハーブや，インドのチャイと呼ばれるミルクティー用のミックススパイスなどもある。珍しいところでは，燻製を作る際にあらかじめ下味付け用として使われるミックススパイスなどもある。

2　ブレンドスパイスを使うメリット

スパイスやハーブには使う素材との相性がある。トマトやチーズを使った料理でバジルやオレガノなどは頻度高く登場する。また，ディルは欧州で魚介類と合わせて使われることが非常に多いハーブである。このようにスパイスやハーブはおのおのに相性が良い素材があるため，ブレンドして使うと多くの種類の素材と相性が良くなり，色々な料理に使っても失敗が少なくなるメリットがある。

またスパイスやハーブは単品で使うとその風味特徴が表面に現れて気になることが多い。すなわち単品の香りは分かり易いため，料理から浮き上がってしまう。その香りが好きな人には良い

---

*　Toshihiko Narukami　ハウス食品㈱　ソマテックセンター　スパイス研究室　室長

が，嫌いな人は気になってしまう。スパイスやハーブの香りは人それぞれで好みが異なるため，家庭料理やパーティーなど何人かで食べる場合には注意が必要である。

しかし，スパイスやハーブをブレンドして使うと，単品のそれぞれの香り成分が互いに重なり合って複雑で分かりにくくなる。その結果，個々のスパイス・ハーブの気になる匂いが弱くなり香りがまとまってくる。料理を食べると何の香りか分からないが，何かスパイシーな香りを感じられて美味しくなる。これがスパイス・ハーブをブレンドして使うことの最大のメリットである。

3　世界各地のミックススパイス

世界各地ごとに多くのブレンドスパイスが存在する。最も代表的なブレンドスパイスはカレーパウダーであるが，別の章で説明されているので，ここでは取り上げない。

・七味唐辛子

まずは日本で使われるブレンドスパイスから紹介したい。日本を代表するブレンドスパイスは七味唐辛子である。七味唐辛子は江戸時代の初期に漢方薬を参考にして作られたもので，唐辛子や山椒は健康胃剤，陳皮は風邪予防に使われてきた。江戸庶民に人気のあった蕎麦との相性がよかったことで評判になりその後に日本各地に広がった。

七味唐辛子には唐辛子，山椒，胡麻，青海苔，麻の実[注1]，芥子の実[注2]，陳皮[注3]，生姜，紫蘇の実などのスパイスが用いられる。

七味唐辛子は日本の各地によってその特徴が異なる。まず，日本の中では北海道と九州では他の地域と比べて，七味唐辛子より唐辛子単品の使用量が多いという特徴がある。関東と関西でタイプが分かれ，関東では唐辛子の辛さと青海苔の芳香が好まれるため全体に赤みが濃く，関西特に京都の七味唐辛子は山椒の辛さと芳香が好まれるので山椒の，黒っぽい外観と香りが強いのが特徴である。

用途は多岐に渡り，うどんやそばをはじめ，みそ汁，漬け物，焼き魚など和風の料理であれば何にでも合うといえる。変わり種としては，最近では，水分を含んだジューシーな生七味唐辛子も登場している。

・五香粉（ウーシャンフェン）

主に中国や，他にベトナムなどインドシナ地域でも使われるミックススパイスである。これも

注1）麻の実：麻の実で「おのみ」と呼ばれる。カリッとした食感と香りが特徴である。

注2）芥子の実：完全に熟した実からとれる種を乾燥させたもの。

注3）陳皮（チンピ）：みかんの皮を乾燥させたもの。

使用スパイスが決まっているわけではないが，スターアニス，フェンネル，シナモン（カシア），クローブ，花椒[注4]，陳皮などが使われる。

粉末状をした爽やかな風味の五香粉は，肉や魚の臭み消しや煮込み，マリネ，などの料理の他，塩と混ぜ合わせて揚げ物などに振りかけて使われる。

・ガラムマサラ

インドのミックススパイスの一種で，数種類のスパイスを加熱後（一部には加熱しないものもある），粉砕・混合したものである。ヒンズー語で，ガラムはhot（熱い）またはwarm（温かい），マサラは混合スパイスを挽いたものの意味で，体を温める働きのあるマサラをさすという説と，加熱して調合したマサラという説がある。現地では乾煎りした後，粉砕し，カレーの他，ヨーグルト風味のサラダや野菜の炒め料理（サブジ）などに使われている。

ガラムマサラによく使われるスパイスはクミンシード，コリアンダーシード，シナモン，カルダモン，クローブ，ナツメグ，メース，ブラックペッパー，スターアニス，ベイリーフ，キャラウェイ，ジンジャー，フェンネルシードなどである。

日本での用途は料理の香味を増すために仕上げで使われることが多い。カレーの仕上げに振りかけてよく使われるが，火を通さずに使えるので，サラダのドレッシングやマヨネーズなどに混ぜ合わせて使うことにも向いている。

・チリパウダー（Chili powder）

チリパウダーと呼ばれるブレンドスパイスはアメリカで発明されたもので，メキシコの調味料ではない。メキシコ風アメリカ料理（テクス・メクス料理）を手間なく作れるようにと商品化されて広く知られるようになった。

レッドペパーにオレガノ，クミン，ガーリック，パプリカなどをミックスしたもので組み合わせがはっきり決まっているわけではない。チリパウダーには甘い芳香と軽い辛味があって肉の臭み消しなどに使われ，トマトを使った料理との相性は抜群で，チリコンカンやビーフシチューなどの煮込み料理に，また，パスタやピザ，卵料理の仕上げに使われる。ミックススパイスのチリパウダー（Chili powder）と，粉末唐辛子のチリパウダー（Chile powder）は，日本語でも英語でも発音が同じであるためよく混同される。

・カトルエピス

カトルはフランス語で数字の4を，エピスはスパイスを意味している。すなわちカトルエピスはフランス料理で使われる4種類のスパイスをミックスしたものである。

4種のうち3種は香りのスパイスでシナモン，ナツメグ，クローブがよく使われる。あとの1

注4）花椒（ホアチャオ）：中国山椒の完熟した実を乾燥させたもの。

種は辛みスパイスであり，ペッパー，唐辛子，ジンジャーから選ばれ，主にハムやソーセージ，レバーなどの肉料理に使われている。

・ピクリングスパイス

ピクルスを作るときに用いられるミックススパイスでイギリスを中心に使われている。配合に使われるスパイスは，オールスパイス，マスタード，ブラックペパー，ホワイトペパー，唐辛子，ジンジャー，クローブ，ローレルなどである。またピクルスだけでなく，肉や魚の下味付け，酢やオイルの風味付け，ドレッシング，煮込み料理などさまざまに利用できる。ピクリングスパイスは，漬け込んだキュウリなどの野菜を取り出して食べるため，パウダーではなくホール（原形，粗粉砕）で使われる。

・ナンプリ

タイの代表的なミックススパイスでペースト状である。

赤唐辛子，ガーリック，エシャロット，ピーナッツ，砂糖，トラッシ[注5)]などを混ぜあわせて，少し熱を掛けて，全体を練り上げてペースト状にする。魚のロースト，米料理に調味料として加えたり，生野菜にディップとして添えたりして使用する。

・バハラッド

中近東の湾岸諸国（シリア，サウジアラビアなど）ではバハラッドと呼ばれるペースト状の代表的なミックススパイスがある。

オールスパイス，カルダモン，クローブ，コウリョウキョウ[注6)]，ジンジャー，コショー，シナモン，ナツメグなどが混合され，一緒にすり潰される。

肉料理，野菜料理など幅広く使われ，挽肉料理やサラダなどに使われる。

・ハリッサ

チュニジアをはじめ北アフリカの国々で毎日の料理に使われる唐辛子が主体の辛味調味料でペースト状である。

生の赤唐辛子を蒸してペースト状にし，オリーブオイル，ガーリックの他，クミン，キャラウエイなどが配合される。辛さだけでなく旨味も強く，日本の醤油のように，万能調味料としてとしてさまざまな料理に使われている。

注5）トラッシ：えびからつくるペースト

注6）コウリョウキョウ：ショウガ科の植物の根茎の部分で，胃を温め，気や血行を促す作用があると言われ，生薬にも使われる。

4　ミックスハーブ

次にミックスハーブについて説明する。

・ブーケガルニ

フランス料理の煮込みの際によく使われるミックスハーブであり，日本ではカレーやシチュー，ロールキャベツなどの際の煮込み調理時に臭み消しや香り付けに使われる。

乾燥したローレル，タイム，パセリ，セロリなどをガーゼに包んで一緒に煮込まれる。フレッシュなハーブを使う場合は糸で枝を束ねて一緒に煮込まれる。

・エルブ・ド・プロバンス

南フランス・プロバンス地方の伝統的なミックスハーブである。エルブとはハーブの意味で，エルブ・ド・プロバンスは“プロバンス地方のハーブ”という意味になる。

乾燥したローズマリー，タイム，セイボリーなどを中心に，セージ，バジル，マジョラム，ローレルなどを好みによって加える。

用途としては，下味を付けたり，グリル料理，煮込み料理，蒸し料理やマリネなど，色々な場面で使われ，肉や魚の臭みを和らげる。

5　飲料に使われるブレンドスパイス

ブレンドスパイスは通常料理に使われるが，飲料に使われる場合もある。代表的なものにインドのチャイと呼ばれるミルクティー用のミックススパイスがある。

・チャイ用ミックススパイス

通常，シナモン，ジンジャー，カルダモン，クローブ，ペッパーなどから2〜3種類ブレンドされることが多い。手鍋に水を沸騰させ，紅茶の葉と共にブレンドスパイスを入れ紅茶の葉が開いたら，さらに牛乳や砂糖を入れて温める。

ホールの形状のものは，茶漉しで濾して飲むが，粉末タイプのブレンドスパイスはそのまま飲むため多く入れ過ぎると味が濃過ぎることになる。

6　自分流のブレンドスパイスを楽しむには

スパイスを普段あまり使われない方の代表的な悩みは，「スパイスの種類が多すぎて，覚え切れない」「何をどう使ったらいいかわからない」などである。

せっかく使ったが，「美味しくできなかった」「家族に辛い，臭いと拒絶された」などの結果になることも多い。これらの原因の一つは単品スパイスをそのまま過剰に入れてしまったために，クセのある香りが強くなりすぎることである。

そのような失敗を防ぐのがブレンドスパイスである。ブレンドするとスパイス単品の独特のクセ，薬臭さが弱くなり，いつもより大量に使っても抵抗感が少なくなくなる。また複数のスパイスから成る深みある香りが，料理にアクセントを付けて美味しくさせる。市販のブレンドスパイス，ブレンドハーブを使っても十分にこのような効果は得られるが，自分の好みのスパイスやハーブを組み合わせることで，料理の世界が広がり，自分らしさが演出できる。

ここでは，自分でブレンドスパイスを作る際のテクニックを紹介したい。

まずは，同じような香りを持つスパイス同士をブレンドすると失敗がない。ナツメグにクローブ，シナモン，オールスパイスなどをブレンドすると肉料理において単品スパイスを加えるより風味に深みが増す。例としてはハンバーグなどが挙げられる。シナモン，アニス，カルダモン，クローブ，コリアンダーなどを組み合わせると甘い香りのブレンドスパイスができ，カスタードクリームやチョコレート，ゼリー等のデザートと非常に相性が良い。バジル，マジョラム，タイム，オレガノなどを組み合わせるとチーズやトマトを中心としたイタリア料理と非常に相性の良いミックスハーブが出来上がる。

次に，「エージング効果」について説明する。

スパイスやハーブをブレンドした直後は，それぞれのハーブの香りと味がバラバラに感じられるが，時間とともにまとまって，穏やかなものになっていく。ミックススパイス，ハーブは密閉して2週間程度冷暗所で放置する（寝かせる）と，風味がなじみ，まろやかになる。この現象をブレンドスパイスの「エージング効果」と呼ぶ。また「エージング効果」を早めるためには，ブレンドの後軽く熱を加えるのが良い。焦がすと著しく香りが悪くなるので注意が必要である。

最後に，スパイス・ハーブの「相乗効果，抑制効果」を説明したい。スパイス・ハーブには，味の感じ方を強めたり抑えたりする特性があり，料理の味の感じ方が変わる。

シナモン，クローブ，ナツメグ，バニラなどの甘い香りのスパイスは甘さを強調するため，砂糖を少なめにしても十分に美味しくなり，減糖分によるカロリー低減が期待できる。唐辛子，ジンジャー，コショーなどの刺激の強いスパイスは塩分を控えめにしても味が強くなり，美味しく食べられる効果がある。

このようなスパイス・ハーブの「相乗効果，抑制効果」を巧く使うことで，美味しくて，健康的な料理の世界を演出することができる。

第20章　フレッシュハーブ（生）の製造開発

中村　清*

1　わが国におけるフレッシュハーブ

フレッシュハーブの定義は，その目的などにより各種の考え方がある。簡単にとらえるならば「ハーブ」の中で，生の状態で食用に利用されているもの，と考えている。

一般に「ハーブ」の定義を文献で見ると，「医療や香料，風味用などに利用される植物または植物成分」[1)]などと簡単に記載されたものや，「ハーブは，香りのよい植物の葉，茎，花，ときには種子や根も含み，料理に香りをつけたり，薬用にもされる。一般に草本性のもので，やわらかく，水分を多く含む生の形で利用されることが多い」[2)]などがある。

表1　主要なハーブ類の原産地および増殖方法

品目	原産地	増殖方法
スイートバジル	熱帯アジア地域，アフリカ，インド	種子
香菜（コリアンダー）	地中海沿岸地域	種子
ルッコラ（ロケット）	地中海沿岸地域，アジア西部	種子
イタリアンパセリ	ヨーロッパ中部および南部，アフリカ北岸地域	種子
チャービル	ロシア南部，コーカサス地方，アジア西部	種子
ペパーミント	ヨーロッパ南部，地中海沿岸地域	挿し木
スペアミント	ヨーロッパ	挿し木
ディル	ヨーロッパ南部，アジア西部	種子
ローズマリー	ヨーロッパ，地中海沿岸地域	挿し木
タイム	ヨーロッパ南部	種子
マーシュ（コーンサラダ）	ヨーロッパ，アフリカ北部	種子
セージ	ヨーロッパ南部，地中海沿岸地域	種子
フェンネル・フローレンス	ヨーロッパ南部，地中海沿岸地域	種子
チャイブ（シブレット）	北海道，ヨーロッパ	種子
タラゴン	ロシア南部，アジア西部	挿し木
マスタードグリーン	中国	種子
オレガノ	地中海沿岸地域	種子
レモンバーム	ヨーロッパ南部	種子
スイートマジョラム	地中海沿岸地域，アラビア半島	種子
ソレル	ヨーロッパ	種子
レモングラス	インド，熱帯アジア地域	株分け

* Kiyoshi Nakamura　エスビー食品㈱　ハーブ事業室　事業企画ユニット　チーフ

スパイス，ハーブ，薬用植物および薬味などはいずれも関連があり，明確な区別は困難であろう。

ハーブの分類としては，種々の考え方がある。植物分類によるもの，利用部位によるもの，用途によるもの，栽培特性によるものなどがあるが，本稿では省略する。

ハーブ類のわが国への来歴は，江戸時代以前に導入されたものもあるが，明治時代初期に西洋野菜などの一部として多種が導入されたものが大半である。表1に主要なハーブの原産地を示す。大部分のハーブは，近年まで趣味的に細々と栽培されていたに過ぎなかったが，その後一部の品目が商業生産レベルで栽培され始めて生産量が拡大してきた。

1970年代後半には，ハーブ類を専門に生産する農園が現れ始め，エスビー食品は1987年に香辛料メーカーとして日本で最初にフレッシュハーブの販売を開始し，現在に至っている。

2　主要なフレッシュハーブ

以下に代表的なフレッシュハーブの品目別概要を示す。

2.1　スイートバジル

熱帯アジア地域，アフリカ，インド原産のシソ科一年草（熱帯では多年草）であり，栽培時の気温は最低13℃程度必要である。そのため日本における冬季栽培は，ほとんどの地域で暖房が必須となるが，沖縄ではかろうじて無加温栽培が可能である。栽培方法は土耕および水耕のどちらでも可能であり，定植後3～5カ月間の比較的長期間にわたって反復収穫する。植物体を大きくしてしまうと花茎が発生しやすくなるためコンパクトな草姿に切り戻ししながら栽培する。用途は主にイタリア料理である。スイートバジルは我が国のフレッシュハーブ品目の中で生産・流通量が最も多くなっている。

2.2　香菜（コリアンダー）

地中海沿岸地域原産のセリ科一年草であり，日本では近年になって消費が拡大している。世界的に見ると，消費量の最も多いハーブであろう。栽培は比較的容易であるが，花芽ができやすく，抽苔（花芽分化して開花に至ること）してしまうと商品価値は失われるため，フレッシュハーブとしての安定生産は難しい品目である。製品は鮮度保持のため，根付きの荷姿が主流となっている。用途はエスニック料理や中華料理など多彩である。

2.3　ルッコラ（ロケット）

地中海沿岸地域，アジア西部原産のアブラナ科一年草であり，生育期間がかなり短い（最短で3週間程）ため収穫適期の幅も狭く，日程的に細かな播種間隔での管理が必要となる。栽培方法は土耕および水耕のどちらでも可能であり，収穫は胚軸部分でカットする。用途は主にイタリア料理などで，ゴマに似た独特な風味を活かして利用される。

2.4　イタリアンパセリ

イタリアンパセリとは葉の縮れていない，いわゆるプレーン・パセリのことであり，葉の縮れたカールドも含めて，パセリはヨーロッパ中部および南部，アフリカ北岸地域原産のセリ科二年草（越年草）である。冬季の低温に遭遇しなければ花芽分化はせず多年草となるが，フレッシュハーブ栽培においては一年草として取り扱われる。一方でパセリは高温に弱いため，夏季は冷涼な地域での栽培が好ましい。収穫は生長した葉を順次摘み取っていく。土耕および水耕のどちらでも栽培可能であり，定植して2週間後くらいから3～4カ月間収穫したら，株の更新をするのが一般的である。用途は肉，魚，卵など，あらゆる料理の飾りや彩りの他にブーケガルニの材料としても使われる。

2.5　チャービル

ロシア南部，コーカサス地方，アジア西部地域原産のセリ科一年草であり，高温に弱いため，夏季の栽培地は冷涼地が好ましい。秋～春の期間は反復収穫できるものの，高温期においては条件が悪いと1回しか収穫できなくなるので，遮光など園芸的な管理が必要となる。用途はサラダやトッピング，特にケーキの飾りに多く利用される他，肉料理との相性もよい。

2.6　ミント類

わが国で食品として流通しているミント類は，ペパーミントとスペアミントであり，その他はごく少ない。ペパーミントはヨーロッパ南部の地中海沿岸地域原産，スペアミントはヨーロッパ原産のシソ科多年草である。ペパーミントはウォーターミントとスペアミントの自然交雑種であると言われており，低温には比較的強い特性を持つが，低温に遭遇するとアントシアニンが生成して葉裏が赤く発色するため，フレッシュハーブ製品としてはクレームの対象となるので，注意を要する。栽培方法は土耕および水耕のどちらでも可能であり，2～3年継続して栽培されることも珍しくなく，その間は反復的に収穫が続く。用途としては，料理やデザート類の飾りに小型の葉が使用されることが多く，他にはハーブティーやサラダなどにも利用される。

2.7 ディル

ヨーロッパ南部，アジア西部地域原産のセリ科一年草であり，高温には弱いため，夏季は冷涼な地域での栽培が好ましい。特に高温長日条件下では花芽分化が促進されるが，抽苔・開花したものはフレッシュハーブ製品にならないため，晩抽系の品種が使用される。夏季に安定的に生産・収穫するために，春には播種間隔を短く取った定期的な播種を行う必要がある。用途はサラダ，ピクルス，魚料理などに多く利用される。

2.8 ローズマリー

ヨーロッパ，地中海沿岸地域原産のシソ科多年草で小灌木になり，低温から高温まで生育適温は比較的幅広い。草姿は立性～半立性～匍匐性などのタイプに分けられ，品種バリエーションも多い。フレッシュハーブ生産の場合は，土耕栽培で定植後 3 ～ 5 年で株を更新することによって植物体の活性が低下するのを防ぐ。また，芽数の多い半立性タイプの品種が多く使用される。用途はローストチキンなどの肉料理の他，魚介類，ポテトなどとも相性がよいので広く利用される。

2.9 タイム

ヨーロッパ南部原産のシソ科多年草で，ときには小灌木になるほど，生育旺盛である。栽培方法としては水耕も可能であるが，土耕の方がより適している。作型としては，比較的長期収穫型で，定植後 3 ～ 5 カ月目以降に切り戻ししながら反復収穫することが多い。ただし，植物の活性が低下する低温期には強い切り戻しを行ってはいけない。タイムは肉類，魚介類，野菜など多くの食材と相性がよいので，用途は幅広く，ブーケガルニとして煮込み料理に使われるのは有名である。

2.10 マーシュ（コーンサラダ）

ヨーロッパ，アフリカ北部原産のオミナエシ科一年草であり，高温に弱い性質があるため，夏季においては土耕栽培は冷涼地を選んで行い，水耕栽培は培養液を冷却する必要がある。用途はサラダの他，フランス料理の飾りなどに使用される。

2.11 セージ

ヨーロッパ南部，地中海沿岸地域原産のシソ科多年草であり，比較的耐寒性あるが，低温短日条件下では生長が鈍り，生産性が低下する。土耕・水耕ともに栽培可能である。作型としては，比較的長期収穫型で，定植後 3 ～ 5 カ月目以降に切り戻ししながら反復収穫することが多い。セージも肉類，魚介類，野菜など多くの食材と相性がよいが，特に肉の臭み消しや，ソースの原料として多く用いられる。

2.12　フェンネル・フローレンス

ヨーロッパの地中海沿岸地域原産のセリ科一年草であり，高温に弱い性質があるため，夏季では冷涼な地域での栽培が好ましい。フェンネルには茎葉やタネを利用するための品種と，肥大した株元を野菜のように収穫するための品種がある。フェンネル・フローレンスは後者にあたり土耕栽培される。用途としては魚料理に多く利用される他に，シチューやスープ煮込みなどで主役としても使われる。

2.13　ベビーリーフ（参考）

アメリカで1990年代初めに販売が始まり，急激に拡大していった新形態のサラダ用ハーブ野菜である。わが国では1990年代末より販売が始まり，数種の野菜やハーブの幼葉をミックスしたベビーリーフ・ミックスが最も売れている。ミックスされる品目の一例としては，レッドビート，レッドマスタード，ルッコラ，スピナッチ，ミズナ，ターサイ，ピノグリーン（コマツナ），コスレタス，エンダイブなどがある。

3　フレッシュハーブ栽培に対する考え方

フレッシュハーブの需要は，品目や季節によって異なるが，総じて12月が最大の需要期となる。また，チャービルなどのセリ科品目は夏の高温期には栽培しにくいので供給不足気味となる。逆にスイートバジルなどのシソ科品目は低温期に生産性が低下するために需要の増加に追いつくのが難しくなる。フレッシュハーブを安定供給する上では，需要変動に対応できる生産量調整と，季節性を考慮した産地選択が重要である。

一般的な栽培の考え方は，適地適作と，地産地消の二つがある。適地適作の一例としてスイートバジルを取り上げるなら，冬季に掛かる作型は亜熱帯地域の沖縄を栽培地とし，反対に夏季を中心とした作型は本州で栽培するという，いわゆるリレー栽培を行うことである。このリレー栽培では，冬季に沖縄で栽培することにより暖房経費が不要となるコストメリットが大きい。

一方，フレッシュハーブを地産地消するとなると，消費地近辺で多品種を周年栽培出荷することになるため，適地適作ではない場合もある。地産地消の場合は，産地において数品目の同一箱への詰め合わせ出荷が可能になったり，生産地と消費地が近いため物流コストを抑えられたりすることがメリットとなる。実際のフレッシュハーブ生産においては，上記の二通りの考え方を臨機応変に組み合わせて実施している。

4　栽培方法

フレッシュハーブの栽培方法としては，土耕と水耕の二つに大別できる。土耕栽培は長期間安定した生産が行え，栽培コストも比較的安価で済むため，少品種多量生産に適した方法である。一方，水耕栽培は栽培装置の設置費用やランニングコストが多くかかるが，面積あたりの生産性は高めであり，また同一圃場内での多品目栽培にも対応しやすいので，多品種少量生産に適した方法である。2010年時点では，全体的には土耕栽培の方が面積が多い状況となっている。なお，フレッシュハーブ栽培においては害虫防除が必須要件となるため，土耕・水耕のいずれであっても通常はハウス栽培で行われる。

一部の生産地では安定生産を目的とした植物工場の試みが行われており，今後も生産量が増加する可能性がある。しかし，懸念される問題点としては，設備投資に多大な費用がかかること，大半のフレッシュハーブは反復して摘み取り収穫されるが，その間に根量の増加による水耕システムの不具合が起きやすくなること，さらに長期にわたる栽培で病害虫の発生リスクが高まることなどがある。ただ，育苗においては植物工場のように高度に環境が制御された施設の導入も増えている。

5　増殖方法

フレッシュハーブの増殖方法は，表1に示したとおり，種子繁殖による品目が多く，一部だけが栄養繁殖となっている。栄養繁殖が用いられる品目は，種子ができにくいか，または種子繁殖では形質がばらついてしまうものである。

播種方法としては，そのまま種子を播種する以外に，作業性向上のためにコーティング加工やシーダーテープ加工なども行われている。また，必要に応じて農薬のコーティングや，プライミング処理が行われる場合もある。なお，大部分のハーブ種子は海外からの輸入となっている。

6　法令関係

生産・出荷に係わる法令としては，JAS法，農薬取締法，食品衛生法および薬事法等がある。農薬の運用では栽培中に使用した農薬の記録をつけることが必要であり，今後は商品ごとに追跡が可能（トレーサビリティ）な管理が必要になってゆく可能性がある。また，包装に係わる部分では，景品表示法，健康増進法，資源有効利用促進法なども関連する法令となる。

法令ではないが，GAP（Good Agricultural Practice，適正農業規範）への取り組みも一般的なものとなりつつある。

7　流通

従来から卸売市場経由の流通が主流であるが，近年は市場外での契約出荷が増加傾向にある。市場外取引の例としては，生産者がレストランから注文を受けて宅配で直接発送するもの，加工原料として食品製造工場などへ直接供給するもの，大手スーパーマーケットと直接取引するものなど，さまざまである。

フレッシュハーブ販売時の製品形態は，バラ詰め，袋，パックおよび小袋などがあり，図1にその一例を示す。

8　保存方法，利用方法

フレッシュハーブの保存適温と保存可能日数を表2に示す。大部分のハーブは，一般野菜と同様に冷蔵庫の野菜室などでの低温保存が基本である。しかしながら，一部のハーブは原産地に近い環境が適する場合がある。その代表例が熱帯～亜熱帯地域原産のスイートバジルであり，10～15℃が保存に適した温度で，10℃未満では冷蔵障害が発生しやすくなる。

青果物の保存技術の一つにガス調節がある。包装フィルムの酸素透過性を調節することにより，袋内を低酸素で保ち，その結果，代謝抑制によって黄化を遅らせる。このような鮮度保持を目的とした青果物専用フィルムがあり，一部のフレッシュハーブに使用されている。

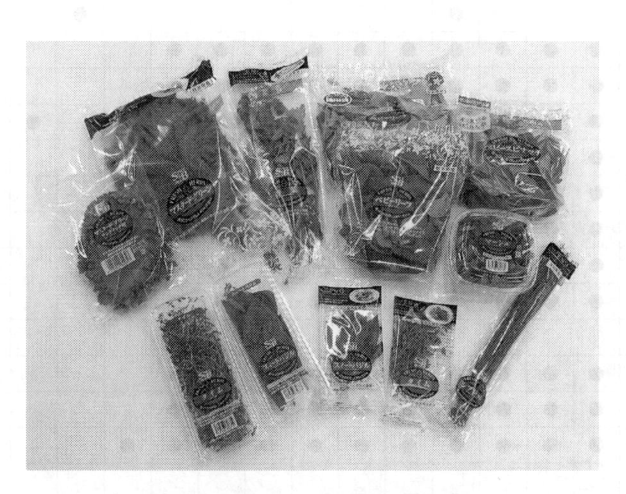

図1　フレッシュハーブの製品一例

表2　主要なフレッシュハーブの保存適温と保存可能日数

保存適温	保存可能日数	アイテム	
5～7℃	3～4日	スペアミント	オレガノ
		ペパーミント	ソレル
		セージ	レモンバーム
		チャービル	タラゴン
		イタリアンパセリ	ルッコラ（ロケット）
		ディル	香菜（コリアンダー）
		マーシュ（コーンサラダ）	フェンネル・フローレンス
		チャイブ（シブレット）	マスタードグリーン
		スイートマジョラム	ベビーリーフ
7～10℃	1週間程度	タイム	レモングラス
		ローズマリー	
10～15℃	4～5日	スイートバジル	

表3　フレッシュハーブの料理用途一覧[3)]

	ストック、スープ、チャウダー	ソース、スタッフィング	サラダとそれらのドレッシング	野菜料理	サボリー・ライスとパスタ料理	乳製品	卵料理	魚と貝類料理	肉料理	鶏肉料理	菓子とプディング	焼菓子	ジャム、ゼリー、シロップ、砂糖菓子	酢、ピクルス、チャットネ、ケチャップ	紅茶	ワイン、リキュール、ビール、エール、ミード	食品のつま
レモンバーム		○	●				○	○	○	○	○			●	●		
スイートバジル	●	●	●	●	●	●	●	●	●	●	●						
チャービル	○	●	○	●	○	○	●	●	●	○				●			○
チャイブ	●	●	●	●	●	●	●	●	●	●				●			●
香菜	○		○	●	○	○			○			●		●			
ディル	●	●	●	●	●	●	●	●	●	●				●	●		●
スイートマジョラム	●	●	●	●	●	●	●	●	●	●				●	●		
ミント	●	●	●	●	●	●		●	●		●		●	●	●		●
オレガノ	●	●	●	●	●	●	●	●	●	●							
イタリアン・パセリ	●	●	●	●	●	●	●	●	●	●					●	●	●
セージ	●	●	●	●	●	●	●	●	●	●				●	●		
サマー・サボリー	●	○	○	●	○		○	○	●	●							
エシャロット	●	●	●	●	●		●	●	●	●				●			
ソレル	○	○	○	○				○							●		
タラゴン	●	●	●	●		●	●	●	●	●				●			
タイム	●	●	●	●	●	●	●	●	●	●					●		
レモン・タイム	●	●	●	●	●	●	●	●	●	●	●				●		
オランダガラシ	○	○	○	○		○		○	○						○		○

○：生で用いるべきハーブ，●：生でも乾燥でもどちらでも

フレッシュハーブの利用方法については，表3に示す。我が国で流通されているフレッシュハーブの用途は，その大部分が食用であると考えられる。

文　　献

1）陽川昌範，ハーブの科学，養賢堂（1998）
2）星川清親，料理・菓子の材料図説Ⅰ　スパイス，P 16，柴田書店（1977）
3）Dr.マルカム・スチュアート，原色百科　世界の薬用植物，エンタプライズ（1988）
4）最新園芸大辞典編集委員会，最新園芸大辞典，各項，誠文堂新光社（1990）
5）堀田満ほか，世界有用植物事典，平凡社（1989）
6）サラー・ガーランド，ハーブ＆スパイス，誠文堂新光社（1982）
7）山崎春栄，スパイス入門，日本食糧新聞社（1983）
8）カラー版　世界食材事典，柴田書店（1999）

第21章 「ミント」の香気成分と応用商材の開発

石田賢哉*

1 はじめに

ミントはペパーミントやスペアミントとして誰でも一度は耳にしたり，口にしたりしたことのある，我々の生活に非常に身近なハーブ種といえる。古来より漢方薬として活用され，最近では歯磨きやマウスウォッシュ，チューインガムや打錠菓子，シャンプーや皮膚化粧品など，様々な場面や世代で「ミントの香り」が清涼感やリフレッシュ効果を与えてくれている。

本章では「ミント」の分類や香気成分を概説した上で，特に日本市場で最もなじみの深いペパーミントの成分分析やその主要香気成分である*l*-メントール合成（製造）に焦点をあてレビューする。

また，メントールから派生した応用商材「冷感剤（Cooling agent）」の開発についても最近の市場トレンドとして詳述する。

2 ミントの分類

ミント類はMentha（メンタ属）つまりハッカ属で，和名ではハッカ（薄荷），英名ではミント（Mint），その Mint の語源はギリシャ神話の妖精 Menthe（メンタ）に由来している。

このハッカ属はシソ科（Labiatae）でおよそ25種からなり，さらに細かく分けると600種以上にもなり，2～3種の1年草を除いて，ほとんどは多年草である。生育場所は主に緯度40度付近のアメリカ，ヨーロッパ，アフリカ，アジアなどの温帯地域に幅広く分布しており，乾燥に耐えるフィールドミントから，水辺で茂るウォーターミント，アルカリ性の砂質の土地を好む這地性のペニーロイヤルなど多様である。

ミント（ハッカ属）は変異性に富み，種間交雑が容易に起こるので同一野生種の間でも精油成分に違いが生じ易く，交配種ではさらに精油成分の比較だけではなく遺伝子解析などを行わないと種の同定が非常に難しい品種である。

野生種としてはハッカ（*Mentha. arvensis*），ミズハッカ（*M. aquatica* L.），スペアミント・

＊ Kenya Ishida 高砂香料工業㈱ 研究開発本部 部長

表1　代表的ミントの成分比較例

Components	M.Pipe.L. (Peppermint)	M.Spi.L. (Spearmint)	M.Arve.L. (Hakka)
Limonene	1.4	12.2	1.0
1,8-Cineol	5.0	1.1	0.2
3-Octanol	0.3	1.7	1.4
l-Menthol	42.3	－	41.4
l-Carvone	－	73.2	－
Menthone	21.5	1.0	24.0
iso-Menthone	3.1	0.2	7.6
Menthofran	2.4	－	－
Menthyl acetate	4.0	－	1.6
Piperitone	0.5	－	1.8
Pulegone	1.0	－	3.6

ネイティブ種（*M. spicata* L.），パイナップル・ミント（M. *Suaveolens*），アップル・ミント（*M. suaveolens*），ペニーロイヤル・ミント（M. *Puregium*）などが挙げられ，交配種としてはペパーミント（*M. piperita* L.），スペアミント・スコッチ種（*M. cardiaca* Huds.），オーデコロンミント（*M. piperita citrata*），ジンジャーミント（*M. gentilis variegate*）などが挙げられる。

ミントはその葉の部分に精油成分を含んでいて，生産量やそのフレーバーとしての重要度から，利用価値の高いミント種として以下の3種類に分類することができる。

①　ペパーミント（Peppermint）

②　和種ハッカ（欧米ではCorn mint）

③　スペアミント（Spear mint）

表1に代表的な3種のミントの成分比較例を示す。

ペパーミントやハッカ精油の主成分は*l*-メントール，そしてスペアミントの主成分は*l*-カルボンである（表1）。香味もそれぞれ特徴があり，最も日本人になじみの深い品種であるペパーミントは代表的なミントとして成分分析などの研究も盛んに行われている。

一方でスペアミントは生葉をそのまま菓子やハーブティーなどに使用する欧米ではなじみが深く人気の高い品種である。

3　スペアミントの成分

スペアミント（*Mentha. viridis*）は俗にミドリハッカ，オランダハッカと呼ばれ，栽培種としてはネイティブ種とスコッチ種があるが，現在はアメリカ（ミシガン州，ワシントン州）が主要産地で年間1,000トン以上の製油が生産されている。その約85％がスコッチ種であり，精油

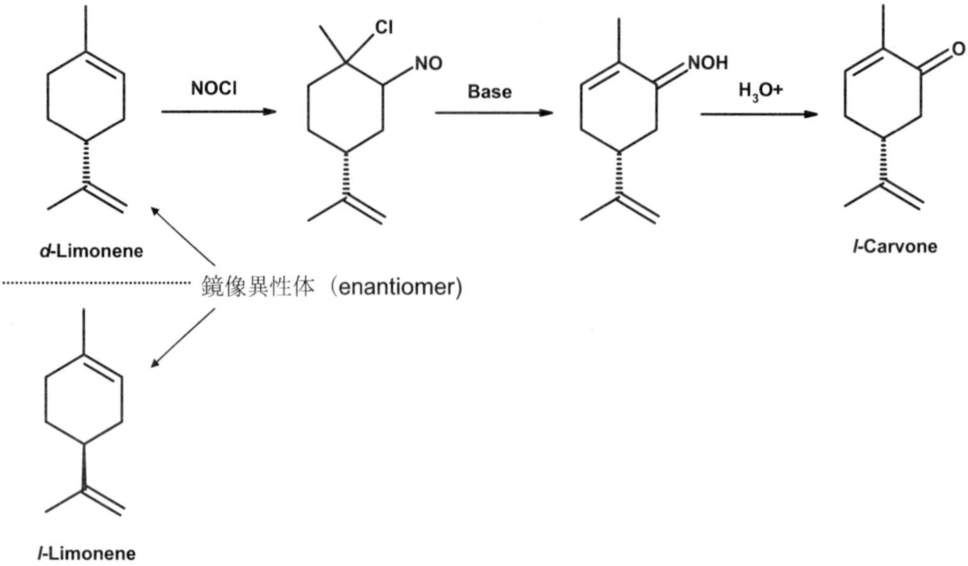

図1　*l*-カルボンの合成ルートと *l*-リモネンの構造

は刈り取った全草を天日干し，水蒸気蒸留により製造される（収油率：0.6 ～ 0.7 %）。

スペアミントの特徴香気成分は約 70%を占める *l*-カルボンであり，また，10 %以上を占める *l*-リモネンはオレンジをはじめとする柑橘油に含まれる *d*-体とは鏡像異性体（エナンチオマー）の関係にあり，スペアミントの特徴である。

l-カルボンは従来スペアミントの蒸留精製により製造されていたが，現在は *d*-リモネンから図 1 に示すようなルートで製造され，フレーバー香料原料として歯磨きやチューインガムなどに汎用されている。

4　ペパーミントの成分

ペパーミント（*M. piperita* L.）はミズハッカ（*M. aquatica* L.）とスペアミント・ネイティブ種（*M. spicata* L.）との交配種で我々に最もなじみの深いミント種である。ペパーミント精油の主成分は *l*-メントールで約 40 %を占めているが，その他の香気成分として，約 300 種類がすでに 1970 年代前半に同定・確認されている[1,2]。

p-メンタン骨格を基本とするペパーミントの主な構成成分を図 2 に示す。これらの成分の多くは清涼な香気を有し，特に *l*-メントールはその香気・清涼性の特徴成分である。

一方，同定された 300 種の香気成分を使用してもペパーミントの香気は再現できないという背景があり，微量成分の解析研究が精力的に行われ，新たに 90 種類近い成分同定が報告されてい

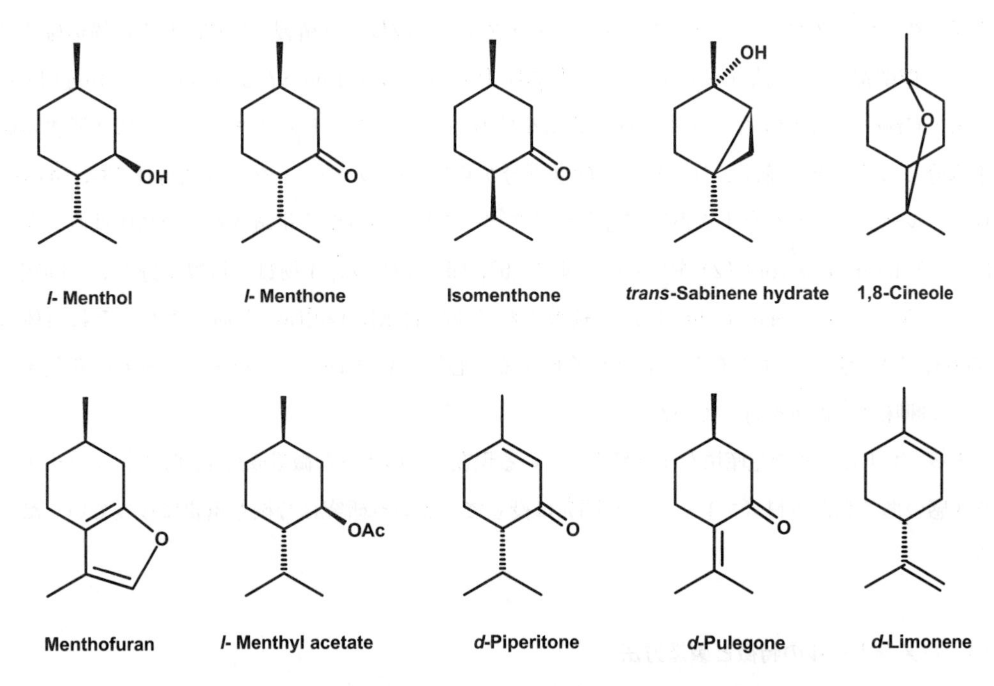

図2　p-メンタン骨格を基本とするペパーミントの主な構成成分

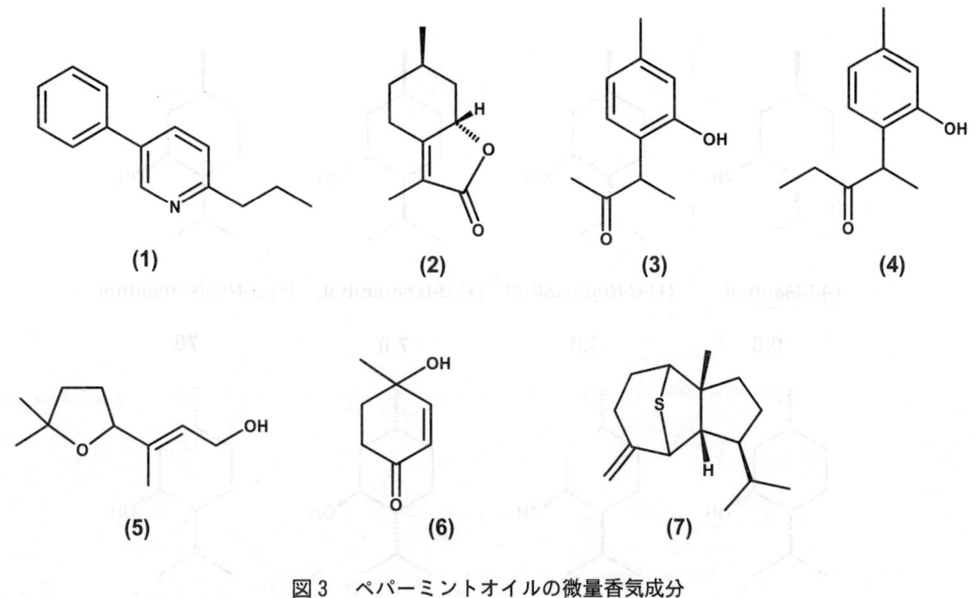

図3　ペパーミントオイルの微量香気成分

る。その中でも構造・香気両面で興味深い知見といえる微量成分を図3に示す。

それぞれの微量成分はペパーミントオイルを蒸留や化学処理により分別後，さらにシリカゲルカラムクロマトグラフィーやガスクロマトグラフィー分取により精製，単離，および構造確認のための標準品合成が試みられている。塩基性画分からは5-Phenyl-2-propylpyridine (**1**) がLeafy Green，Fruityなシナモン様の香気を持ち，ペパーミント／スペアミントに共通する微量成分であることが確認されている。酸性画分からは2種の*m*-クレゾール誘導体 (**3**)，(**4**) が，甘いフルーツノートを有する香気成分としてペパーミントのみから単離され，更に中性画分からは（＋)-Isomintlactone (**2**) をはじめとする (**5**)，(**6**)，(**7**) の計4物質が新規成分として同定されている[3]。特にGermacrene Dから誘導される (**7**) はMintsulfideと命名され，それ自体はWoody（木様）ノートを有していたが希釈すると心地よいグレープフルーツノートに変化するという興味深い香気を有していた[4,5]。

天然ミントオイルの生産量が年々減少している現在，このような微量成分を同定し，よりナチュラル感のある調合香料（フレーバー）開発に役立てるという研究は今後も重要になっていくだろう。

4.1 *l*-メントールの特徴と製造方法

図4にメントールの異性体の構造と口中での水溶液の清涼性の閾値を示す[6]。メントールは3つの不斉炭素を有するため，4種類のジアステレオマー（ノルマル*normal*，ネオ*neo*，イソ*iso*，

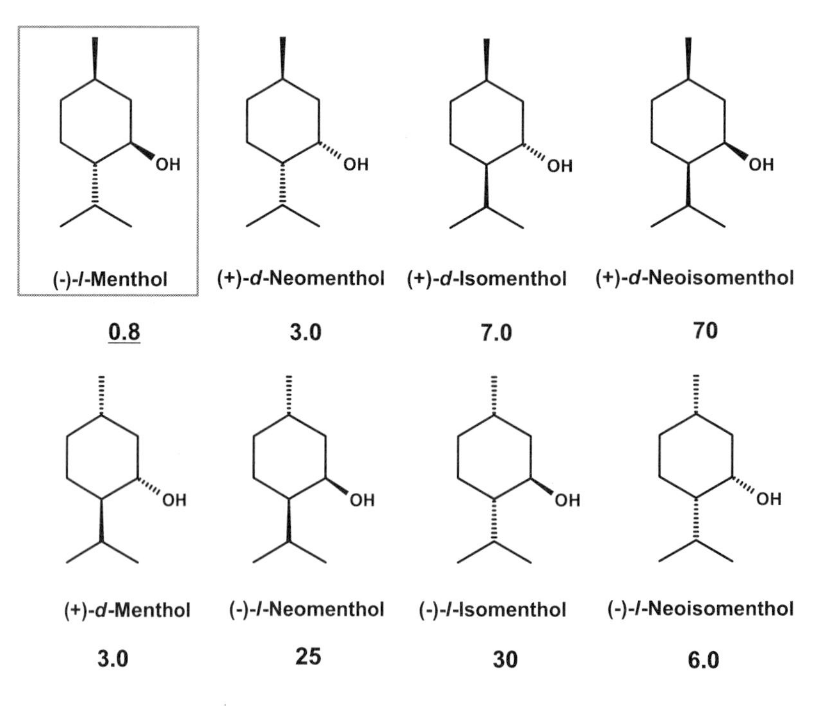

図4　メントールの異性体と清涼性（閾値；ppm）

ネオイソ *neoiso* 体）と，それぞれの光学異性体（*d* 体，*l* 体）が存在する。つまり，メントールは計 8 種類の異性体に分類され，*dl* 体を併せると計 12 種類に細分化される。この中で最も強い清涼性を持つ異性体は *n*-*l*-体で，一般にメントールといえばこの *l*-メントールのことを指し，その冷感強度は *n*-*d*-体の 45 倍とも言われている。それぞれの異性体間では清涼性だけでなく，香味（Taste Profile）も大きく異なることが分かっており，立体構造が生理活性に極めて重要な影響を持っていること示す典型例といえる。

l-メントールの融点は 42 ～ 45℃，冷涼な香味を有する無色の針状，または柱状結晶で，合成品ではフレーク状や粒状に加工された製品がある。

製造法（由来）は天然と合成があり，天然メントールは以下のように製造される。

まず和種ハッカの全草の水蒸気蒸留により得られる取卸油（純度 70 ～ 80 %，収油率：0.15 ～ 0.2 %）を冷却して結晶として粗脳と脱脳油を遠心分離する。得られた粗脳はさらに脱脳油を精製したハッカ白油にて高濃度（約 85 %）の *l*-メントール溶液とし，3 ～ 4 週間かけて静置・徐冷して高純度の結晶を成長させた後，分離・風乾させてハッカ脳（*l*-メントール）を得る方法が活用されている。

一方，世界的に需要が大きい *l*-メントールの製造に関しては様々な化学的合成法の開発が活発に行われてきた。

当社でも昭和 20 年代から，*d*-シトロネラール（シトロネラ油），チモール，*d*-リモネン（オレンジ油），(＋)-3-カレン（テレピン油）などを原料に様々なルートでの工業化が検討されてきた（図 5）。

それぞれ，当時は魅力のある原料として検討されたが，工程数が長かったり，時には石油ショックによる原料高騰など，実用化と安定供給には大きな壁があった。図 5 の中で現在も製造に使用されている原料は *m*-クレゾールから合成されるチモールである。チモールは水素化，精密蒸留により *dl*-メントールに誘導され，この安息香酸エステルのメタノール溶液に純粋な *l*-メントール安息香酸エステルを加え，*l*-メントールエステルのみを選択的に優先晶析することを特徴とし

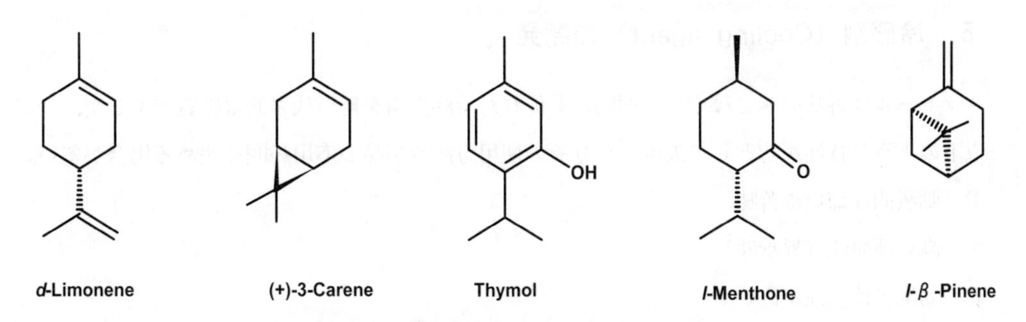

図 5　工業化が検討されたメントール原料

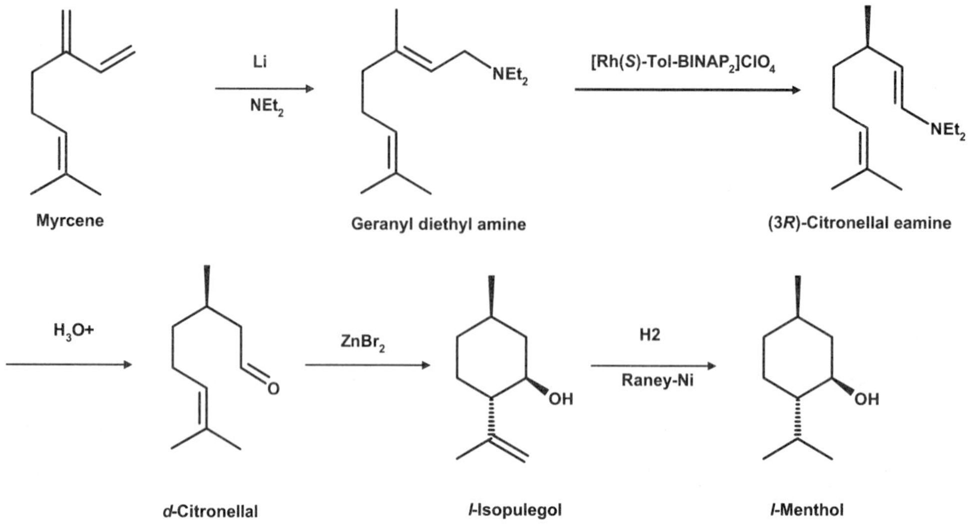

図6　*l*-メントール製造法

ている。各工程から生じる異性体は異性化，ラセミ化を行いリサイクル使用される。本ルートは1970年代にHaarmann & Reimer社（現Symrise社）により実用化されている。

そして高砂香料は1983年，イソプレン，あるいはβ-ピネンの熱分解により容易に得られるミルセンを出発原料としてゲラニルジエチルアミンの不斉異性化を鍵反応とする工業化に成功した[7]。本製造法の鍵となる不斉異性化触媒：[Rh-(*S*)-Tol-BINAP[(S)-(−)-2,2'-Bis(di-p-tolylphosphino)-1,1'-Binaphthyl] 錯体の開発と*l*-メントール工業化の実現は，大塚斉之助，谷一英（大阪大），野依良治（名古屋大），高谷秀正（京都大）と高砂香料のいわゆる，産学連携の成果であり，野依良治氏の2001年ノーベル化学賞受賞のきっかけとなった技術として記憶に新しい[8]。

5　冷感剤（Cooling agent）の開発

メントールは香味のみでなく，薬理的にも優れた冷感作用を持つ代表的な物質であるが，一方で以下のような特性が時として欠点となりその使用方法や製品の応用範囲を狭める場合が多い。

① 刺激的な匂いや苦味

② 高い揮発性（昇華性）

③ 効果の持続性が低い

④ 時として痛みを伴う刺激を誘発する，など。

これらの特性を改良した応用商材として冷感剤の開発が1960年代より進められてきた。以下，開発の歴史を構造別にレビューする。

5.1 メンチルエステル類

メントール誘導体開発の最初の試みはタバコフレーバーとしての品質改良であった。コハク酸（モノ，ジ）メンチル，もしくはグルタル酸メンチルは1963年にBrown & Williamson Tobacco社により特許化された（図7：上段）[9]。

これらはメントールの高い揮発性を改善し喫煙時にメントールが徐放されるというリリースコントロール成分である。その35年後にこれら自身の冷感効果，つまり冷感剤としての効果が報告された[10]。

1968年にはLiggett & Meyers社よりメントール炭酸エステル類が出願されている（図7：下段左）[11]。

これらはメントールとホスゲンから合成されるメンチルクロロカーボネートを中間体としてグリセリンやプロピレングリコールなどでエステル化したもので，これらもタバコでの喫煙時の熱分解によるリリースコントロールを目的として開発されている。

上述のエステル類はその効果や安定性などの面などから残念ながらあまり市場で見ることはで

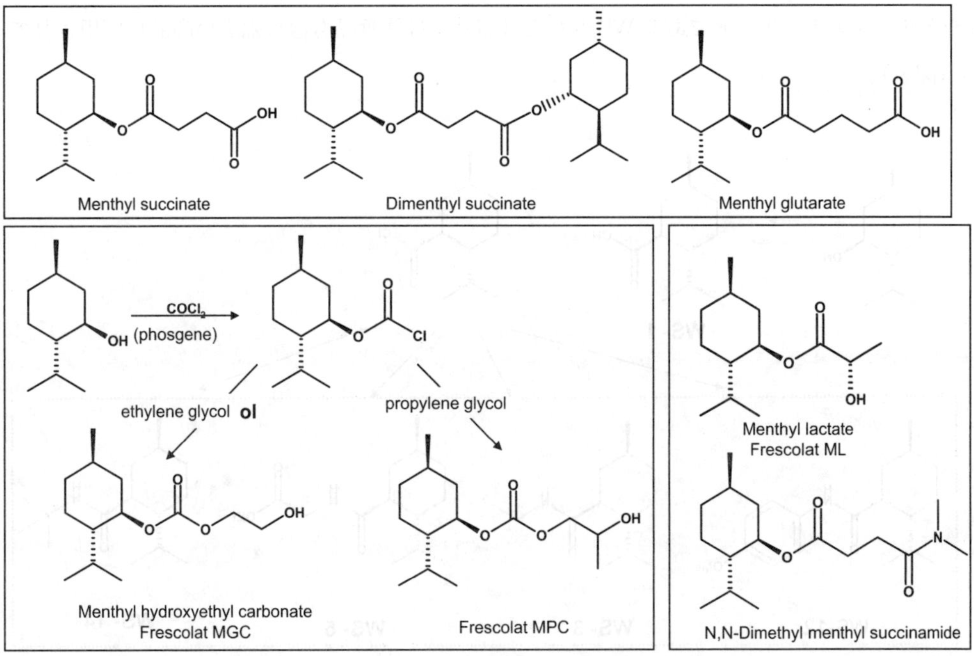

図7 メンチルエステル類

きないが，エステル類で冷感剤市場に登場したのはHaarmann & Reimer社（現Symrise社）の乳酸メンチル（Frascolat ML）である（図7：下段右）[12]。

本化合物は経時安定性が低いため，安定剤として重炭酸ナトリウムなどを少量添加した形で商品化されている。最近ではIFF社よりコハク酸アミドのメンチルエステルが特許化されている[13]（図7：下段右）。

5.2 アミド類

本格的に冷感剤（Cooling agent）の開発を活発化させるきっかけとなった合成研究はWilkinson Sword社のアミド系化合物の開発である。残念ながらアミド類は日本国内ではフレーバー成分としての使用が禁止されているため飲食品には活用できないが，皮膚や頭皮など外用で優れた冷感効果を持っている化合物が多い。

メントールから誘導される*p*-メンタン-3-カルボン酸（WS-1）を原料として，その酸クロライドから様々なアミド類（一部エステル類も含む）が開発された。

Watsonらの研究のきっかけは，シェービングクリームの清涼感の持続性を図るため当初はメントール含量を上げることで解決しようとしたところ，持続性より刺激性が高まってしまったことに端を発している。彼らの研究は刺激が少なく長持ちする冷感剤開発の礎となった[14~18]。

WS-シリーズとして数々のメンタンアミド類が開発され，その中でもエチルアミドであるWS-3やグリシンエチルアミドであるWS-5などは海外では飲食品も含め幅広い商品に応用されている（図8）。

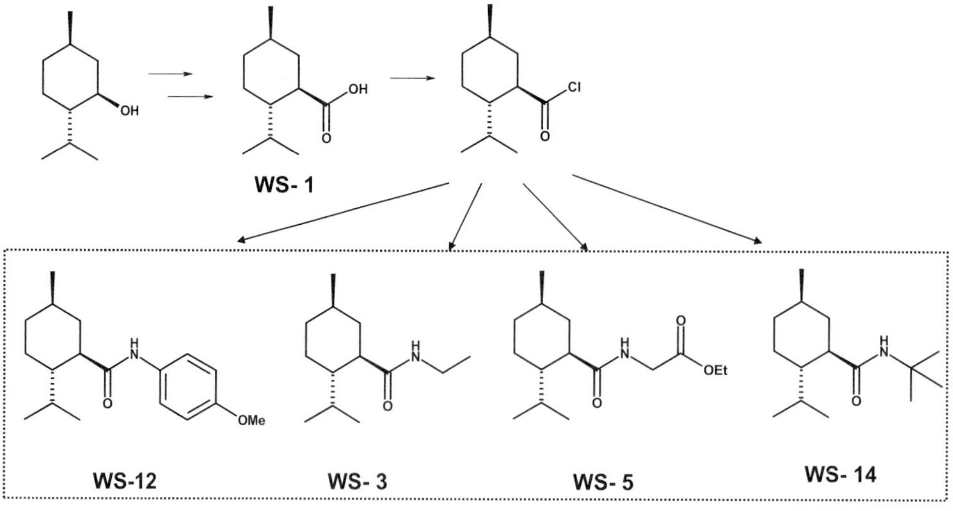

図8　メンタンアミド類

5.3 アルコール・エーテル類

当社でも1980年代より，安全性，安定性を第一に考慮したアルコール，及びエーテル類を中心に開発を進めてきた。エーテルやアルコールは上述のエステルやアミドなどと比較して化学的に安定で，酸性～塩基性まで様々な商品中で安定に効果を発揮できる。多くの誘導体合成の中から，清涼感の持続性に優れ，苦味が少なく，かつ，匂いも非常に弱く製品の香りにほとんど影響を及ぼさない物質として，メントールとグリセリンのエーテル体である *l*-メントキシプロパンジオール（Coolact® 10）が開発された[19]。Coolact® 10の合成法はいくつかのルートが開発されており，代表的な製造法を図9に示す[20,21]。

最近ではメントキシエタノールやメントキシプロパノールなど直鎖状エーテル・アルコール化合物も優れた冷感素材として特許化されている[22]。

その他，ケタール構造を有する冷感剤としてメントングリセリンケタールがFrescolat MGAとして商品化されている[23]。

また，エーテル構造を持たないアルコール類として，合成メントールの前駆体であり，－40℃にて純粋な結晶として得られる *l*-*n*-イソプレゴールが冷感剤（Coolact® P）として開発された。本化合物はメントールより分子量が小さいにもかかわらず，その匂いはメントールと比較して非

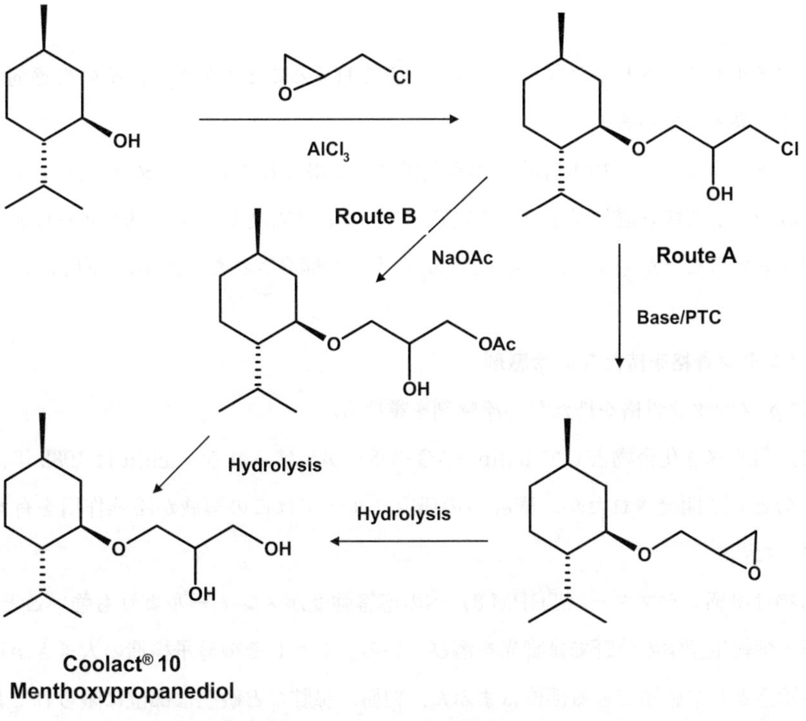

図9 Coolact® 10の構造と製法

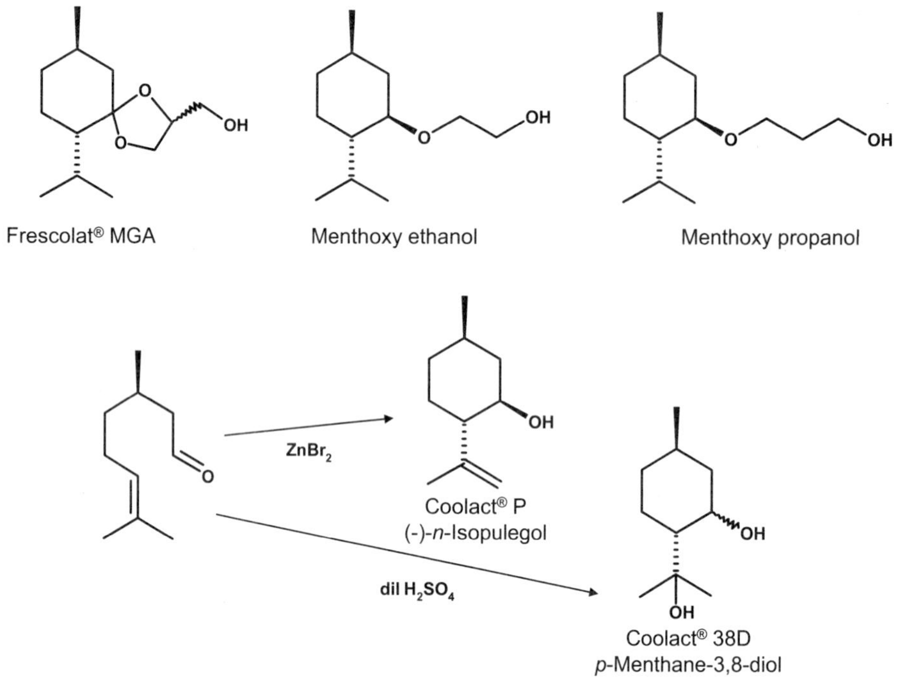

図10　その他のエーテル・アルコール類

常に弱くマイルドで，さわやかなハーバルノートを有することが分かり，その冷感剤としての利用価値は年々高まっている[24]。

また，シトロネラールの加水分解を伴う閉環により得られる*p*-メンタン-3,8-ジオールはユーカリ油の成分として蚊忌避効果を有する物質であるが，本品も匂いも苦味も非常に弱く，良好な冷感効果を有することが分かり，Coolact® 38 D として開発された（図 10：下段）[25]。

5.4　*p*-メンタン骨格を持たない冷感剤

図 11 に*p*-メンタン骨格を持たない冷感剤を挙げる。

ここで注目すべき化合物として Icilin（AG-3-5）が挙げられる。Icilin は 1983 年に動物の行動活性成分として開発されたが，Wei らの研究グループはこの溶液が冷感作用を有することを偶然発見した[26]。

本化合物は冷感レセプター（TRPM 8）への応答強度がメントールよりも強いことが分かり，神経伝達・情報生理学の分野では脚光を浴びている。しかしその分子構造の大きさからか，実際にヒトが冷感として感知できる部位はまぶた，口唇，鼻腔など敏感な部位に限られており，冷感剤としての商品化には至っていない。2001 年には Hoffmann らのグループが，焦がした麦芽か

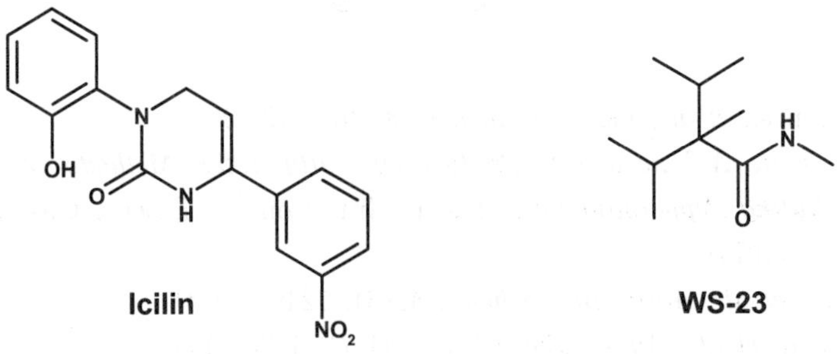
OH
O
N
H
NO2
Icilin
H
N
O
WS-23

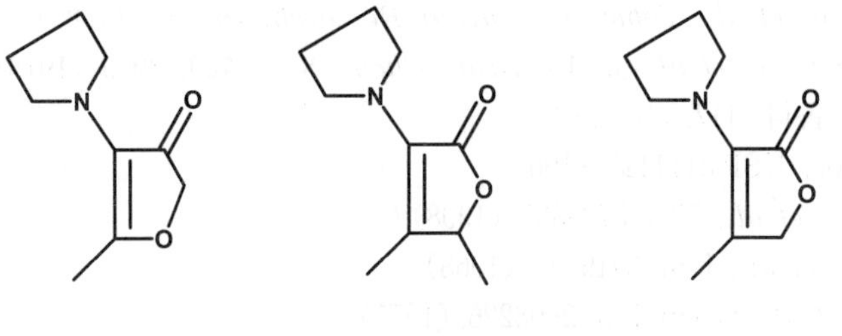
N
O
O
α-Ketoenamine Derivatives

図11　*p*-メンタン骨格を持たない冷感剤

ら図11に示すようなα-ケトエナミン類を単離し，無臭でメントールより強い冷感作用を有していたことを報告している[27]。

その他，イソフォロンのアセタール体など，いくつか報告されているが，*p*-メンタン骨格を有さない冷感剤のうち，実際に市場で見ることができるのは，ジイソプロピルプロピルカルボキシメチルアミド（WS-23）のみである[28]。

6　おわりに

ミント，メントール，そして冷感剤（Cooling agent）はフレーバーとして，あるいは冷たい刺激を与える“清涼成分”として我々の生活になくてはならない存在になっている。これまでの歴史や研究開発をレビューしたが，今後もミント・冷感（清涼感）をキーワードにする研究開発分野はさらに進化するものと思われる。これらの開発を深化させて，より良いフレーバーや化粧品素材を提供することは我々原料メーカーの使命である。

文　献

1) B.M.Lawrence., *et al., Flavor Industry.*, **3**, 467 (1972)
2) R.Hopp., *et al., A New way to Produce Optically Active Methods and Its Importance for Substituting Peppermint Oil.*, The 6th Int. Congre. Essent. Oils, San Francisco, September, (1974)
3) K.Sakurai., *et al., Agric. Biol. Chem.*, **47**(6), 1249 (1983)
4) K.Takahashi, *et al., Agric. Biol. Chem.*, **44**(7), 1535 (1980)
5) K.Takahashi, *et al., Agric. Biol. Chem.*, **45**(1), 129 (1981)
6) R.Emberger *et al., Topics in Flavour Research*, **25**, 201 (1985)
7) H.Kumobayashi *et al., J. American. Chem. Soc.*, **100**, 3949 (1978)
8) 印藤元一, 香料, **117**, 33 (1993)
9) C.H.Jarboe, USP 3111127 (1963)
10) J.M.Mane, *et al.*, USP 5725865 (1998)
11) J.D.Mold, *et al.*, USP 3419543 (1968)
12) K.Bauer *et al.*, Germ Pat 2608226 (1977)
13) M.L. Dewis *et al.*, USP 6884906 (2005)
14) H.R.Watson *et al.*, British PAT 1351761 (1974)
15) H.R.Watson *et al.*, USP 4033994 (1977)
16) H.R.Watson *et al.*, J.Soc. Cosmet., **29**, 185 (1978)
17) H.R.Watson *et al.*, USP 4136163 (1979)
18) H.R.Watson *et al.*, USP 4150052 (1979)
19) A.Amano *et al.*, USP 4459425 (1984)
20) A.Amano *et al.*, USP 6407293 (2002)
21) A.Amano *et al.*, USP 6515188 (2003)
22) T.Nakatsu *et al.*, USP 6515188 (2001)
23) H.Grub *et al.*, USP 5,266,592 (1993)
24) T.Yamamoto., USP 5773410 (1998)
25) H.Kenmochi *et al.*, USP 5959161 (1999)
26) E.T.Wei *et al., Phaem. Pharmacol.*, **35**, 110 (1983)
27) H.Ottinger *et al., J. Agric. Food Chem.*, **49**, 5383 (2001)
28) D.G. Rowsell *et al.*, USP 4153679 (1979)

スパイス・ハーブの機能と最新応用技術《普及版》(B1192)

2011年 1 月26日　初　版　第1刷発行
2017年 2 月 8 日　普及版　第1刷発行

監　修　中谷延二　　Printed in Japan
発行者　辻　賢司
発行所　株式会社シーエムシー出版
東京都千代田区神田錦町 1-17-1
電話 03(3293)7066
大阪市中央区内平野町 1-3-12
電話 06(4794)8234
http://www.cmcbooks.co.jp/

〔印刷　あさひ高速印刷株式会社〕
© N. Nakatani, 2017

落丁・乱丁本はお取替えいたします。

本書の内容の一部あるいは全部を無断で複写（コピー）することは，法律で認められた場合を除き，著作権および出版社の権利の侵害になります。

ISBN978-4-7813-1134-0 C3047 ¥5800E